DES

ÉTRANGLEMENTS INTERNES

Orléans, imp. Chenu, rue Croix-de-Bois, 21.

DES

ÉTRANGLEMENTS INTERNES

DE

L'INTESTIN.

ANATOMIE PATHOLOGIQUE — DIAGNOSTIC — TRAITEMENT

PAR

LE Dr H.-E. BESNIER,

ANCIEN INTERNE DES HOPITAUX DE PARIS, VICE-PRÉSIDENT DE LA SOCIÉTÉ MÉDICALE D'OBSERVATION, SECRÉTAIRE DE LA SOCIÉTÉ MÉDICALE D'ÉMULATION, MEMBRE DE LA SOCIÉTÉ ANATOMIQUE.

MÉMOIRE

Auquel l'Académie impériale de Médecine a décerné une Médaille d'or.

(CONCOURS DU PRIX PORTAL DE 1859.)

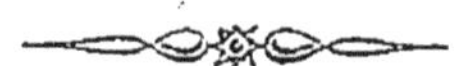

PARIS,

A^{re} COCCOZ, LIBRAIRE-ÉDITEUR,

30, RUE DE L'ÉCOLE-DE-MÉDECINE.

1860.

AVANT-PROPOS.

L'histoire des étranglements internes est presque toute entière à faire; ses éléments sont disséminés dans les recueils d'observations, les publications périodiques, les monographies, et les ouvrages classiques. Si ces éléments étaient suffisants, un travail de compilation intelligente, des recherches bibliographiques étendues, seraient le meilleur procédé à employer pour arriver à constituer cette histoire; et il est probable que quelque laborieux investigateur eût entrepris cette tâche, et l'eût accomplie avec succès. Mais il est loin d'en être ainsi: les travaux des anciens sur ce sujet ne sont que d'une utilité fort contestable, et ceux des modernes sont encore bien incomplets. « Il est bien essentiel, dit Hévin dans son premier mémoire sur la gastrotomie, pour une discussion judicieuse, de se défier avec grand soin de nombre d'ouvrages modernes qui ne sont, la plupart, qu'une répétition servile de ce qui a été écrit précédemment, et, quelquefois même, que le produit de systèmes ou de simples spéculations théoriques. »

Observations incomplètes, opinions préconçues, théories erronées : voilà ce qu'on rencontre à chaque pas, aujourd'hui comme au temps d'Hévin, dans l'étude des étranglements internes. Sur plusieurs centaines d'observations que j'ai lues ou analysées avant de commencer ce mémoire, je n'hésite pas à affirmer qu'il en est à peine vingt qui aient été recueillies d'une manière parfaitement satisfaisante.

« J'ai voulu essayer, dit un observateur distingué, M. Cossy, de déterminer pourquoi, dans les cas d'obstacle à la circulation stercorale, tantôt il y a des vomissements de matières intestinales, tantôt des vomissements simplement bilieux. Pour étudier cette question, j'ai rassemblé indistinctement des observations d'obstacle quelconque au cours des matières stercorales (hernies étranglées ou engouées, invaginations, brides, etc,...) ; et, je dois le dire ici pour ceux qui prétendent que la science est suffisamment riche en faits bien observés, c'est que parmi les nombreuses observations de ce genre disséminées dans la collection entière des *archives générales de médecine, le supplément* d'Ollivier d'Angers *au traité des hernies de* Scarpa, *le traité des hernies de l'abdomen* d'Astley Cooper qui, à lui seul ne contient pas moins de 206 observations, je n'ai pu réunir que trente-et-un faits non pas complets, tant s'en faut, mais contenant, toutefois, l'indication du siége et de la nature de l'obstacle, ainsi que des détails suffisants sur la nature des matières rejetées par le vomissement. »

Des difficultés plus grandes encore se rencontrent

quand on borne son étude aux étranglements internes: quelle que soit la question que l'on cherche à résoudre, on est arrêté dès les premiers pas, non par la disette de faits, mais par les lacunes sans nombre que présente leur relation. Loin de moi la pensée de méconnaître l'importance ou la valeur de quelques travaux modernes, et même de quelques-uns de ceux des auteurs anciens; il y aurait de la mauvaise foi à ne pas le faire; et, d'ailleurs, personne n'ignore que l'impulsion donnée aux études anatomo-pathologiques depuis le commencement de ce siècle n'ait fait accomplir à cette partie de la science comme aux autres des progrès incontestables; mais le mouvement a été moins marqué pour la classe de lésions qui nous occupe que pour beaucoup d'autres; et cela, peut être, parce que l'étude des étranglements internes de l'intestin appartient, à la fois, à la pathologie médicale proprement dite, et à la pathologie chirurgicale; et que médecins ou chirurgiens n'envisagent, d'ordinaire, les questions que dans les rapports qu'elles affectent avec le sujet habituel de leurs études.

Le temps n'est pas encore venu où la question des étranglements internes de l'intestin puisse être élucidée complètement. On ne peut, aujourd'hui, que recueillir çà et là les matériaux les moins imparfaits, les réunir par groupes naturels, et chercher à déduire de leur examen attentif des règles de conduite pour le médecin praticien.

C'est vers ce but que se sont particulièrement dirigés nos efforts; et si nous ne pouvons nous flatter de l'avoir atteint complètement, on ne se refusera pas, nous l'espérons, à reconnaître que nous avons montré les causes de l'imperfection de nos connaissances sur ce sujet, et indiqué la marche à suivre pour apporter quelque lumière dans une des plus graves questions que le médecin puisse avoir à traiter.

Les termes nets et précis dans lesquels avait été formulée, par l'Académie (1), la question qui fait l'objet de ce mémoire, nous dispensent d'entrer dans de longs développements sur la délimitation du sujet. Nous nous bornerons, avant d'entrer en matière, à jeter un coup d'œil rapide sur les classifications, et à indiquer la division que nous avons adoptée.

Lorsqu'on étudie les classifications nombreuses proposées, aux diverses époques, par les auteurs qui se sont occupés de l'étranglement interne, on est bientôt forcé de reconnaître qu'il n'en existe pas de satisfaisantes, et cela pour plusieurs raisons: Si l'on groupe, en effet, les lésions d'après l'analogie présentée par les symptômes qui les ont accompagnées pendant la vie, on réunit des altérations essentiellement différentes au point de vue anatomo-pathologique. Si, au contraire, on classe les variétés d'étranglement exclusivement d'après les caractères anatomiques, on rapproche des lésions qui offrent,

(1) La question proposée par l'Académie était conçue en ces termes : Anatomie pathologique des étranglements internes et conséquences pratiques qui en découlent, c'est-à dire : étude comparative des diverses espèces d'altérations anatomiques (hernies exceptées) qui mettent obstacle au cours des matières alvines; symptômes et signes qui permettent de les distinguer entre elles et de leur appliquer le traitement le plus convenable.

dans leurs manifestations symptomatiques, des différences capitales. Il y a là un écueil bien difficile à éviter, au moins dans l'état actuel de la science ; aussi, voit-on quelques pathologistes, renonçant à toute tentative de classification méthodique, se borner à faire une énumération absolument arbitraire des diverses variétés connues.

Si l'on ajoute à cela que la plus déplorable confusion existe dans la nomenclature ; que les opinions les plus contradictoires règnent parmi les auteurs au sujet de ce qu'on doit entendre par *étranglement interne ;* qu'une même dénomination, le *Volvulus*, par exemple, désigne pour les uns, exclusivement l'*intussusception* ou *invagination* de l'intestin ; pour les autres, exclusivement l'*entortillement* du tube intestinal, et que d'autres, enfin, en font une désignation synonymique de *passion iliaque*, d'*iléus*, d'*étranglement interne*, on aura une idée du chaos qui règne dans cette partie de la science.

Une des classifications les plus naturelles qui aient été proposées nous a paru être celle de M. Maisonneuve, qui divise les étranglements internes en trois catégories, suivant que la cause réside dans l'intérieur de l'intestin, dans les parois intestinales, ou en dehors d'elles.

La première de ces catégories doit être supprimée ici, puisque nous avons à nous occuper seulement des *altérations anatomiques ;* elle n'occupe, d'ailleurs, qu'une place bien minime dans l'histoire de l'occlusion intestinale, envisagée même à son point de vue le plus général ; car, le plus souvent, les corps étrangers, quelle que soit leur nature, n'amènent un obstacle complet au cours des matières que lorsqu'ils sont arrêtés en un point rétréci du canal intestinal. Nous ne rangeons pas, comme on l'a fait, dans cette catégorie, l'occlusion de l'intestin par un polype adhérent ; car, dans ce cas, la maladie dépend primitivement d'une lésion des parois de l'intestin. Ce mode d'occlusion est, d'ailleurs, des plus rares ; et nous n'en avons trouvé qu'un exemple, qui appartient à Portal. Le plus souvent, lorsque les polypes intestinaux produisent un étranglement, c'est, comme nous le verrons, en déterminant la formation d'une invagination de l'intestin.

Il nous reste donc deux grandes classes, distinguées suivant que la cause d'étranglement réside dans les parois de l'intestin ou suivant qu'elle réside en dehors de ces parois.

La première classe comprend les étranglements par invagination, par retrécissement, par torsion, et par flexion anomale de l'intestin.

Dans la seconde se rangent : 1° les étranglements par brides que nous subdivisons en étranglements par *brides solides ou pleines* (celluleuses, pseudo-membraneuses, fibreuses, épiploiques, mésentériques), et étranglements par *brides creuses* (trompe utérine, appendice cœcal, appendices diverticulaires, brides intestinales).

2° Les étranglements de l'intestin à travers des ouvertures anomales ou accidentelles des divers replis péritonéaux (mésentère, mésocolons, replis vésico-rectaux, etc.) et de la cloison diaphragmatique.

3° Les étranglements de l'intestin par l'anneau d'un ancien sac herniaire remonté dans la cavité de l'abdomen et par les anneaux des cavités péritonéales anormales situées à l'intérieur de l'abdomen (hernies internes proprement dites).

4° Les étranglements par compression de l'intestin (tumeurs intra-abdominales, hypertrophie et déplacement des organes).

Nous ne présentons pas cette classification comme absolument naturelle; car il est évident, par exemple, que si les trois genres de la première classe ont des caractères communs, ils présentent aussi de notables différences. Mais, ce serait, croyons-nous, s'épuiser en vains efforts que de chercher à appliquer constamment aux sciences médicales le procédé de classification méthodique que l'on emploie avec tant de succès en histoire naturelle. Le but que l'on cherche à atteindre en médecine, et surtout dans les parties de cette science incomplètement élucidées, c'est de réunir dans une classification systématique les éléments nécessaires pour assurer, d'une part, la clarté du langage, et de l'autre pour établir, au milieu de la diversité des lésions réunies sous un même chef, quelques points de repère ; nous n'insisterons pas davantage sur ce sujet, et nous renvoyons aux chapitres qui traitent de chaque genre ou de chaque espèce en particulier, où l'on trouvera plus complètement exposées les raisons qui justifient les divisions et les rapprochements que nous avons adoptés, et leur importance au point de vue pratique.

Notre travail est divisé en trois parties. La première se compose d'une série de chapitres consacrés à l'anatomie pathologique, aux symptômes, et aux signes des divers genres et espèces d'étranglement interne que nous avons admis. La seconde traite du diagnostic, et la troisième des indications thérapeutiques.

On trouvera annexées, sous forme de résumés concis, à la fin de chaque chapitre, les observations qui ont servi de base à nos recherches, et l'indication exacte des sources auxquelles nous avons puisé.

Février 1859.

PREMIÈRE PARTIE.

ANATOMIE PATHOLOGIQUE. — SYMPTOMES ET SIGNES.

CHAPITRE Ier.

DE L'INVAGINATION INTESTINALE.

§ I. — *Anatomie pathologique générale.*

« L'invagination consiste en ce qu'une portion d'intestin renversée sur elle-même, comme un doigt de gant qu'on retourne, s'engage et s'enfonce dans la partie voisine soit par en haut, soit par en bas, ce qui constitue nécessairement un certain degré de raccourcissement et de rétrécissement du tube intestinal, et ce qui peut quelquefois, on le conçoit du reste, amener une véritable occlusion (1). » Il serait plus exact, peut-être, de dire que cette occlusion est le résultat le plus habituel de l'invagination ; mais nous n'insistons pas sur ce point qui sera étudié plus loin avec les détails qu'il comporte. Ce mode de déplacement peut se produire sur toutes les parties du tube intestinal qui jouissent normalement d'une

(1) Requin, *Elém. de path. méd.*, t. II, p. 731.

certaine mobilité, et, aussi, sur celles qui, primitivement fixes, deviennent mobiles par suite de modifications anatomiques survenues dans leurs moyens d'attache.

La première division à établir dans l'étude des invaginations de l'intestin est la suivante :

1° Invaginations de l'intestin grêle.

2° Invaginations du gros intestin.

3° Invaginations dans lesquelles l'un et l'autre de ces deux intestins entrent comme parties constituantes. Nous verrons que ces dernières sont les plus communes.

Une deuxième division est commandée par le *sens* dans lequel se fait le déplacement.

L'invagination est dite *ascendante,* quand une portion du tube intestinal pénètre dans la portion qui lui est supérieure. Elle est dite *descendante* quand c'est la portion supérieure qui pénètre dans l'inférieure. Enfin l'invagination peut être *composée;* c'est-à-dire qu'on trouve combinées une invagination ascendante et une invagination descendante qui se pénètrent réciproquement. C'est à cette forme que Requin assignait la dénomination d'invagination redoublée.

Hunter désigna l'invagination *ascendante* sous le nom d'invagination *rétrograde* et l'invagination *descendante* sous le nom d'invagination *progressive.* Ces deux dernières dénominations doivent être préférées, car elles s'appliquent infiniment mieux que les premières à la réalité des faits observés. Lorsque le colon ascendant, par exemple, s'invagine dans le cœcum, on dit que l'invagination est *ascendante ;* mais il est facile de voir qu'il y a là un vice de langage, le déplacement se faisant en réalité de haut en bas. — Dans ce cas, le mot *rétrograde* a l'avantage d'être suffisant pour faire comprendre le sens du déplacement, sans exprimer aucune idée fausse, ou au moins sans laisser aucune obscurité dans l'esprit. La direction dans laquelle s'est fait le déplacement est celle suivant laquelle circuleraient les matières intestinales, si elles étaient animées d'un mouvement rétrograde.

Sous le rapport du *nombre*, l'invagination sera dite *unique* quand il n'en existe qu'une seule dans toute l'étendue du canal intestinal, et *multiple*, quand il y aura deux ou plusieurs invaginations isolées et placées sur différents points de l'intestin.

Sous le rapport de la *composition*, on distingue l'invagination simple, double, triple.

L'invagination *simple*, forme type, est le résultat nécessaire de l'introduction d'une partie d'intestin dans la portion voisine, que cette introduction se fasse de haut en bas ou de bas en haut. Elle est constituée par la superposition de trois parois ou cylindres.

Lorsque la partie d'intestin déjà invaginée s'introduit dans la portion qui lui est contigüe, en conservant sa disposition première, elle s'adjoint deux nouvelles parois et la lésion qui est alors produite prend le nom d'invagination *double*, invagination à cinq cylindres.

Si l'invagination double pénètre, sans se détruire ou sans se dédoubler, dans une portion d'intestin contiguë, deux nouveaux cylindres viennent encore se superposer, et l'on a l'invagination *triple*, ou à sept cylindres. —

Cette forme, déjà très-rare, représente la dernière limite des faits observés. Toutefois, la longueur du tube digestif d'une part, son extensibilité de l'autre permettent de ne pas considérer comme impossible la superposition d'un nombre de cylindres encore plus considérable.

On ne doit appliquer les dénominations de *simple, double, triple* que pour indiquer le degré de *composition* des invaginations. Les expressions de *unique, multiple*, seront employées pour désigner le *nombre* des invaginations *isolées*. Une invagination double peut être unique et une invagination simple peut être multiple.

Les variétés presqu'infinies que présentent les intussusceptions intestinales permettraient d'établir encore d'autres divisions ; mais celles-ci trouveront leur place dans l'anatomie pathologique spéciale. Celles que nous avons établies, jusqu'ici, sont suffisantes pour permettre, d'une part, de grouper les lésions, et, de l'autre, pour assurer la clarté du langage, et éviter les répétitions.

Le fait mécanique, anatomique, de l'introduction d'une portion d'intestin dans une autre constitue à lui seul, et nécessairement, un changement de calibre qui apporte une gêne plus ou moins considérable à la circulation des matières intestinales. Cependant, on a remarqué depuis longtemps que certains individus à l'autopsie desquels on avait trouvé une ou plusieurs invaginations intestinales, n'avaient présenté, pendant la vie, aucun trouble fonctionnel du côté du tube digestif. On a constaté, en même temps, que dans ces cas particuliers l'invagination avait son siége sur l'intestin grêle, qu'elle ne s'accompa-

dans lesquelles il est donné des détails plus ou moins complets sur le siége de l'étranglement, je trouve que 32 fois la lésion existait sur l'intestin grêle, et 6 seulement sur le gros intestin. Dans le premier cas, l'étranglement porte presque toujours sur l'iléon, souvent dans sa partie inférieure; très-exceptionnellement l'étranglement porte sur le jéjunum. Dans le second cas, la lésion a été observée à peu près également sur les divers points du gros intestin, peut-être un peu plus souvent sur l'S iliaque du colon.

En résumé : *l'étranglement interne par brides solides s'observe beaucoup plus souvent sur l'intestin grêle que sur le gros intestin ; dans les cas où l'étranglement a son siége sur le petit intestin, on le rencontre surtout vers l'iléon et vers sa partie inférieure. Pour le gros intestin, le siége le plus fréquent paraît être à l'S iliaque du colon.*

Cette démonstration numérique ne vient, d'ailleurs, que confirmer un fait qu'il est facile d'expliquer, et que l'on pouvait prévoir : à savoir que les parties les plus mobiles de l'intestin, celles qui présentent à un état de liberté plus grand dans la cavité abdominale toute ou presque toute leur circonférence, pourraient plus facilement former des anses, être embrassées par des brides développées dans la cavité péritonéale, ou qu'elles pénètreraient plus facilement sous les arcades ou à travers les anneaux que ces brides peuvent constituer. Nous allons nous livrer maintenant, en nous attachant à l'analyse des faits observés, à la description des diverses variétés d'étranglement par brides solides, cherchant toujours à catégoriser les faits les plus analogues et à établir un peu d'ordre dans le dédale des faits particuliers.

Presque toutes les brides solides qui ont pu donner lieu à des étranglements dans la cavité de l'abdomen sont *accidentelles*, en ce sens que, presque toujours, l'étranglement a été précédé par un travail morbide qui, le plus souvent, consiste en phlegmasies adhésives. Il est impossible, toutefois, au point de vue anatomo-pathologique, de ne pas établir une distinction entre les brides formées par des parties existant à l'état normal dans la cavité de l'abdomen (mésentère, épiploon) et ayant, ou non, contracté des adhérences morbides, et les brides de formation entièrement nouvelle (brides constituées par de la lymphe plastique, du tissu cellulaire, formant cordons, bandes et bandelettes plus ou moins denses, plus ou moins résistantes, et, en général, peu vasculaires).

Nous étudierons successivement les étranglements de l'intestin par le mésentère, l'épiploon, et par les brides de formation nouvelle.

1° Étranglement par le mésentère.

L'étranglement interne, de l'intestin par le mésentère, son mécanisme, ont été nettement signalés par M. Andral et par M. Cruveilhier ; mais c'est à M. Rokitansky que l'on doit les études les plus approfondies sur cette forme qui rentre dans la *première espèce* de sa classification.

La lecture du fait suivant en fera comprendre tous les détails :

« A l'ouverture du cadavre d'un homme âgé de 48 ans, on trouva la dernière partie de l'S iliaque du colon comprimée par le mésentère de l'intestin qui plongeait dans la cavité du petit bassin. Le mésentère formait, dans cette situation, un pédicule arrondi, d'environ trois pouces de long et d'un demi-pouce d'épaisseur, auquel était attachée la totalité des circonvolutions de l'intestin grêle ; le cordon ou pédicule tendu par ce poids passait sur la portion indiquée de l'S iliaque, et présentait, en certains points, une apparence tendineuse (1).

Une disposition analogue est indiquée dans l'observation 116, et c'est encore l'S du colon qui est étranglée. — Dans un autre cas, c'est la partie inférieure de l'intestin grêle qui est comprimée par le pédicule mésentérique tendu par le poids de la masse des circonvolutions intestinales. Les malades sur lesquels ces lésions furent constatées étaient assez avancés en âge : 48 ans, 76, 84 ans. M. Rokytansky a conclu de ces faits et d'autres sur lesquels nous aurons à revenir que « cette espèce d'étranglement arrive plus souvent chez les personnes avancées en âge, et qu'on doit rechercher des causes prédisposantes dans l'allongement et le relâchement du mésentère, dans les accumulations de matières fécales dans les intestins, les hernies volumineuses, et dans les adhérences des circonvolutions entre elles. » Dans un cas de cette nature observé par M. Cruveilhier, le mésentère avait subi une

(1) Obs. 114.

torsion sur lui-même, en vertu de laquelle il avait formé une bride extrêmement résistante, qui, appliquée sur l'intestin, interceptait complètement le cours des matières ; il s'agissait d'une malade avancée en âge (75 ans). (*obs.* 117).

En résumé, dans la forme d'étranglement que nous étudions, le repli mésentérique, considérablement allongé, quelquefois tordu sur lui-même, forme une bande ou une corde menée, de son insertion supérieure, au petit bassin ; les anses de l'intestin grêle, massées et appendues en partie à son extrémité inférieure, plongent dans la cavité du petit bassin, et forment un véritable poids qui maintient tendue la corde mésentérique : si une portion d'intestin est placée sous cette corde, elle peut être comprimée et étranglée.

2° Étranglement par l'épiploon.

Le mode le plus simple de cette forme d'étranglement est constitué par l'adhérence de l'épiploon en un des points de la partie inférieure de la cavité abdominale. Cette adhérence a lieu fréquemment *dans les cas de hernie* ; et il y aurait, à cette occasion, à examiner s'il ne serait pas légitime de rattacher à cette cause, dans quelques cas, les accidents d'étranglement que l'on observe chez des individus atteints de hernies, et qui ne peuvent être expliqués ni par l'état du sac, ni par l'état des anneaux. — Les faits suivants viennent à l'appui de cette proposition :

Un homme de 35 ans, ayant une hernie inguinale gauche depuis 10 ans, est pris de symptômes d'étranglement; on réduit la hernie; les accidents persistent et la mort survient. — A l'autopsie, Lapeyronie trouve que l'épiploon adhère au bord de l'ouverture interne de l'anneau, et forme, par cette adhérence, une bride qui a étranglé l'intestin.

M. Verneuil pratique la kélotomie, pour une hernie inguinale ancienne, chez un individu présentant des symptômes d'étranglement; l'intestin est réduit; le malade succombe; et à l'autopsie, on constate que l'épiploon, adhérent au collet du sac, forme une bride résistante, partageant en deux portions la masse intestinale, et laissant un tiers à gauche et les deux tiers à droite. « Ainsi, dit M. Verneuil, outre l'étranglement de la hernie par le collet du sac, il y avait gêne au cours des matières par la disposition pathologique de l'épiploon; et c'est dans cette dernière circonstance qu'il faut rechercher les causes de la mort. » (*Bull. de la soc. anat.* 1850, 2e série, t. I, p. 332.)

Dans un des cas de Scarpa, l'épiploon était divisé en deux portions, dont l'une antérieure, plus grande, de forme triangulaire, descendait en pointe vers un anneau herniaire inguinal du côté droit et se prolongeait dans le sac; la postérieure, plus petite, s'enfonçait derrière un repli du mésentère qui soulevait plusieurs circonvolutions de l'iléon. De la première, on voyait se détacher, à l'endroit même où elle pénétrait dans la hernie, une bandelette d'apparence fibreuse, large de 4 lignes et épaisse de 2, qui, se portant derrière les circonvolutions de l'iléon, allait s'unir à la deuxième portion de l'épiploon sus-mentionnée. — La réunion des deux parties de l'épiploon au moyen de cette bandelette, formait une grande anse qui embrassait plusieurs circonvolutions de l'iléon et qui, de plus, étranglait le même intestin à peu de distance du collet du sac herniaire en le comprimant contre le mésentère (1).

(1) Obs. 138. *Traité des hernies*, traduction de Cayol, 1823.

3° Étranglement causé principalement par des brides accidentelles.

Dans les cas que nous venons de passer en revue, c'est toujours l'épiploon qui constitue la bride, et son point d'insertion inférieur seul varie. Lorsque la bride est constituée par une production accidentelle, ses deux extrémités peuvent prendre leurs points d'insertion dans les points les plus divers de la cavité abdominale. Elle peut 1° s'insérer par ses deux extrémités sur un des points *des parois* de la cavité de l'abdomen, 2° d'une part, *en un point des parois*, et, d'autre part, *sur un des organes contenus*, 3° enfin, la bride peut s'insérer, *par ses deux extrémités, sur une ou sur plusieurs des parties contenues.*

1er CAS. Chez le malade de l'observation 132, une bride fibreuse très-solide était fixée, d'une part, à la paroi abdominale antérieure dans un point situé à droite et un peu au-dessous de l'ombilic, et accolée au péritoine de cette paroi dans l'étendue de 5 à 6 centimètres. Par son extrémité inférieure, elle adhérait au niveau de l'épine iliaque antérieure et supérieure droite : une anse de l'iléon s'était insinuée entre la paroi abdominale et la bride, et s'y était étranglée.

Chez le sujet de l'observation 137, une bande fibreuse, émanée de la marge du détroit supérieur du bassin, vis-à-vis de la symphyse sacro-iliaque droite, va se fixer à l'angle sacro-vertébral ; une anse d'intestin pend dans le petit bassin et vient s'étrangler contre cette bride fibreuse.

2° CAS : *La bride s'insère, d'une part, sur l'un des organes de la cavité abdominale et, de l'autre, se rend aux parois de cette cavité.* En voici quelques exemples :

Chez le sujet de l'observation 104, une bride, d'apparence épiploique, était étendue du bord gauche du foie à la partie droite de l'abdomen, passant sur l'intestin grêle qu'elle comprimait d'une manière intense, à trois travers de doigt au-dessus de la valvule iléo-cœcale.

Dans l'observation 105 : du bord droit du foie partait une bride arrondie, de 2 lignes de diamètre, un peu aplatie à son origine, passant sur le milieu des intestins grêles, et venant se rendre, en travers, vers le milieu du flanc gauche ; à sa partie moyenne venait se rendre une autre bride qui partait de la fosse iliaque droite. Chez le sujet de l'observation 127 une bride membraneuse, s'insérant en bas à la lèvre interne du rebord du bassin, dans le point d'union du pubis avec l'ilium, où existait, aussi, une adhérence de l'épiploon, s'attachait par son extrémité supérieure au mésentère de l'iléon.

Dans l'observation 129, l'iléon était étranglé par une bride, insérée d'une part à la partie moyenne et au bord libre de l'S illaque du colon, et de l'autre dans un vieux sac herniaire de la région inguinale gauche.

3° CAS. *Les deux extrémités de la bride sont fixées sur l'un des organes contenus dans la cavité de l'abdomen, ou sur des organes différents.*

Chez le sujet de l'observation 121, une bande membraneuse s'étendait sur la surface antérieure du mésentère d'une anse de l'iléon, d'environ un pied de longueur. —

Les deux extrémités de cette bande étaient fixées sur la portion du mésentère la plus voisine de l'intestin, et étaient distantes l'une de l'autre d'environ 3 pouces. — L'intestin était étranglé sous l'arcade ainsi formée.

Dans l'observation 113 une bride simulant un cordon nerveux, passe d'un point du mésentère à un autre très-voisin, et c'est sous l'arcade ainsi formée que s'est étranglé l'iléon. A 10 pouces plus loin se trouve un autre étranglement à peu près semblable.

Dans d'autres cas (1), les extrémités de la bride ne s'insèrent plus sur la même face, mais sur les faces opposées du mésentère, et étranglent la portion d'intestin par-dessus laquelle elles passent. Dans l'observation 112, une appendice graisseuse, d'environ un pouce de longueur, et d'une ligne et demie dans sa plus grande largeur, adhérente par l'une de ses deux extrémités à l'une des faces du mésentère, vient s'insérer à l'aide d'un filet ligamenteux vers la face opposée de l'endroit correspondant du mésentère, de manière, dit l'auteur de l'observation, à comprendre l'intestin comme un anneau comprend une bourse.

« Une fausse membrane peut partir d'un côté du mésentère, pour aller se fixer à la face opposée de ce repli du péritoine de manière à former une arcade qui, par sa concavité, embrasse les circonvolutions intestinales sans leur adhérer ; de cette arcade peut partir une autre bride qui, en remontant vers la partie supérieure

(1) Obs. 111

de l'abdomen, se bifurque elle-même, et qui, par les extrémités de cette bifurcation, vient se fixer encore de chaque côté du mésentère ; de telle sorte que l'intestin grêle peut être non-seulement étranglé par la première bride disposée en arcade, mais encore s'introduire entre cette arcade et la seconde bride, et s'y étrangler. J'ai vu un cas de ce genre sur le cadavre du changeur Joseph, dont l'autopsie juridique fut faite par MM. Adelon et Richerand. » *(Jobert de Lamballe. — Loc. cit.)*

Dans l'observation 109, une bride de 4 pouces de long, insérée par un bout au mésentère, puis à la fin du jéjunum, et par l'autre, latéralement, à l'iléon, formait un collet dans lequel une anse de l'iléon s'était étranglée. Dans l'observation 130 : une bande de lymphe plastique, menée d'un point du mésentère à l'ovaire et à la trompe droite, produisait un étranglement, chez une femme atteinte de métro-péritonite.

Mécanisme de l'étranglement par brides.

Quels que soient, d'ailleurs, les points d'insertion d'une bride intra-abdominale, les divers mécanismes suivant lesquels s'opère l'étranglement peuvent être rangés dans l'une des deux catégories suivantes :

Tantôt, les deux extrémités de la bride étant assez éloignées l'une de l'autre, il en résulte *une sangle, ou une arcade* plus ou moins prononcée, mais non un anneau complet ; l'intestin s'engage et s'étrangle entre cette bride et la partie qui sous-tend l'arc qu'elle forme.

Cette dernière partie varie suivant les points d'insertion de la bride : si celle-ci, par exemple, s'insère par ses deux extrémités sur le repli mésentérique, c'est le mésentère qui complète l'anneau ; ailleurs, c'est la paroi abdominale ; ailleurs encore, c'est une portion d'intestin, l'utérus, etc. Pour que l'étranglement s'opère dans ces conditions, il faut, ou que la bride soit fortement tendue, ou que ses points d'insertion ne soient pas trop éloignés. Quand ces conditions n'existent pas, on voit quelquefois intervenir un mécanisme assez curieux et assez difficile à expliquer d'une manière tout-à-fait satisfaisante : la bride, alors, soit qu'elle se soit contournée autour d'une anse intestinale, alors qu'elle avait encore une de ses extrémités libre, soit que ses deux points d'insertion s'étant rapprochés, elle se soit repliée et courbée sur elle-même, forme une sorte de lacs, d'anneau, quelquefois double, dans lequel sont comprises et étranglées une ou plusieurs portions d'intestin. Ce dernier mécanisme a été nettement indiqué dans le mémoire d'Hévin, à propos du fait suivant.

Un jeune homme succombe aux accidents de l'étranglement interne. A l'ouverture du cadavre, on trouve un paquet d'intestin lié et étranglé par une corde membraneuse ayant deux lignes d'épaisseur, et sous laquelle on pouvait faire passer le bout d'une sonde. La bride avait 4 pouces de long, tenait par une de ses extrémités au mésentère près la fin du jéjunum, et, par l'autre, latéralement à l'iléon, de sorte qu'il y avait 3 pieds et 2 pouces d'intestin entre les deux points fixes de cette bride. « On conçoit aisément, dit Hévin, comment l'étranglement a pu se former ; les intestins sont des parties flottantes; dans un changement de position, ils auront rapproché les attaches de la bride, et, s'étant croisés, il en sera résulté un collet dans lequel une anse d'intestin s'est insinuée. »

Ailleurs, la disposition est un peu plus compliquée : dans l'observation 127, une bride membraneuse, attachée par une de ses extrémités à la portion du mésentère attenante à l'iléon, s'avançait d'abord en avant, puis perpendiculairement à l'intestin, se retournait brusquement en formant un cercle qui saisissait l'intestin, remontait en arrière et un peu en haut vers l'hypocondre gauche, et venait s'attacher, avec une adhérence de l'épiploon, à la lèvre interne du rebord du bassin dans le point d'union du pubis avec l'ilium sans adhérer à l'intestin. Dans l'observation 134, la bride faisait deux tours sur elle-même et embrassait la fin de l'iléon, l'appendice vermiforme et le colon ascendant. Dans l'observation 127, la bride formait un tour et demi autour de la courbure gauche du colon, de son mésentère et d'une portion du grand épiploon. Dans le cas présenté par M. Vidal à la société anatomique, et publié dans les bulletins de cette société, la bride, constituée par l'épiploon, faisait deux tours de spire autour de la masse des intestins grêles.

Dans les cas où les deux extrémités de la bride s'insèrent au même point, ou dans des points très-voisins, l'étranglement de l'intestin est opéré par un anneau complet qui, suivant la comparaison faite par M. Rostan, serre le tube intestinal à la manière de l'anneau d'une bourse.

Les conditions sont alors à peu près les mêmes que s'il s'agissait d'un étranglement de l'intestin par l'anneau ou par le collet d'un sac herniaire.

Nous avons envisagé jusqu'ici l'étranglement interne de l'intestin par les brides solides presque exclusivement à son point de vue mécanique ; nous verrons, en étudiant les lésions anatomiques, quelles sont les circonstances qui favorisent ou déterminent la production de l'étranglement. Avant, toutefois, de passer à cette étude, il nous reste à signaler un fait exceptionnel, et dépendant d'une disposition anatomique spéciale et que jamais plus, peut-être, on n'aura l'occasion d'observer. Il s'agit de ce cas dans lequel M. Laugier trouva une anse d'intestin étranglée, dans la cavité de l'abdomen, par une bride circulaire complète, formant un anneau entier et libre de toutes parts.

Altérations anatomiques.

Dans le plus grand nombre des observations d'étranglement interne par brides intra-abdominales que l'on trouve dans les divers recueils, les auteurs ont décrit avec assez de détails la forme et la dimension des brides, leur direction, leurs points d'insertion, et la portion du canal intestinal sur laquelle avait porté l'étranglement : mais, presque toujours ils ont décrit avec moins de détails, et surtout avec moins de clarté, les lésions anatomiques des parties étranglées et des agents de l'étranglement. — Cette description n'eût cependant pas été inutile ; car, ici, la question devient plus complexe, et il ne suffit plus de décrire, comme dans le rétrécissement, par exemple, les altérations des parties supérieures et des parties inférieures à l'étranglement ; mais il devient nécessaire d'énumérer avec précision : 1° les altérations que peuvent présenter les agents de l'étranglement, à la manière dont les chirurgiens décrivent les modifications survenues dans les anneaux ou dans le collet du sac herniaire ; 2° indépendamment du bout supérieur et du bout inférieur, il y a, ici, comme dans les hernies proprement dites, *une partie intermédiaire*, une *anse* d'intestin, comprise entre les deux bouts, et dans laquelle existent les altérations principales.

1° Altérations des agents de l'étranglement.

Comme nous l'avons dit plus haut, les brides solides, accidentelles, qui donnent lieu aux étranglements internes sont en général peu vasculaires ; il en résulte qu'elles participent assez peu aux lésions de nature inflammatoire qui surviennent. On en trouve la preuve immédiate dans l'existence de ces brides qui étranglaient vigoureusement l'intestin, et qui furent trouvées, à l'autopsie, conservant leur état normal, et n'ayant contracté aucune adhérence avec les parties étranglées. Mais il n'en est pas toujours ainsi ; les brides épiploiques sont sujettes aux altérations les plus variées ; et, dans quelques cas les brides accidentelles ont présenté les traces non douteuses d'un travail inflammatoire. Chez le malade de l'observation 134, la bride fut trouvée rouge, violette, mais elle n'avait pas contracté d'adhérences avec l'intestin. Dans l'observation 110, l'auteur fait remarquer que la bride devait être vasculaire, car elle était noirâtre et déjà gangrenée, au point qu'il ne fallait qu'un léger effort pour la rompre ; et il fait, à cette occasion, cette remarque importante : que cette altération de la bride constituait une circonstance particulièrement favorable, et que, si la vie eût pu se prolonger, elle eût pu se rompre facilement, et amener ainsi le dégagement de l'anse étranglée. Il en était probablement ainsi chez le jeune malade pour lequel M. Nélaton pratiqua une si heureuse opération de gastro-entérotomie, en introduisant le doigt dans la plaie de l'abdomen, l'habile chirurgien crut sentir un cordon résistant qui céda à la traction qu'il opéra sur lui.

2° État des parties étranglées.

Dans certains cas l'agent constricteur porte sur un point de la circonférence de l'intestin, et l'effacement de sa cavité s'opère, alors, d'une manière analogue à celle qui amène, par exemple, l'effacement de la cavité d'une artère quand on la comprime avec le doigt ou qu'on la serre avec une ligature. Il y a alors simplement : un bout supérieur, un point étranglé, et un bout inférieur. Mais dans la plupart des cas, la constriction porte sur une ou plusieurs circonvolutions intestinales, et il y a alors une ou plusieurs anses étranglées. — Il en résulte, comme nous l'avons déjà indiqué, qu'indépendamment de l'existence du point étranglé, d'une partie d'intestin inférieure à ce point et d'une partie supérieure, il y a une anse étranglée à ses deux extrémités.

La portion d'intestin aux deux extrémités de laquelle porte l'étranglement peut être plus ou moins considérable ; quelquefois c'est une anse simple, de peu d'étendue, comparable à celle qui est contenue dans une hernie de petite dimension. Ailleurs, deux ou plusieurs anses sont embrassées par le lien constricteur, ou comprimées entre la bride et les parties sous-jacentes. Quelquefois enfin, c'est, comme dans le cas de M. Vidal, toute la masse de l'intestin grêle qui est entourée par l'agent constricteur ; et alors l'effacement du calibre de l'intestin est tellement multiple qu'il échappe à toute description.

En examinant à l'extérieur la portion d'intestin étranglée, on trouve quelquefois à sa surface, comme dans les hernies, une trace laissée par l'agent de l'étranglement. Il est probable, également que, comme dans les hernies, la striction peut aller jusqu'à produire des ulcérations soit de la séreuse, soit des tuniques internes ; mais je n'ai trouvé rien de positif, à ce sujet, dans les observations que j'ai pu réunir. Dans l'observation 130, on voit que la bride avait tracé sur l'intestin étranglé un cercle bleuâtre ; de même dans l'observation 132. Dans un autre cas (observ. 135), la ligne de constriction était indiquée par une dépression circulaire. Dans l'observation 137, il est dit que le point d'intestin qui porte contre la bride est marqué d'un cercle bleuâtre « indice d'un commencement de gangrène ; » dans ce cas la muqueuse était saine.

Quelquefois, on ne trouve dans l'anse étranglée que des traces d'inflammation (1) ; d'autres fois, l'anse est rouge, ecchymosée en plusieurs points, livide et noirâtre, mais non gangrenée (2). Dans un cas, l'anse d'intestin étranglée était affaissée, d'un rouge brun, couverte de sugillations ; sa muqueuse avait une coloration rouge violacée, et était tapissée de mucosités sanguinolentes. Dans le cas de M. Laugier, l'anse étranglée était d'un rouge vineux, ses contours étaient unis par une couche de fausses membranes sanguinolentes ou de fibrine. Chez le sujet de l'observation 121, la portion d'intestin étranglée était fortement épaissie, infiltrée de sang, et d'un noir verdâtre. Dans l'observation 122, l'anse formait une tumeur noire, de la grosseur d'une pomme d'api ; les tuniques intestinales n'étaient cependant que peu altérées que dans leur structure. Dans l'observation 109, l'anse étranglée est tuméfiée, noirâtre, sa cavité est remplie d'un liquide sanguinolent très-fétide ; elle était affaissée et enflammée chez le sujet de l'observation 110.

Les parties situées *au-dessus* de l'étranglement sont, comme toujours, distendues par les gaz et les matières, et présentent des traces de phlegmasie plus ou moins intenses. Mais ici, on ne trouve plus constamment, comme dans les cas de rétrécissement et d'invagination, cette hypertrophie considérable des parois de l'intestin, indice de l'ancienneté de l'affection. Une altération plus

(1) Obs. 127.
(2) Obs. 134.
(3) Obs. 135.

boudin d'invagination des productions d'apparence organisée et plus adhérentes ; dans le cas d'invagination dont Hunter a donné un dessin dans son atlas, on voit figurée, à la surface de la muqueuse, une exsudation plastique, bien caractérisée, assez fortement adhérente et qu'on pouvait détacher par lambeaux. Dans un des cas dont M. Cruveilhier a donné la relation (1), la muqueuse était recouverte par une couche pseudo-membraneuse inégale et comme rugueuse et qui masquait, en grande partie, les valvules conniventes. Enfin, dans une observation du docteur Gouzée (2), il est dit que de fortes adhérences, formées par une sorte de gelée transparente très-dense, unissaient de champ le cœcum et une partie de l'intestin grêle retournés, à la muqueuse de la partie moyenne de l'S iliaque ; plus bas et dans le rectum, l'intestin invaginé était libre et flottant.

Les altérations de la muqueuse se bornent rarement aux parties invaginées ; presque toujours elles se prolongent plus ou moins loin dans le bout supérieur (3), très-exceptionnellement dans le bout inférieur. Ces altérations sont décrites par les observateurs avec moins de soin que celles de l'invagination elle-même ; souvent on se contente de dire que, dans une étendue variable au-dessus de l'invagination, l'intestin est fortement enflammé. Quelquefois, cette inflammation existe dans toute l'étendue du bout supérieur ; plus souvent elle n'est bien prononcée

(1) Obs. 1.
(2) Obs. 31.
(3) Obs. 9, 11, 23, 41, 38, 32, 5.

que dans l'étendue de un ou de deux pieds. Dans la partie du bout supérieur qui se trouve immédiatement au-dessus de l'invagination, on retrouve, souvent, des altérations analogues à celles de la muqueuse des parties invaginées : coloration lie de vin, infiltration sanguine, ramollissement, etc. Ailleurs la muqueuse présente des taches brunes, gangréneuses (1), des ulcérations superficielles (2). Quelquefois enfin, mais par exception, les lésions sont plus prononcées au-dessus de l'invagination qu'à son niveau même : dans un cas où les parties invaginées étaient seulement congestionnées, épaissies, infiltrées, il existait des ulcérations profondes, à trois ou quatre centimètres au-dessus de l'invagination (3). Dans un autre cas (4) on a trouvé immédiatement au-dessus du collier une ulcération large et profonde.

Dans le bout inférieur, la muqueuse est presque constamment saine et ne présente que des altérations de coloration produites, le plus souvent, par la présence à sa surface des matières et du sang provenant des parties invaginées.

3° Lésions des couches musculaires et cellulaires.

Lorsqu'on cherche à étudier dans les observations quelles étaient les lésions propres à la tunique musculaire ou au tissu celluleux, on ne trouve que bien peu de détails et, le plus souvent, une absence complète de renseigne-

(1) Obs. 32.
(2) Obs. 11.
(3) Obs. 23.
(4) Obs. 5.

ments. Il est fort souvent difficile, il faut le dire, dans l'état de désorganisation plus ou moins avancée où se trouvent les parois intestinales au niveau de l'invagination, de discerner les lésions dans les différentes couches. On en est donc à peu près réduit à dire que la tunique musculaire et les plans celluleux participent aux diverses altérations décrites pour la muqueuse; à savoir, injection, épaississement, œdème, et, le plus souvent, infiltration sanguine, grangrène locale, ulcération et destruction plus ou moins complète. On a pu cependant quelquefois, quand les lésions intestinales étaient peu avancées, ou quand la marche de la maladie avait été très-lente, constater, comme dans le cas de M. Bucquoy, un épaississement du tissu cellulaire sous-muqueux, et une hypertrophie de la tunique musculaire. Dans un autre cas (1), la dissection des quatre tuniques de l'intestin et l'examen de la tranche de section ont démontré à M. Cruveilhier que les couches celluleuses qui séparent ces tuniques étaient infiltrées de sang et que cette infiltration occupait surtout le tissu cellulaire sous-muqueux. — Une autre fois (2), la dissection du cylindre moyen a montré un épaississement non moins considérable et évidemment hypertrophique de la membrane fibreuse et de la musculeuse.

Dans les portions situées au-dessus de l'invagination on retrouve encore, mais à un moindre degré, les mêmes altérations.

(1) Obs. 1.
(2) Obs. 30.

Toutefois, l'hypertrophie de la tunique musculaire, dans l'invagination comme dans les autres variétés d'étranglement interne, n'est bien prononcée que dans les cas, les plus fréquents d'ailleurs, où il existait, plus ou moins longtemps avant le début des phénomènes graves d'étranglement, un obstacle notable au cours des matières intestinales.

DES PERFORATIONS DE L'INTESTIN DANS L'ÉTRANGLEMENT PAR INVAGINATION.

Lorsqu'en un point des parties invaginées, les lésions inflammatoires ou la compression mécanique sont portées à un point tel qu'une ulcération envahit la totalité ou la presque totalité des parois intestinales ou qu'une escarre se détache, il se produit une perforation ou une rupture. Les perforations et les ruptures constituent un accident assez commun dans l'étranglement par invagination, leur existence est signalée dans un grand nombre d'observations (1). La perte de substance peut porter sur l'un des cylindres seulement, sur plusieurs ou sur tous à la fois; elle paraît se produire, le plus souvent, du centre à la circonférence de l'invagination et n'atteindre la gaîne qu'en dernier lieu. Il est quelquefois assez difficile, en examinant la pièce anatomique, de dire si la perforation est le résultat de la chute d'une escarre ou si elle a eu son point de départ dans une ulcération; quelques pertes de substance cependant sont tellement considérables qu'il

(1) Obs. 9, 11, 12, 2, 24, 33, 28, 29, 30.

n'est guère permis de douter qu'elles ne résultent de la chute d'une large zône d'intestin mortifiée ; celle-ci est entraînée sous forme de détritus sanieux, et l'on n'a que bien rarement constaté dans les évacuations les lambeaux membraneux qui auraient pu représenter la portion d'intestin détachée. Ces gangrènes s'expliquent, d'ailleurs, suffisamment par la violente inflammation qui s'empare des parties invaginées et donne lieu à ces altérations profondes que nous avons décrites plus haut. La gêne de la circulation apportée par la position vicieuse du pédicule vasculaire de l'intestin invaginé, et la compression exercée au niveau du collier font comprendre la facilité avec laquelle l'inflammation de l'intestin invaginé se termine par gangrène.

Le lieu qu'occupe la perforation paraît, quelquefois, déterminé par une compression exercée particulièrement en ce point. Dans le cas si remarquable dont la relation a été donnée par MM. Lhonneur et Vulpian (1), la présence, à la partie postérieure de l'invagination, du mésentère et du mésocôlon qui constituaient une masse inégale, hérissée de bosselures irrégulières paraît avoir déterminé le siége de la gangrène et de la perforation ; c'est en arrière en effet que l'on constata l'existence de deux perforations ; l'une, située à la partie postérieure de la deuxième tunique du colon, était longue de 10 centimètres et avait ses bords lisses, amincis et comme cicatrisés. Dans le point correspondant, l'intestin grêle

(1) Bulletins de la société anatomique, *Loc. cit.*

entraîné dans l'invagination était presque complètement détruit dans la plus grande partie de sa circonférence postérieure et dans une étendue de 12 centimètres. Il est bien remarquable que dans ce cas, malgré les lésions dont nous venons de parler, les surfaces séreuses de l'invagination n'étaient adhérentes qu'au niveau du collier. — M. Vulpian pensa que les perforations en laissant circuler les matières entre ces surfaces s'étaient opposées à la formation d'ahérences plus étendues. Mais on peut s'étonner que ces adhérences n'aient pas été formées avant les perforations. Dans un autre cas, on observait sur la gaîne ou cylindre externe une perforation de la largeur de la paume de la main ; une deuxième, un peu moins étendue, à bords frangés et noirâtres comprenait toute l'épaisseur du deuxième cylindre ou cylindre moyen ; une troisième enfin avait détruit dans l'étendue de trois pouces la presque totalité du cylindre interne. Dans ce cas encore, la présence entre les surfaces d'invagination du mésentère, du mésocolon, et de l'épiploon avait dû amener une compression énergique qui donne l'explication de ces vastes désordres (1).

Au travers de ces perforations, on voit, quelquefois, une partie ou la totalité du boudin d'invagination s'échapper et venir faire saillie dans la cavité péritonéale. Chez le sujet de la deuxième observation de Dance, l'extrémité du boudin d'invagination, formée par la muqueuse du cœcum retourné, venait faire saillie dans le bassin à tra-

(1) Obs. 11.

vers une large perforation de 4 pouces de hauteur qui occupait la moitié de la circonférence de la gaîne (1). Dans la deuxième observation du mémoire de M. Buet, on trouve signalée l'existence, vers le milieu de l'S iliaque qui formait la gaîne, d'une large perforation à bords noirâtres et à travers laquelle faisait saillie un gros moignon conoïde d'un noir ardoisé, à surface formée par la muqueuse du cœcum retourné (2). Nous avons noté que dans ce cas particulier, malgré le grave désordre des parties invaginées, les surfaces séreuses de contact étaient saines. Dans un autre cas (3), une déchirure circulaire à bords gangrénés fut trouvée au niveau du point où l'intestin grêle qui faisait partie de l'invagination, était étranglé par le collier constitué par le gros intestin.

Un fait bien digne de remarque c'est que, malgré ces vastes perforations, il n'y avait pas eu dans la plupart de ces cas, épanchement de matières intestinales dans la cavité péritonéale et, cependant, dans l'un d'eux (4), une perforation gangréneuse des trois cylindres de l'invagination faisait communiquer la cavité centrale avec la cavité du péritoine. On comprend qu'il en puisse être ainsi, en effet, puisque les perforations ont lieu au-dessous, endelà du collier; et, on a, par là, en même temps, la preuve que le passage des matières était complètement empêché par l'étranglement au moment où la perforation s'est

(1) Obs. 12.
(2) Obs. 29.
(3) Obs. 39.
(4) Obs. 28.

produite. Sur le nombre assez considérable d'observations que j'ai analysées pour cette partie de mon mémoire, je n'ai trouvé que trois cas dans lesquels l'épanchement stercoral ait eu lieu. Dans le premier, l'intestin avait été frappé de gangrène dans l'étendue de 16 pouces anglais environ. Il est permis de supposer que dans ce cas, la perforation existait au moins en partie en deçà du collier ; les détails donnés dans l'observation sont tout-à-fait insuffisants pour qu'il m'ait été possible de l'établir d'une manière positive (1). Mais dans un autre cas où il y avait eu aussi épanchement de matières stercorales, il existait *au-dessus* de l'invagination une ulcération arrondie d'un demi pouce de diamètre. Enfin, dans un dernier cas, l'intestin grêle avait été détruit en partie, *au niveau même* du collier.

§ II. — *Physiologie pathologique.*

Après avoir étudié les particularités anatomiques que l'on trouve à l'autopsie des individus qui ont succombé à l'étranglement par invagination intestinale, il importe de chercher à suivre la marche et le développement des accidents, l'enchaînement des lésions, et d'essayer aussi de se rendre compte du mécanisme suivant lequel s'est opéré le déplacement.

Presque tous les auteurs qui ont traité à un point de vue ou à un autre de l'invagination intestinale, ont tenté de donner une explication de son mécanisme intime ; ils

(1) Obs. 2.

ont pensé, en effet, que cette recherche ne pouvait pas être inutile ; car l'idée que les médecins se font du mode de production d'une lésion influe toujours sur leurs déterminations thérapeutiques. Ici, le champ des théories est largement ouvert, et depuis plus de deux siècles une explication à peu près unique reparaît toujours, variée dans la forme et commentée de diverses manières. L'invagination, avait dit Ruysch (1), est produite par l'entrée d'une portion de l'intestin dans une autre, soit que cette entrée tire son origine d'un mouvement péristaltique renversé, soit qu'elle vienne de quelques mouvements convulsifs ou d'une trop grande dilatation d'une petite partie du canal intestinal, ou bien d'un trop grand rétrécissement d'une telle partie, d'où il arrive que la portion la plus ample devient capable de donner entrée à la portion la plus petite, et de la recevoir en sa cavité dans les différents mouvements de l'intestin. En résumé : irritation et contraction d'une partie de l'intestin, distension absolue ou relative de la partie voisine, voilà pour Ruysch les conditions essentielles de la formation des intussusceptions.

Morgagni (2) accorde également une grande valeur aux mouvements convulsifs de l'intestin, et il invoque les expériences de Peyer et de Brunner qui, irritant sur les animaux le tube intestinal, virent des intussusceptions se produire sous leurs yeux. Recherchant ensuite la cause de ces diverses modifications chez l'homme, nous voyons

(1) Observ. anat. et chirurg.

(2) *Loc. cit.*, p. 371, 34e lettre, § 32.

Peyer, Ruysch, Heister, etc., remarquer que, dans un grand nombre de cas, on avait trouvé des vers lombrics au niveau même de l'invagination, et placer là la cause de l'irritation qui a donné lieu aux mouvements convulsifs ; ayant observé, de plus, que les intussusceptions se trouvaient le plus souvent sur les intestins des enfants, ils déduisaient cette conclusion, essentiellement pratique à leur point de vue, que la passion iliaque pouvant être produite par les vers, on devait, en pareil cas, avoir recours aux anthelmintiques.

Morgagni adoptant et commentant les faits et les explications de ses devanciers, distingue nettement deux ordres de causes : les unes qui poussent la partie qui entre, et les autres qui dilatent la portion qui reçoit. Parmi ces dernières, il place au premier rang l'accumulation des gaz intestinaux. C'est ce que Requin a exprimé en disant que la pneumatose intestinale est la cause prédisposante, et les contractions violentes la cause prochaine des invaginations. Indépendamment de ces causes, Morgagni admet, d'après une observation (2), qu'une tumeur développée dans l'intestin peut, par son poids, devenir cause prochaine de l'intussusception. En résumé, pour lui, l'invagination intestinale peut être le résultat d'une perversion de l'action musculaire, ou bien un phénomène purement mécanique.

Hunter, dans un mémoire lu à la Société des sciences chirurgicales et médicales de Londres, le 18 août 1789,

(2) Bibl. anat. t. 1, p. 1. *in adnot. ad Peyer*, etc.

présente la question sous une face un peu différente. « Pour que l'invagination intestinale ait lieu, dit-il, il faut qu'une portion d'intestin flottant soit contractée, et que la portion située immédiatement au-dessous soit dilatée et relachée ; dans de telles conditions l'invagination peut très-facilement se former, pour peu que la portion contractée glisse dans celle qui est dilatable, *non par suite d'une action qui s'accomplirait dans l'une ou dans l'autre portion intestinale, mais par l'influence d'un poids qui viendrait s'ajouter accidentellement à l'intestin situé au-dessus de la portion contractée.* Jusqu'à quel point le mouvement péristaltique en poussant les matières intestinales vers la portion contractée peut-il faire entrer celle-ci dans la portion relâchée ? C'est ce que je ne puis déterminer, mais je suis porté à croire qu'il ne saurait avoir cet effet. »

Dance revient à l'idée exclusive de la contraction intestinale : « Le canal intestinal, dit-il, est doué d'un mouvement péristaltique qui s'exerce de l'estomac vers l'anus ; dans l'état physiologique, ce mouvement est faible, intermittent, oscillatoire ; le plan charnu des intestins se contracte dans son ensemble et d'une manière uniforme ; chaque portion d'intestin est déplacée d'une égale quantité et n'empiète point sur l'autre ; dans ces conditions l'invagination ne peut guère se produire. Mais lorsque, sous l'influence d'une cause quelconque, le mouvement intestinal devient précipité, partiel, irrégulier, désordonné, l'invagination peut se produire, parce que les contractions vives et partielles tendent à insinuer la portion d'intestin qui se contracte dans la cavité de celle qui reste immobile. »

Quant à la cause déterminante, Dance la place spécialement dans l'irritation ou l'inflammation de l'intestin qui a pour effet, dit-il, de troubler les contractions péristaltiques des intestins et d'exciter des mouvements désordonnés généraux ou partiels ; et il base son opinion sur ce fait que les invaginations ont été rencontrées souvent sur des sujets qui avaient été affectés d'entérite aiguë ou chronique, de dysentérie, de péritonite, chez des malades qui avaient fait abus des purgatifs, ou à la suite de l'administration des drastiques. Les auteurs du compendium de Médecine, tout en admettant dans une certaine mesure les propositions de Dance, font remarquer que souvent aussi l'invagination est primitive, qu'on la voit survenir chez des individus en pleine santé, n'ayant jamais offert de lésions intestinales, et à l'autopsie desquels on ne rencontre d'autres altérations que celles qui sont le résultat de l'invagination elle-même. Lobstein avait constaté le fait à plusieurs reprises ; il avait vu, comme Peyer et comme Brunner, se former sous ses yeux des invaginations chez les animaux qu'il soumettait à des expériences physiologiques, et il en concluait que les invaginations nombreuses qu'il avait trouvées sur les cadavres d'enfants en bas âge reconnaissaient pour cause une vive contractilité du tube intestinal, et qu'il n'était pas nécessaire d'invoquer d'autres causes, puisqu'il n'avait pu découvrir dans l'intestin ainsi invaginé aucune lésion matérielle.

De l'examen de ces opinions et de ces expériences ressort tout d'abord un fait qui paraît incontestable ; c'est que, dans certaines circonstances données, des contractions convulsives de l'intestin, qu'elles soient produites par une excitation directe comme dans les expériences sur les animaux, ou qu'elles surviennent chez l'homme, et chez l'enfant en particulier, pendant la perturbation qui survient au moment de l'agonie, peuvent donner lieu à une intussusception intestinale. Mais hors de là, rien n'est démontré ; comment, par quel mécanisme se fait cette intussusception ? on n'en sait rien, et personne, même parmi ceux qui ont vu des invaginations se produire sous leurs yeux, n'a donné de ce mécanisme une description prise sur une nature ; et l'intelligence des faits est-elle bien réellement avancée quand on a répété avec Dance que « des contractions vives et partielles *tendent* à insinuer la portion d'intestin qui se contracte dans celle qui reste immobile » ? D'un autre côté, est-on bien fondé à conclure que les invaginations morbides se produisent par un mécanisme analogue à celui des invaginations de l'agonie ? Je ne le pense pas. Et même, en admettant cette similitude pathogénique pour quelques cas, ce serait encore une erreur que de la généraliser. Nous verrons, en effet, plus loin, qu'un polype inséré à la surface interne de l'intestin, peut produire par lui-même une invagination. Il n'y a là ni contractions vives, partielles, ni mouvements désordonnés, mais au contraire un fonctionnement régulier, qui faisant cheminer le polype à la manière d'un bol fécal, entraîne en même temps la paroi d'intestin sur laquelle il s'insère, lorsque celle-ci est dans les conditions de mobilité nécessaires.

De même qu'une différence absolue sépare, au point de vue symptomatologique et au point de vue anatomo-pathologique, les invaginations de l'agonie des invaginations morbides proprement dites, de même aussi, il me paraît nécessaire d'invoquer des circonstances différentes pour concevoir le mécanisme, sinon de toutes, au moins d'un grand nombre des invaginations morbides. Et tout d'abord, nous allons rechercher s'il ne faut pas faire entrer en ligne de compte les causes purement mécaniques ou physiques ; et examiner si les auteurs des théories de l'invagination par contraction musculaire exclusivement étaient aussi près de la vérité qu'ils paraissaient le croire.

Si, en effet, la violence et la perversion des contractions intestinales devaient produire si facilement des invaginations, cela n'arriverait-il pas, fréquemment, dans ces cas si nombreux où l'intestin étranglé en un point de son étendue par un anneau ou par le collet d'un sac herniaire arrive, par crises, au maximum de l'état convulsif, ainsi que le montre à la vue la tension des anses intestinales qui se dessinent à travers la paroi abdominale sous forme de bosselures irrégulières, et où les mouvements incessants des gaz et des liquides s'annoncent par ces bruits intenses qui se perçoivent à distance? Bien plus, dans l'opération de la kélotomie où une portion de l'intestin est soumise au contact de l'air pendant un temps quelquefois assez long, où les manœuvres de réduction excitent directement l'intestin pendant quelques minutes ; ou bien encore à la suite de l'opération césarienne, des larges plaies de l'abdomen, est-il commun d'observer des invaginations? pas davantage. La contraction des fibres musculaires de l'intestin quelque pervertie qu'on la suppose, l'excitation de cet intestin ne sont donc pas, *au moins chez l'homme vivant*, les causes principales de l'invagination des intestins. Que si l'on veut maintenant examiner la valeur des lésions inflammatoires de l'intestin comme cause prédisposante; il suffira pour la diminuer considérablement aussi, de considérer, d'une part, la fréquence et la variété des lésions inflammatoires de l'intestin, et, de l'autre, la rareté relativement extrême des invaginations ; il suffira encore de se rappeler les remarques de Lobstein démontrant l'existence du déplacement sans la moindre lésion de tissu, et de faire remarquer que ce que l'on a pris pour la cause du désordre n'en est que l'effet.

Que faut-il donc penser du résultat des vivisections, et des observations cadavériques faites sur les enfants ? Il faut, à mon avis, les regarder comme des faits d'un ordre particulier qui n'ont qu'un point de contact, mais non pas une similitude parfaite, avec les invaginations morbides, et dont il n'a pas encore été donné d'explication satisfaisante.

Les physiologistes, à qui il appartenait certainement de jeter quelque jour sur ce sujet, l'ont laissé presque complètement de côté ; le traité du professeur Bérard, considéré à juste titre comme représentant fidèlement l'état de nos connaissances physiologiques, ne contient sur cette question que les quelques lignes suivantes : « Je ne quitterai pas ce sujet (les phénomènes de la contraction musculaire dans l'intestin) sans vous signaler un effet pathologique de la contraction intestinale. C'est l'invagination, état dans lequel on voit une partie de l'intestin contractée s'introduire dans une portion dilatée qui lui est attenante, de telle sorte que si on la coupait en travers, on verrait deux tubes renfermés l'un dans l'autre. Vous pourrez lire dans les traités de médecine et de chirurgie quelles peuvent être les conséquences, et, parfois, les terminaisons singulières de ces invaginations (1) ».

Recherchons donc nous-même quels éléments peuvent apporter à la solution du problème les connaissances physiologiques. « Les mouvements de l'intestin, dit M. Béclard (2), sont facilement aperçus sur les animaux *récemment tués* et aussi sur l'homme *qui vient d'être décapité*. Il suffit d'ouvrir l'abdomen dans ces conditions pour voir l'intestin se mouvoir, sous l'influence seule de l'air atmosphérique, d'un mouvement vermiculaire assez vif. Ce mouvement vermiculaire se propage aux diverses parties de l'intestin avec une certaine rapidité ». Il n'est, on le voit, en aucune façon question d'intussusception intestinale ; mais poursuivons : « Les mouvements que le contact de l'air détermine sur l'intestin de l'animal qui vient d'être mis à mort et qui s'étendent en peu d'instants à toute la masse intestinale *ne s'opèrent pas de la même*

(1) *Cours de physiologie*, in-8°, t. II, 1848.
(2) *Traité élémentaire de physiologie*, 1855, in-8°.

manière sur l'animal vivant...... Lorsqu'on observe l'intestin de l'animal vivant, ce mouvement désordonné et universel n'a pas lieu. » Il n'est donc pas invraisemblable de considérer les invaginations que l'on trouve quelquefois à l'autopsie, surtout chez les enfants, comme des phénomènes purement cadavériques, les mouvements de l'intestin persistant un temps plus ou moins long après la mort. Que la contraction musculaire cesse alors dans une partie de l'intestin, celle-ci pourra, par son propre poids, glisser, comme le pensait Hunter, dans la portion voisine et y exciter par sa présence une contraction ultime qui maintiendra le déplacement.

Examinons maintenant si l'hypothèse de la formation des invaginations, telle qu'elle est universellement adoptée aujourd'hui, et telle qu'elle a été formulée par Dance, est réelle. L'invagination, dit-il, se produit parce que des contractions vives et partielles tendent à insinuer la portion d'intestin qui se contracte dans celle qui reste immobile. Il n'y a là rien que d'assez vague, et il est évident que Dance ne se rendait pas lui-même un compte bien exact du mécanisme qu'il décrivait.

Dans son traité d'*anatomie pathologique générale*, M. le professeur Cruveilhier, qui a étudié avec un soin tout particulier le mécanisme de l'invagination intestinale, apporte à l'appui de la théorie précédente des arguments qui lui donnent un caractère de vraisemblance plus marqué. « Si l'on voulait, dit M. Cruveilhier, produire sur le cadavre une invagination, il faudrait réduire au plus petit volume possible la portion d'intestin qu'on se propose d'invaginer et la faire pénétrer par un mouvement dirigé suivant l'axe du canal intestinal, dans la portion d'intestin qui lui fait suite et qu'on a maintenue dilatée. Ainsi, 1° rétrécissement d'une portion limitée d'intestin, 2° raccourcissement de cette portion et de celle qui lui fait suite, telles sont les conditions nécessaires pour produire une invagination artificielle. Or ce rétrécissement et ce raccourcissement opérés par les doigts de l'expérimentateur sur le cadavre, peuvent l'être, pendant la vie, par la contraction des fibres propres de l'intestin : savoir, le rétrécissement sous l'influence des fibres circulaires, le raccourcissement sous l'influence de la contraction des fibres longitudinales. Remarquons ici que la succession dans la contraction des fibres circulaires de l'intestin est l'essence du mouvement péristaltique ; et ne voit-on pas avec quelle facilité la contraction des fibres longitudinales qui forment une couche continue sur toute la circonférence de l'intestin peut faire pénétrer une portion d'intestin resserrée par la contraction musculaire dans la portion d'intestin qui lui fait suite et qui présente une dilatation relative. — *L'invagination qui est le plus souvent descendante, c'est-à-dire qui s'est produite de haut en bas, sous l'action du mouvement péristaltique, peut dans quelques cas être ascendante, c'est-à-dire avoir lieu de bas en haut sous l'action du mouvement antipéristaltique*, etc. (1) ».

Ainsi, pour M. Cruveilhier, comme pour Dance, la

(1) *Traité d'anatomie pathologique générale*, t. 4, p. 521, 522.

contraction musculaire des fibres longitudinales fait pénétrer une portion rétrécie par les fibres circulaires dans une portion d'intestin dilatée, et les contractions péristaltiques produisent l'invagination descendante, les contractions antipéristaltiques donnant lieu à l'invagination ascendante. Si j'ai souligné les expressions mêmes de M. Cruveilhier, et si j'ai insisté en résumant sa doctrine, c'est que je vais être obligé de la combattre tout-à-l'heure, et qu'il était nécessaire de préciser les faits.

M. Houel (1) suit exactement la même voie : « Par suite, dit-il, de la contraction de certaines fibres musculaires, l'intestin dans un point de sa longueur se trouve rétréci ; si les fibres longitudinales viennent à prendre un point d'appui sur les fibres circulaires contractées, elles ont alors une tendance à raccourcir l'intestin, et par conséquent à le faire se pénétrer. C'est le plus ordinairement dans la direction du mouvement péristaltique que la contraction des fibres circulaires et longitudinales s'opère ; aussi l'invagination est-elle presque toujours descendante. Mais si la contraction musculaire, par une raison qu'il n'est pas facile d'apprécier, se fait dans un mouvement anti-péristaltique, c'est de bas en haut que se produit l'invagination. »

Suivant cette dernière manière de voir, la contraction intestinale jouerait un rôle encore plus exclusivement actif dans le développement de l'invagination, puisqu'il n'est plus question de la dilatation des parties voisines de

(1) *Manuel d'anat. path.*, p. 263.

la portion contractée, et que la pénétration de l'intestin par lui-même est considérée seulement comme la conséquence du raccourcissement survenu pendant la contraction des fibres longitudinales. Or, c'est là une supposition, et nullement une démonstration, comme nous l'avons déjà fait remarquer tout à l'heure.

Mais admettons, pour un moment, que la contractilité intestinale puisse donner lieu, par elle-même, à l'intussusception de l'intestin, et observons ce qui va se passer dans une portion animée d'un mouvement péristaltique. Puisque cette contraction dépend du mouvement péristaltique, elle aura pour effet d'*élever* en la raccourcissant la partie qui se contracte. On sait en effet que, dans le mouvement péristaltique, la portion d'intestin dans laquelle va s'engager la masse alimentaire progressant de l'estomac vers le rectum, vient, en quelque sorte, au-devant d'elle par la contraction des fibres longitudinales qui font glisser de *bas en haut* le cylindre intestinal sur les matières qu'il contient. Or, n'est-il pas de toute évidence qu'une portion d'intestin qui s'élève, c'est-à-dire qui se rapproche de l'estomac, ne peut faire autre chose, si elle entre dans une portion voisine, que de pénétrer dans la portion qui lui est supérieure, c'est-à-dire qui est plus rapprochée de l'estomac? Voilà donc que le mouvement péristaltique, auquel on attribue la production des invaginations descendantes, c'est à dire les plus fréquentes sans contredit, ne pourra donner lieu qu'aux invaginations ascendantes, c'est-à-dire les plus rares; et que les théories des auteurs cités plus haut se trouvent être en contradiction avec les lois de la physiologie. Mais allons encore plus loin : le mouvement intestinal se décompose en deux, l'un qui résulte de la contraction des fibres circulaires, et l'autre de la contraction des fibres longitudinales ; « les faisceaux circulaires, dit le professeur Bérard (1), représentent des cercles ou des portions de cercle régulièrement séparées les unes des autres, et non, comme quelques-uns l'ont dit, des fibres en spirale, resserrant et étranglant l'intestin en travers. *Ces parties rétrécies et rigides servent alors de points fixes pour la contraction des fibres longitudinales.* » Or, si ces points sont fixes et si leur immobilité est une condition de la mise en jeu de la contraction des fibres longitudinales, que devient l'hypothèse qui fait entrer la portion rétrécie dans une portion dilatée ? Et même, si cette portion, circulairement contractée, était mobile, comment comprendre qu'elle soit *attirée* dans la portion dilatée, puisque c'est elle qui doit y pénétrer la première ? La dilatation cesse en effet là où la contraction circulaire commence, et les fibres longitudinales qui entrent en contraction sont situées *au-delà* du point circulairement contracté. Pour que l'invagination fût possible dans l'hypothèse que je combats, la *traction* devrait nécessairement avoir lieu *du côté de la portion dilatée* et c'est précisément celle à laquelle on fait jouer un rôle passif, puisque sa dilatation mécanique est une conséquence de son inertie.

(1) *Loc. cit.*, p. 286.

Que si, au contraire, on remarque, avec Hunter, qu'il suffit qu'une portion d'intestin circulairement resserrée se trouve placée au-dessus d'une portion à l'état de repos et, par conséquent, *relativement* dilatée pour que la première glisse dans la seconde, soit par son propre poids, soit par le poids de matières momentanément arrêtées au niveau de la portion rétrécie, on verra qu'il n'est pas nécessaire de faire intervenir la contraction musculaire pour expliquer l'introduction d'une partie d'intestin dans une autre, introduction en grande partie mécanique qui constitue le *premier temps* de la formation de l'intussusception. C'est alors seulement, et comme dans un deuxième temps, à mon avis, que commencent les effets de la contraction intestinale qui va agir pour maintenir et accroître l'invagination, comme elle agirait sur les matières fécales ou sur un corps étranger. — Dans cette hypothèse rien que de conforme aux lois de la physiologie et aux observations anatomo-pathologiques. Le plus souvent, l'invagination se fait dans le sens de la déclivité et du cours des matières, c'est-à-dire de l'estomac à l'anus ; d'un autre côté les invaginations rétrogrades sont, relativement aux invaginations progressives, d'une si extrême rareté que, dans son grand ouvrage d'anatomie pathologique, M. Cruveilhier disait n'en pas connaître d'exemple. — La relation est donc d'une évidence absolue entre la déclivité et la circulation des matières, d'une part, considérées comme causes principales, et l'intussusception considérée, d'autre part, comme effet ; et cela est si vrai que M. Cruveilhier lui-même fait remarquer « que le cours des matières fécales est un obstacle à la production de l'invagination ascendante. » A cette remarque, j'ajouterai que les invaginations morbides rétrogrades n'ont guère été observées que sur le gros intestin. Il devait en être ainsi en effet. Car c'est là que les matières s'accumulent en plus grande quantité, acquièrent de la consistance, et *circulent contre leur propre poids*.

Nous avons montré plus haut que le mouvement péristaltique ne pouvait pas donner lieu, primitivement et par lui-même, à une intussusception intestinale ascendante ; mais, ainsi que l'a très-bien dit Hunter, et après lui Sam. Cooper (1), une fois les parois intestinales repliées sur elles-mêmes, leur portion la plus externe reste seule efficacement active. S'il s'agit d'une invagination progressive le mouvement *péristaltique* d'une part faisant glisser de *bas en haut* le fourreau sur les parties invaginées ; de l'autre, les matières intestinales ou les gaz cheminant dans le sens naturel, font que l'invagination progresse peu à peu en s'accroîssant à la fois aux dépens du cylindre externe et du cylindre interne. Dans l'invagination rétrograde, elle peut être accrue par la contractilité musculaire antipéristaltique de la même façon que l'invagination progressive l'est par le mouvement péristaltique.

En résumé, il nous paraît démontré, 1° que la contraction musculaire de l'intestin ne peut donner lieu primitivement et par elle-même aux invaginations intestinales morbides.

(1) *Dict. de ch. prat.*

2° Qu'en admettant même ce mode de production comme démontré, on est obligé de reconnaître qu'il n'a pas été donné jusqu'ici, de son mécanisme intime, d'explication satisfaisante.

3° Que si la contraction musculaire intervient, ce n'est que secondairement, alors qu'une portion d'intestin, quelque petite qu'on le suppose, a, suivant l'expression de Hunter, glissé dans une partie voisine. Dans cette dernière hypothèse, il n'est pas besoin de faire intervenir des phénomènes supposés de locomotion intestinale produisant une pénétration active de l'intestin par lui-même, et nous sommes d'autant plus disposé à la croire vraie qu'elle n'est en contradiction ni avec les données physiologiques, ni avec les faits anatomo-pathologiques.

De l'étranglement dans l'invagination.

Ainsi que nous l'avons déjà dit, par le fait seul de l'accumulation sur un même point de plusieurs cylindres intestinaux, la lumière du canal se trouve rétrécie. Le mésentère, les mésocolons, l'épiploon quelquefois, en se repliant dans les culs de sac de l'invagination, augmentent encore le rétrécissement. Tout d'abord il n'existe qu'un obstacle incomplet au cours des matières; celles-ci, dans l'invagination progressive, peuvent passer directement de la cavité du cylindre central qui se continue avec le bout supérieur, dans la partie d'intestin située au-dessous de l'invagination, et le seul obstacle qui soit opposé à la circulation intestinale consiste dans le rétrécissement du calibre du conduit. Pour l'invagination rétrograde, les choses sont un peu différentes; dans ce dernier cas, en effet, ainsi que l'a fort justement fait remarquer M. Bégin (1), les matières intestinales, en arrivant de l'estomac dans la partie lésée du canal intestinal, sont subitement arrêtées à la base du cône ou mamelon saillant formé par la partie invaginée de bas en haut. Ce cône, libre de toutes parts, présente à son sommet une ouverture relativement étroite et dans laquelle les matières ne sauraient facilement s'engager; d'où il résulte qu'elles doivent s'accumuler autour de sa base, c'est-à-dire dans le cul de sac muqueux, qui a ici son ouverture tournée du côté de l'estomac, et son fond du côté de l'anus. C'est, en réalité, une sorte de valvule circulaire, tournée vers l'estomac, qui s'oppose au cours des matières venant d'en haut, mais qui laisserait passer celles venant d'en bas.

Mais, au bout d'un temps qui doit être très-variable suivant la cause de la maladie, l'état antérieur de l'intestin, la nature, le siége et l'étendue de l'intussusception, les parties déplacées se trouvent soumises à des causes de compression qu'il faut considérer à part, suivant qu'elles se produisent en des points isolés ou dans toute leur étendue. Par suite de la déclivité, ou du vice de position des parties repliées, par suite de la gêne apportée dans la circulation sanguine de la portion du mésentère qui fait partie de l'invagination, il survient une

(1) *Dict. de méd. et de chirurg. prat.*, t. x, art. Invagination.

congestion vasculaire sanguine qui amène l'œdème, l'épaississement, ou l'infiltration sanguine des cylindres d'invagination. Cet épaississement des parties contenues a pour double effet de diminuer, par développement concentrique, la cavité du cylindre central et de dilater, par développement excentrique, le cylindre externe ou la gaîne, qui réagit et commence à comprimer les parties contenues. — Cette compression existe dans toute l'étendue de l'invagination, mais particulièrement au niveau de l'anneau externe ou collier, non pas que celui-ci soit doué de contractions plus fortes et plus énergiques que le reste du cylindre externe, mais parce que c'est en ce point qu'on trouve la plus grande épaisseur du mésentère, et aussi parce que, l'obstacle au cours des matières étant déjà assez prononcé, la partie d'intestin supérieure à l'invagination est dilatée par les matières et par les gaz et que, commençant au point où le cylindre interne sort du collier, elle l'applique excentriquement contre lui. — On a invoqué, parmi les causes de compression, la position retournée du cylindre moyen qui, pour se prêter à l'accroissement de volume des parties, doit se dilater de la séreuse à la muqueuse, condition dans laquelle la dilatation est le moins facile. Lorsqu'on dilate, en effet, par insufflation, une portion d'intestin retourné, l'extensibilité est beaucoup plus bornée que lorsqu'on l'insuffle, la séreuse restant en dehors et la muqueuse en dedans. Il en est constamment ainsi dans les expériences sur le cadavre, ou sur le vivant lorsque cette distension est opérée brusquement ; mais, sur le vivant, et par une force de dilatation progressivement développée, les choses peuvent se passer autrement. J'en trouve immédiatement la preuve dans le cas de M. Bucquoy où ces cylindres, ainsi retournés, avaient pu recevoir une première et une seconde invagination, sans que pour cela les lésions anatomiques aient montré les traces d'une pression énergique. On voit donc, en résumé, que la compression des parties invaginées, variable en intensité, est réelle, et qu'elle peut exister soit au niveau du collier, soit sur toute l'étendue du boudin d'invagination. On voit aussi qu'il est possible, sans forcer les analogies, de comparer, avec Lobstein, la partie d'intestin déplacée à une anse herniée, celle dans laquelle elle s'invagine, le fourreau, à une sorte de sac herniaire, et le collier de l'invagination à l'anneau ou au collet du sac herniaire. Dans les étranglements externes, ainsi que l'a très-bien établi M. Broca (1), la compression proprement dite est rarement assez forte, à elle seule, pour amener des lésions graves de tissu ; à plus forte raison doit-il en être ainsi dans l'invagination intestinale. Mais il faut faire entrer en ligne de compte l'inflammation qui, dans l'étranglement interne comme dans l'étranglement externe, pourra parcourir ses périodes avec une rapidité extrême, amener l'ulcération et la gangrène générale ou partielle, et cela d'autant plus facilement que la compression sera, en même temps, plus énergique. Compression d'abord, congestion, inflammation, augmentation de volume et, par suite, exagération de la

(1) *De l'étranglement dans les hernies*, thèse de concours pour l'agrégation.

compression au niveau des parties qui rencontreront un point d'appui : tels sont les phénomènes qui, dans les cas d'invagination comme dans les cas de hernie, sont réunis sous la dénomination commune *d'étranglement*. Il ne serait donc pas juste de vouloir attacher, dans l'invagination, une signification trop absolue à cette dénomination conventionnelle *d'étranglement ;* puisque, pour les hernies où tous les détails sont cependant bien plus faciles à vérifier, les chirurgiens ne sont pas d'accord sur le degré d'importance relative de la compression et de l'inflammation dans les cas dits d'étranglement.

Lorsque l'étranglement, dit M. Cruveilhier, est arrivé à son plus haut degré, à l'interception de la lymphe et du sang veineux dans le mésentère s'ajoute celle du sang artériel, d'où la gangrène, qui occupe presque toujours les cylindres interne et moyen ; la mort précède ou suit le plus ordinairement cette terminaison presque inévitable de l'étranglement. Je ferai remarquer, toutefois, que ce ne doit être qu'exceptionnellement que l'étranglement, la compression soient assez énergiques pour amener l'interruption absolue de la circulation artérielle dans toute l'étendue des parties invaginées, car, alors, on devrait observer une gangrène de la totalité de ces parties, et c'est ce qui n'a lieu que dans le plus petit nombre des cas. L'inflammation survenant dans des parties où la circulation est notablement entravée suffit pour expliquer la production de la gangrène, limitée ou générale.

Nous avons dit, en décrivant les lésions trouvées dans les autopsies, que, dans un grand nombre de cas, l'inflammation se propageant au péritoine, donnait lieu à des adhérences plus ou moins étendues, plus ou moins solides, non-seulement entre les surfaces séreuses de contact, mais encore, ce que presque tous les auteurs omettent de dire, qu'une couche plastique environnait quelquefois la tumeur d'invagination et l'unissait aux parties voisines, circonvolutions intestinales, parois du bassin et de l'abdomen, etc. Ces adhérences, comme nous le verrons plus loin, peuvent devenir une des conditions favorables à la guérison par élimination spontanée du boudin d'invagination.

De même encore, les adhérences, qu'elles s'établissent dans toute l'étendue des culs-de-sac séreux de l'invagination, ou seulement au niveau du collier, donnent lieu à un résultat d'une extrême importance, c'est-à-dire à l'union du cylindre externe avec la partie la plus élevée du cylindre interne dans l'invagination progressive, et à l'union du cylindre externe avec la partie la plus inférieure du cylindre interne dans l'invagination rétrograde. Le résultat obtenu est l'adhésion, bout-à-bout, des surfaces séreuses de ces deux cylindres, adhésion par laquelle se trouve formé un canal continu, mais oblitéré par la tumeur d'invagination. Si celle-ci se gangrène en totalité, ou si la compression du collier a été telle qu'il se soit formé, à son niveau, une escarre ou une ulcération circulaire et complète, elle pourra être détachée, entraînée comme corps étranger, et laisser libre le calibre de l'intestin.

Un résultat moins favorable, mais qui permettra encore

le rétablissement du cours des matières pourra être obtenu par un autre mécanisme. Les deux bouts de l'intestin ne se sont pas réunis, ou ne se sont réunis que d'une manière incomplète ; ou bien encore leur adhérence a cédé au moment où le boudin d'invagination s'est détaché ; dans ce cas, si une péritonite locale n'a pas réuni des fausses membranes autour des deux bouts et formé là une sorte de cavité accidentelle, les matières s'épanchent dans le péritoine, et la mort survient rapidement par péritonite sur-aiguë. Mais si cet enveloppement des deux bouts de l'intestin a eu lieu, les matières pourront être maintenues par les parois de ce canal accidentel, et pourront passer, médiatement, du bout supérieur dans le bout inférieur.

§ III. — *Anatomie pathologique spéciale.*

Dance, quoique parti d'une idée erronée, la prétendue innocuité des intussusceptions de l'intestin grêle, n'en avait pas moins établi une division essentiellement pratique en séparant le groupe des invaginations de l'intestin grêle de celui des invaginations du gros intestin. M. le docteur Bucquoy a très-nettement fait ressortir l'utilité de cette division ; et j'aurai, dans l'étude des symptômes, à tirer parti de ses recherches sur ce sujet.

Mais il est une classe d'invaginations qui, participant à la fois de l'une et de l'autre des deux précédentes, ne peut cependant être rangée ni dans l'une ni dans l'autre; et pour laquelle je propose la dénomination *d'inva-*

ginations mixtes. Comment, en effet, ranger parmi les invaginations de l'intestin grêle ces deux cas extraordinaires, décrits par Fabrice de Hilden et par Blancard, dans lesquels le cœcum s'était porté dans l'intestin grêle, ou bien encore les cas d'invagination de la fin de l'intestin grêle dans le cœcum, sans déplacement de ce dernier? Dira-t-on, dans le premier cas, que l'on a affaire à une invagination du gros intestin quand la gaîne est formée par l'intestin grêle, ou, dans le second, que l'on a affaire à une invagination de l'intestin grêle, quand la gaîne est formée par le cœcum? évidemment non; et ces considérations me paraissent motiver suffisamment la classification que je propose; une dénomination spéciale aurait d'ailleurs pour effet d'appeler l'attention sur ces particularités et de montrer aux observateurs un nouveau sujet de recherches. Confondus avec les autres, ces cas ont échappé à l'attention; et il serait impossible, avec les faits peu nombreux et incomplets que l'on possède, de tracer l'histoire de cette curieuse variété. S'il fallait justifier ce que je viens d'avancer, il me suffirait de rappeler que l'observation si extraordinaire de Fabrice de Hilden paraît avoir été complètement oubliée par les anatomo-pathologistes, et que je ne l'ai trouvée mentionnée que dans l'ouvrage de Requin. Quant à l'observation de Blancard, je ne l'ai trouvée signalée nulle part; et cependant elle aurait dû éveiller l'attention par sa similitude avec celle de Fabrice de Hilden. — Cette similitude est telle qu'elle apporte chez moi la conviction que, pour ce fait comme pour beaucoup d'autres, Blancard a usé de ce que

Morgagni appelle « *sa supercherie ordinaire* ». Voici d'ailleurs le texte des deux auteurs :

Fabrice de Hilden.

... Aperto corpore, inveni cœcum intestinum in ileum sese insinuase, id que implevisse adeo ut nihil ex superioribus intestinis ad colon permeare posset, et inde iliaca. Denique fisso ileo et exempto cœco, id ubique inflammatum et prœtumens inveni. Prœterea scintus, cancer exulceratus in ipsius cœci intestini fundo conspiciebatur. (Obs. chirur. — Th. chirur., Francfort, 1610, p. 1111).

Blancard.

... Aperto abdomine, cæcum intestinum erat contractum et in ilium insinuatum, adeo ut nihil ex ilio in colon descendere potuerit; cæcum contractum non tantum inflammatum et prætumidum erat sed etiam cancrosum. (Anat. pract., 1730. — Amstelod., in-12, obs. 68, p. 149.)

1° Invaginations de l'intestin grêle.

Les invaginations de l'intestin grêle n'occupent qu'une place assez restreinte dans l'histoire des étranglements internes, au moins en tant que faits constatés par l'autopsie ; il serait difficile en effet d'en réunir plus d'une douzaine de cas. Nous verrons, toutefois, en étudiant les phénomènes de l'élimination spontanée des parties invaginées, qu'on n'est pas en droit de conclure de cette disette de faits anatomo-pathologiques à une rareté absolue des invaginations de cet intestin, puisque l'on trouve dans le mémoire de W. Thomson que sur 32 cas par lui réunis, 22 fois la portion éliminée provenait exclusivement de l'intestin grêle. La conclusion rigoureuse à tirer de ces relevés statistiques est donc, ainsi que l'a fait très-justement remarquer M. Bucquoy, non pas que les invaginations de l'intestin grêle sont très-rares, mais que, dans un grand nombre de cas, la nature faisant les frais de la guérison, on a moins souvent l'occasion de constater, à l'autopsie, la lésion dans toute son intégrité.

Dans l'intestin grêle les invaginations se présentent à leur plus grand état de simplicité, et la description générale des invaginations leur est applicable de tous points; je ne relaterai ici que les particularités consignées dans le petit nombre d'observations que j'ai pu réunir sur ce sujet.

Une particularité bien remarquable est la suivante : sur les dix cas d'invagination de l'intestin grêle que j'ai pu réunir, *cinq fois on a constaté au niveau des parties invaginées l'existence de polypes.* La relation de cause à effet entre la tumeur et le déplacement est, ici, tellement évidente qu'il me paraît inutile d'entrer dans de longs développements pour en donner la démonstration. J'ai indiqué, du reste, en traitant de la physiologie pathologique, par quel mécanisme se produisait alors l'invagination. Je ne veux cependant pas quitter ce sujet sans faire remarquer combien ont été nuisibles aux progrès de l'histoire des invaginations les idées et les théories préconçues. Satisfaits de l'explication qu'ils avaient donnée du mécanisme de la production des invaginations, la plupart des auteurs, oubliant ce qu'avait dit Morgagni, ont repoussé systématiquement toute théorie qui ne reposait pas sur l'intervention exclusive de la contraction musculaire. M. Cruveilhier, lui-même, dont il est inutile que je rappelle ici le profond mérite scientifique, n'avait pas échappé tout d'abord à l'influence de la théorie. Mais il a promptement rectifié ses opinions, et voici comment il s'exprime à ce sujet dans son dernier ouvrage. « La présence d'un polype pédiculé pourrait bien, dans certains cas, être la cause déterminante d'une invagination. Dans un cas représenté par M. Jules Cloquet, le polype occupait la partie inférieure du boudin de l'invagination. Dans le cas figuré planches V et VI, XXIIe livraison, il existait deux polypes intestinaux qui naissent, l'un à la partie la plus élevée, l'autre à la partie moyenne du cylindre moyen : cette situation m'avait fait d'abord rejeter leur influence dans la production du déplacement ; mais j'ai réfléchi que le déplacement par invagination n'étant pas un déplacement stationnaire, et son accroissement s'effectuant toujours aux dépens du bout supérieur de l'intestin (je suppose l'invagination descendante), la portion d'intestin qui constituait le cylindre interne à un moment donné de l'invagination, pouvait avoir été complètement renouvelée et appartenir au cylindre moyen, de telle façon que le polype qui, dans le principe, occupait la partie inférieure du boudin de l'invagination, pouvait, à une époque donnée, en occuper la partie supérieure (1) ».

Ces tumeurs sont constamment attachées par un pédi-

(1) *Anat. path. génér.*, t. I, p. 523, 524.

cule plus ou moins long et plus ou moins étroit : dans le cas de M. Cruveilhier il y avait deux polypes à surface mamelonnée et à pédicule étroit formé par la muqueuse seule. Dans un autre cas (1), un polype « du volume d'une poire » fut trouvé immédiatement au-dessous des parties invaginées auxquelles il était attaché par un long pédicule. — Dans un autre cas encore (2), un polype volumineux long de deux pouces anglais et large de 1 pouce et demi, émanait de la muqueuse même des parties invaginées.

Dans ces invaginations, l'étranglement par le collier est ordinairement très-prononcé ; dans le cas figuré par M. Cruveilhier dans son atlas d'anatomie pathologique (3), la tumeur d'invagination était séparée, par un étranglement circulaire, à sa partie supérieure, d'une autre tumeur formée par le bout supérieur distendu par des liquides.

Les invaginations de l'intestin grêle peuvent se produire dans tous les points mobiles de son étendue, c'est-à-dire partout, excepté au duodénum ; on les a rencontrées au commencement du jejunum, à la partie inférieure du même intestin, à 3 pieds, à 2 pieds au-dessus du cœcum (4).

Le plus souvent l'invagination est *simple* ; le cas d'invagination *triple*, observé par M. Bucquoy, est unique dans la science. Ce n'est que tout-à-fait exceptionnelle-

(1) Obs. 4.
(2) Obs. 5.
(3) Obs. 1.
(4) Obs. 1, 2, 4, 5.

ment aussi que l'invagination est multiple. On en trouve un exemple authentique dans les Bulletins de la Société anatomique où il a été inséré par M. le docteur E. Goupil. Dans ce cas très-complexe, il existait deux intussusceptions isolées, l'une rétrograde, l'autre progressive, séparées l'une de l'autre par une bride épiploique qui comprimait légèrement l'intestin (1).

2° Invaginations du gros intestin.

Cette partie de l'étude des invaginations est la plus importante à considérer au point de vue anatomo-pathologique, mais elle est aussi la plus difficile à élucider. Les divers observateurs qui ont publié des faits qui s'y rattachent ne se sont occupés que des cas particuliers qu'ils avaient sous les yeux; l'observation qu'ils font leur paraît le plus souvent être extraordinaire, insolite, sans précédents. Il résulte de cette dispersion des faits, et de l'absence de tentatives sérieuses de généralisation de la part des auteurs, une difficulté extrême à tracer une histoire satisfaisante de la maladie. Je vais essayer dans cette partie de mon travail de catégoriser les principaux faits connus et de jeter les premiers éléments d'une description générale qui, reprise à nouveau par de plus habiles, pourra être rapidement perfectionnée dans un travail spécial.

Lorsque l'intestin grêle est le siége d'une intussusception, quelque soit le point de son parcours sur lequel a

(1) Obs. 8 *bis*.

lieu le déplacement, le résultat est toujours le même ; si une invagination se produit dans l'un des colons isolément, si elle a peu d'étendue, elle se trouve encore dans les mêmes conditions que celle de l'intestin grêle. Mais, si cette invagination est assez étendue, on voit déjà survenir une modification importante due à la brièveté relative de cet intestin et à son peu de mobilité, circonstances qui rendent ses différentes parties plus étroitement solidaires les unes des autres. Que l'invagination, par exemple, ait lieu sur le colon ascendant et qu'elle se fasse, comme cela est le plus ordinaire, dans le sens du cours des matières ; pour peu qu'elle soit étendue, elle entraînera, dans son mouvement de *progression et par simple élévation*, le cœcum, et l'intestin grêle qui y est inséré ; que cette invagination devienne plus étendue ou qu'elle ait son point de départ au cœcum, elle entraînera celui-ci dans l'invagination, et, à sa suite, l'intestin grêle ; et voilà que deux éléments nouveaux sont introduits : d'une part la présence de l'intestin grêle au centre des parties invaginées du gros intestin, et, de l'autre, l'existence d'un *cul-de-sac* formé par le cœcum retourné ou non retourné, cul-de sac qui va modifier profondément la nature de l'invagination. Ces considérations qui seront développées et rendues plus clairés, tout-à-l'heure, dans l'étude que nous allons faire des diverses variétés observées me paraissent justifier pleinement une première division à établir dans les invaginations du gros intestin. Les invaginations qui n'intéressent que le gros intestin seulement seraient naturellement désignées sous le nom d'*invagina-*

tions simples ; et celles qui intéressent, à la fois, le gros et le petit intestin, sous le nom d'*invaginations complexes ou compliquées* ; mais il est impossible d'appliquer le mot *simples* à la désignation des premières ; car il a pour signification, dans l'étude des invaginations, d'exprimer seulement que l'intussusception n'est ni double, ni triple. Je dois donc me borner à désigner le premier groupe sous le nom d'*invaginations proprement dites du gros intestin*, et le deuxième sous le nom d'*invaginations complexes du gros intestin.*

A. *Invaginations proprement dites du gros intestin.*

Dans cette forme qui ne nous arrêtera qu'un instant, l'invagination ne diffère, ni par son mécanisme ni par la composition de ses parties, des intussusceptions de l'intestin grêle; c'est une invagination à trois cylindres constitués, tous les trois, par les parois du gros intestin repliées sur elles-mêmes de l'estomac vers l'anus ou de l'anus vers l'estomac.

Les invaginations ainsi limitées sont assez rares: je n'en ai pu réunir que trois observations sur lesquelles il est assez remarquable de noter que deux fois l'invagination était rétrograde. Dans la première, il s'agit *d'une invagination du colon descendant dans le colon transverse.* (1) Cette invagination formait une tumeur solide d'une couleur brunâtre, au niveau de laquelle l'épiploon était épaissi et froncé. — En ouvrant la gaîne qui était

(1) Obs. 10.

formée par le colon transverse, on voyait la saillie du boudin d'invagination qui avait un pouce 1|2 d'étendue, et qui était entourée par un étroit sillon, ce qui lui donnait, dit l'auteur de l'observation, beaucoup de rapport, pour l'aspect, avec la saillie du col de l'utérus dans le vagin; au point culminant de cette partie saillante (anneau interne) on voyait un petit orifice irrégulier par lequel une bougie de gomme élastique pénétrait avec difficulté et par un trajet tortueux jusque dans la portion non invaginée du colon descendant. Il est important de rappeler ici que, dans les invaginations rétrogrades, le sommet du boudin d'invagination regarde vers la valvule iléo-cœcale, et que l'ouverture du cul-de-sac muqueux est tournée du même côté. L'examen de cette disposition suffit pour faire comprendre la difficulté qu'éprouvent les matières à franchir l'obstacle. Dans le second cas (1), le déplacement était aussi peu étendu que possible, et le moignon de l'invagination formait une sorte de valvule qui, disposée de façon à faire obstacle aux matières venant du colon, suffit pour arrêter le cours des matières, et donner lieu aux accidents d'étranglement les mieux caractérisés, puisque dans le cas dont il s'agit, M. Robert se décida, sans hésiter, à pratiquer l'opération de la gastro-entérotomie.

Dans un dernier fait, enfin, il s'agit d'une invagination progressive du colon ascendant située à 10 centimètres au-dessus du cœcum; l'étendue de l'intussusception était

(1) Obs. 24.

de six centimètres, et le canal central ne laissait passer qu'un stylet mousse ordinaire.

Les cas que nous venons de décrire étaient *simples*, c'est-à-dire que l'invagination était constituée par trois cylindres seulement. Si l'on suppose l'introduction d'une semblable invagination dans la partie d'intestin voisine, on aura *l'invagination double* proprement dite. Je n'en ai pas trouvé d'exemple. Il existe cependant des cas dans lesquels on trouve, comme dans l'invagination double, cinq parois superposées; mais, ici, ce n'est plus par pénétration de la tumeur d'invagination simple dans la partie voisine que se fait cette accumulation de cylindres; *c'est par pénétration réciproque de deux invaginations marchant en sens contraire*, et venant superposer leurs parois en un même point; les deux cylindres externes, ou gaînes, se confondent en un seul qui enveloppe les cylindres interne et moyen de chaque invagination, et, de cette réunion, résulte une tumeur unique terminée à chacune de ses extrémités par un collier. — Un exemple de cette disposition a été parfaitement décrit par M. Sainet : le colon ascendant s'était invaginé dans le colon transverse sur une étendue de plus de 15 centimètres; le *cæcum avait été élevé par ce déplacement, mais il n'était en aucune façon compris dans l'invagination*; de son côté, le colon transverse s'était invaginé au-dedans de lui-même, de gauche à droite, c'est-à-dire de l'anus vers la valvule iléo-cœcale en allant à la rencontre de l'invagination progressive dans laquelle il s'était engagé. De cette combinaison résultait la superposition de cinq parois qui sont : la première ou gaîne commune, formée par la portion du colon transverse comprise entre les deux invaginations ; la deuxième et la troisième formées par les cylindres moyen et interne de l'invagination rétrograde ; la quatrième et la cinquième par les cylindres moyen et interne de l'invagination progressive. C'est cette forme que nous avons désignée avec Requin sous le nom d'invagination redoublée.

B. *Invaginations complexes du gros intestin.*

Dans cette classe, à laquelle appartient la plus grande partie des invaginations en général, et la presque totalité des invaginations du gros intestin, l'intussusception commence, soit à la partie inférieure du colon descendant, soit au niveau même de la valvule iléo-cœcale, soit enfin au cul-de-sac cœcal.

Dans le premier cas, le cœcum est seulement *entraîné* dans le déplacement ; et on le retrouve dans la tumeur d'invagination ayant, d'une manière relative, conservé sa position normale; *car sa séreuse reste en dehors et sa muqueuse en dedans, c'est-à-dire qu'il n'est pas retourné.*

Dans le second cas, le cœcum n'est encore qu'entraîné dans l'invagination, *mais il est en partie retourné.*

Dans le troisième cas, *le cœcum est complètement retourné, sa surface muqueuse est en dehors et sa surface séreuse en dedans.*

Premier cas. — Le colon ascendant et la portion droite du colon transverse pénètrent dans la portion gauche du même colon et dans le colon descendant. Dans le mouvement d'élévation produit par la progression du colon ascendant, le cæcum et la fin de l'intestin grêle sont entraînés par un simple mouvement de transport; il n'est survenu aucune altération dans les rapports respectifs de ces deux derniers. Dans ce cas, la gaîne de l'invagination est formée par la portion gauche du colon transverse et par le colon descendant qui n'ont pas été déplacés; *le cylindre moyen est constitué par les portions d'intestin retournées*, c'est-à-dire par la moitié droite du colon transverse et par le colon ascendant qui répondent, par leurs surfaces muqueuses, aux surfaces muqueuses de la gaîne; au centre, enfin, se trouvent, en allant de l'anus vers l'estomac, le cæcum non retourné, puis l'appendice vermiculaire et l'intestin grêle; ces dernières parties (cæcum, appendice, intestin grêle) répondent par leurs surfaces séreuses à la surface séreuse du cylindre moyen. — Le collier de l'invagination se trouve au point de réflexion, c'est-à-dire au point où a cessé le déplacement et où, par conséquent, commence le fourreau; et la partie qu'il comprime ou étrangle est l'intestin grêle formant seul, à ce niveau, le cylindre interne. *Dans ce cas, l'extrémité libre du boudin d'invagination, anneau interne, se présente sous la forme d'une saillie bilabiée assez analogue au col utérin d'une multipare, mais beaucoup plus volumineuse; la fente transversale qui existe en ce point donne accès dans un cul-de-sac au fond duquel on trouve deux ouvertures, l'une qui est circonscrite par les lèvres de la valvule iléo-cæcale, l'autre qui est celle de l'appendice vermiculaire.* On trouve un bel exemple de cette disposition dans la remarquable observation de MM. Lhonneur et Vulpian : En ouvrant l'abdomen, on constata que le cœcum, le colon ascendant et la moitié droite du colon transverse manquaient ; la moitié gauche du colon transverse, le colon descendant et la partie supérieure de l'S iliaque, énormément dilatés, formaient une tumeur coudée, cylindrique, solide, légèrement ridée à sa surface, un peu dépressible et recouverte par des fausses membranes minces ; cette tumeur avait 48 centimètres de long et 24 centimètres de circonférence. Son extrémité supérieure se terminait par un large infundibulum de 6 à 7 centimètres de large à bords épais, et dans lequel on voyait s'enfoncer l'intestin grêle et son mésentère ; par son extrémité inférieure, la tumeur se continuait avec la moitié inférieure de l'S iliaque ; à son extrémité, le moignon présentait une disposition analogue à celle que nous avons décrite tout-à-l'heure.

Deuxième cas. — Au lieu de trouver, comme dans le cas précédent, au *sommet* du boudin d'invagination, un cul-de-sac *dans le fond* duquel on reconnaît deux ouvertures; on constate, ici, que ces deux ouvertures se trouvent au *sommet* du boudin d'invagination ; les lignes suivantes empruntées à l'une des observations de M. Cruveilhier donnent de la disposition qui nous occupe une très-exacte description : « L'une de ces ouvertures, bordée d'une valvule à forme elliptique était l'orifice iléo-cœcal entouré de sa double valvule ; l'autre ouverture différait de tous les cas du même genre par son ampleur : *C'était l'orifice d'un vaste cul-de-sac au fond duquel se voyait l'orifice non dilaté de l'appendice vermiculaire, ce cul-de-sac était constitué par le cæcum incomplètement retourné.*

TROISIÈME CAS. — C'est dans cette dernière catégorie que viennent se ranger la plupart des invaginations du gros intestin ; les cas qu'elle comprend diffèrent de ceux des deux précédentes sections par deux points essentiels à savoir : 1° la constitution des cylindres ; 2° la disposition de l'extrémité libre du boudin d'invagination.

A. *Parois de l'invagination.*

Elles sont au nombre de trois ; la première, gaîne, *cylindre externe*, est formée par la portion du gros intestin qui ne s'est pas déplacée, mais qui a reçu les autres dans sa cavité. La seconde est formée par la *totalité* des régions du *gros intestin* qui se sont déplacées et elle constitue le cylindre moyen. La troisième, ou *cylindre interne,* est formée exclusivement par l'intestin grêle qui parcourt l'invagination dans toute son étendue ; à côté de lui et dans la même direction se trouve l'appendice vermiculaire.

B. *Disposition du boudin d'invagination.*

Il résulte, ici, du renversement complet du cæcum qu'au lieu de former un cul-de-sac, la partie culminante du boudin d'invagination représente une surface convexe, sorte de moignon conoïde plus ou moins volumineux, à surface formée par la muqueuse du cæcum plissée sur elle-même. Au *sommet* de ce moignon, se trouvent deux orifices, l'un, conduisant dans l'appendice vermiculaire, l'autre est l'orifice iléo-cœcal ; *une sonde introduite dans le premier de ces orifices mène directement dans le cul-de-sac de l'appendice, et, dans le second pénètre, aussi, directement dans l'intestin grêle.* — Toutes les fois que l'on observe l'une de ces dispositions au sommet d'un boudin d'invagination, on peut assurer, par ce seul fait, avec M. Cruveilhier, que l'on a affaire à une invagination de l'intestin grêle dans le gros intestin, ou, ce qui serait plus exact, à une invagination du gros intestin ayant entraîné l'intestin grêle. Il y a là une nuance d'expression qui n'est pas sans importance, surtout au point de vue de l'intelligence des faits : on dit, en effet, qu'un intestin, qu'un canal, en général, est invaginé, quand il a contracté *avec lui-même* des rapports anormaux consistant, à leur degré le plus simple, en une duplicature de ses parois. — Or, rien de semblable n'a lieu ici pour l'intestin grêle ; celui-ci a été transporté dans une invagination du gros intestin ; mais il n'est pas *invaginé*. Ce vice de langage, ou du moins ce que je considère comme tel, ne m'aurait pas arrêté si les choses se passaient toujours d'une façon analogue à celle qui vient d'être décrite, et si l'expression d'invagination de l'intestin grêle ne signifiait pas toute autre chose. Dans les cas précédents, le gros intestin seul a éprouvé une duplicature, et en se repliant au dedans de lui-même ; il a entraîné l'intestin grêle au même titre que l'appendice vermiculaire ; mais il est des cas dans lesquels l'intestin grêle *s'intro-*

duit à travers la valvule iléo-cœcale et chemine plus ou moins loin dans le gros intestin, ses parois subissent alors non plus un transport de totalité, mais une *duplicature;* sa surface muqueuse contracte, avec la muqueuse du gros intestin, des rapports anormaux. C'est alors, seulement, qu'on peut dire, en réalité, qu'il y a une invagination de l'intestin grêle dans le gros intestin, et si cette lésion existe à l'état de simplicité, c'est-à-dire sans déplacement du gros intestin, elle rentre dans la classe que nous avons désignée sous le nom d'invaginations mixtes.

Quelle que soit la constitution intime de ces diverses variétés, si l'invagination est considérable, si elle se développe très-rapidement, ou si la prolongation de la vie du malade lui permet de progresser pendant un temps assez long, l'extrémité du moignon parcourt les colons, arrive dans l'S iliaque, puis dans le rectum, et vient enfin faire à l'anus une saillie plus ou moins considérable, appréciable par la vue et par le toucher. Dans le cas de saillie à travers l'anus, la gaîne étant limitée en bas par la fin du rectum, on comprend qu'il n'y a plus au dehors qu'une invagination à deux cylindres, c'est-à-dire le boudin d'invagination seulement. — La lésion totale, *considérée au point de vue de l'anatomie pathologique générale* sera, suivant l'expression de M. Cruveilhier, mixte, puisqu'elle appartiendra à la fois à l'invagination à deux cylindres et à l'invagination à trois cylindres.

C. *Invaginations doubles et redoublées du gros intestin.*

Dans les invaginations complexes comme dans les invaginations proprement dites du gros intestin, on trouve quelquefois cinq parois superposées au lieu de trois. Il y a toutefois, ici, soit dans le mécanisme, soit dans la composition de l'invagination, de notables différences et, tandis que dans la première classe les cinq parois étaient formées par le gros intestin, il n'y en a dans la seconde que quatre, la cinquième restant constituée par l'intestin grêle. La duplicature porte sur le cylindre moyen appartenant au gros intestin, et, suivant qu'elle se fait de bas en haut ou de haut en bas, elle est intérieure au cœcum ou, au contraire, elle lui est extérieure. Dans ces invaginations, l'aspect de l'extrémité du moignon d'invagination ne diffère en rien de celui que présente le sommet du boudin dans les cas d'invagination complexe avec retournement du cœcum. Si la duplicature du cylindre moyen s'est faite de bas en haut, les parois que l'on trouve en allant de dedans en dehors sont : 1° la gaîne ou cylindre externe constituée, comme toujours, par la portion du gros intestin qui ne s'est pas déplacée ; 2° et 3° le deuxième et le troisième cylindres constitués par la duplicature de la portion du gros intestin qui s'est repliée sur elle-même au dedans de la gaîne ; 4° une quatrième paroi formée par le cœcum et la portion du gros intestin qui lui fait immédiatement suite ; 5° enfin, le cylindre interne constitué par l'intestin grêle.

Dans la deuxième variété, la gaîne et le cylindre interne sont constitués de la même manière ; mais le deuxième cylindre est constitué par le cœcum; le troisième et le quatrième par la partie du gros intestin repliée de haut en bas ; on trouve un exemple de chacune de ces deux variétés dans deux observations appartenant l'une à Lobstein, l'autre à M. Buet.

Il existe enfin un exemple d'invagination complexe, *forme redoublée,* du gros intestin. C'est le cas observé par Moutard-Martin père, et rapporté par Cayol dans le supplément au traité des hernies de Scarpa. Dans ce cas, le cœcum recevait dans son intérieur les parties ascendante et transversale du colon (invagination rétrograde) ; puis toute la masse ainsi formée, pénétrait dans le colon descendant replié sur lui-même (invagination progressive), entraînant avec elle une partie de l'intestin grêle.

§ IV. — *Symptômes et signes.*

A. *Vomissements.*

Les vomissements constituent une des premières et des plus constantes manifestations de l'*étranglement* par invagination ; alimentaires d'abord, puis bilieux, ils deviennent, mais dans un nombre de cas assez restreint, stercoraux. D'après une statistique de M. Cossy, ces derniers vomissements auraient lieu dans la moitié des cas. Mais il est nécessaire de préciser davantage : d'après mes relevés qui portent sur un plus grand nombre d'observations que ceux de M. Cossy, les vomissements stercoraux s'observeraient moins fréquemment encore dans les invaginations considérées en général, tandis que, dans les deux tiers des cas, *ils précèderaient d'un nombre variable de jours l'expulsion spontanée par l'anus d'un séquestre intestinal.* Considérés à ce dernier point de vue, les vomissements de matières stercorales auraient, dans le cas qui nous occupe, une certaine importance, puisqu'ils indiqueraient d'une manière assez probable que l'étranglement au niveau du collier est très-prononcé, et que, si la vie du malade peut être prolongée, on est en droit d'espérer l'élimination spontanée.

Dans quelques cas (1), les malades ont rendu, par le vomissement, des vers lombrics ; ce dernier symptôme n'a aucune valeur positive ni spéciale ; on rencontre les lombrics aussi fréquemment, non-seulement dans les vomissements qui dépendent d'un étranglement, quelqu'il soit, mais encore dans les vomissements qui surviennent sous l'influence des causes les plus diverses. A ces vomissements se joignent, sans présenter non plus rien de spécial, les nausées, les éructations souvent fétides, et enfin le hoquet qui appartient aux périodes avancées de la maladie.

En résumé, l'étranglement intestinal par invagination s'accompagne presque constamment de vomissements qui, le plus souvent, sont bilieux ; dans quelques cas, à ces vomissements succèdent des vomissements stercoraux, ou à odeur stercorale, vomissements qui présentent, ici, ce caractère particulier que sur les treize cas

(1) Obs. 52, 45.

dans lesquels je les ai trouvés constatés, ils avaient précédé huit fois l'élimination spontanée du boudin d'invagination.

B. *Evacuations par l'anus.*

La constipation est, on le sait, le fait habituel des étranglements internes, mais la règle souffre plus d'exceptions encore qu'on n'est, généralement, porté à le croire. Il n'est pas rare en effet de voir, dans l'invagination, les accidents d'étranglement coïncider avec l'existence d'évacuations par l'anus à une certaine période de la maladie. Dans un grand nombre de cas (1), ces évacuations existent au début des accidents, formées tantôt par des matières liquides, quelquefois par des matières solides ; le plus souvent les matières sont teintes de sang et, dans quelques cas, elles sont constituées par du sang en nature. Quelquefois même, ces évacuations persistent jusqu'à la mort ; chez un malade (2), une diarrhée sanguinolente s'établit dès le début, se prolongea pendant toute la durée de la maladie ; dans les derniers jours les matières rendues avaient une couleur chocolat et contenaient des caillots sanguins parfaitement reconnaissables. Dans un autre cas (3), à des matières sanguinolentes succédèrent des selles constituées par un écoulement presque

(1) Obs. 9, 13, 17, 18, 19, 20, 21, 16, 11, 30, 28, 46, 47, 48, 25, 26.

(2) Obs. 9.

(3) Obs. 17.

continuel de matières fécales, mêlées à un détritus gangréneux.

Enfin la diarrhée accompagne constamment l'élimination spontanée d'une anse intestinale, la précède quelquefois et persiste presque constamment pendant une durée souvent fort longue.

Dans un nombre de cas à peu près égal, au contraire, on a noté l'existence de la constipation soit dès le début, soit après une diarrhée initiale (1). Cette constipation, toutefois, est rarement absolue pendant tonte la durée de la maladie ; tantôt elle existe dès le début et est plus tard remplacée par de la diarrhée, qu'il y ait eu ou non administration de purgatifs (2) ; tantôt au contraire elle succède à la diarrhée qui existait dès le début (3). Dans le plus grand nombre de cas enfin, lors même que le cours des matières est complètement suspendu, le malade rend par l'anus du mucus teint de sang, sanguinolent, et, quelquefois, du sang pur ou une sanie sanguinolente et d'odeur gangréneuse. Souvent ces émissions anales ont lieu après des coliques vives, des tranchées et s'accompagnent d'un ténesme extrêmement pénible ; et ce phénomène est quelquefois si prononcé qu'il a détourné l'attention de la maladie principale et a porté de bons observateurs à confondre l'invagination intestinale avec la dysentérie.

(1) Obs. 10, 11, 12, 23, 24, 18, 21, 22, 1, 38, 3, 49, 51, 52, 32, 33, 39, 35, 36, 27.

(2) Obs. 10, 3, 49.

(3) Obs. 18.

C. Symptômes fournis par l'examen de l'abdomen.

L'aspect de l'abdomen varie suivant l'époque à laquelle la maladie est arrivée. Quelquefois (1), le ventre est rétracté, dur, tendu ; les muscles abdominaux se contractent énergiquement et opposent un obstacle considérable aux recherches par la palpation ; cet état peut se prolonger pendant toute ou presque toute la durée de la maladie. Dans d'autres cas (2), l'abdomen se développe d'une manière plus ou moins considérable, comme dans tous les cas d'obstacle au cours des matières ; *mais ce ballonnement est tardif*, et on ne l'observe, le plus souvent, qu'à une période avancée de la maladie, ou seulement dans les derniers jours (3). Quelquefois enfin, quoique considérablement développé, le ventre reste souple et dépressible (4).

Le développement des parois abdominales peut, quelle que soit la nature de l'obstacle, occuper la totalité de la superficie du ventre, la partie centrale seulement ou spécialement, et sa partie circonférentielle ; et ces variétés dépendent du siége et non pas de l'espèce d'étranglement. Mais, ici, apparaît un genre particulier de déformation qui n'a fixé l'attention que d'un petit nombre d'observateurs, c'est l'existence d'une dépression latérale

(1) Obs. 11, 12, 3, 33, 28.
(2) Obs. 9, 23, 24, 16, 38, 49, 50, 32, 33, 45, 25.
(3) Obs. 23, 18, 38, 50, 33, 45.
(4) Obs. 33.

dont le siége spécial dans le flanc droit a été surtout signalé par Dance (1). Ce fait a été constaté par lui et par d'autres depuis; toutefois il est difficile d'être fixé, quant à présent, sur son degré de fréquence, car il s'agit, ici, d'une nuance assez délicate et qui a pu échapper à beaucoup d'observateurs avant que l'attention n'ait été appelée sur ce point. Mais il est un phénomène plus évident, plus appréciable à la palpation (seul mode d'exploration que beaucoup de médecins emploient) et qui a été constaté d'une manière non douteuse un grand nombre de fois; je veux parler de l'existence d'une *tumeur abdominale*, signe d'une extrême importance et sur lequel nous allons nous arrêter un instant. Sur les soixante observations d'invagination que nous avons réunies, cette tumeur a été re-

(1) Cette dépression que *Dance* a en effet signalée le premier dans l'invagination du gros intestin, n'appartient pas au fait même de l'invagination, mais au déplacement du cœcum, quelle qu'en soit, d'ailleurs, la cause. Elle n'avait pas échappé à *Scarpa*, si bon observateur en toutes choses. « Si (dit-il, dans le chapitre qui traite des changements déterminés par la situation des viscères) c'est l'extrémité de l'iléon qui forme la hernie, il arrive, quelquefois, que cet intestin entraîne peu à peu, dans le scrotum le cœcum avec son appendice vermiforme, ce qui ne peut avoir lieu sans déterminer un changement notable dans la situation de tout le colon et, par suite, de toutes les parties qui ont une connexion intime avec cet intestin. *Aussi observe-t-on une dépression bien marquée dans le flanc droit* des sujets affectés d'une hernie scrotale volumineuse formée par le cœcum ». Il est évident que dans un cas semblable l'existence de la hernie ne permettrait pas la confusion; mais il faut savoir, en outre, que le cœcum peut être déplacé dans la cavité de l'abdomen sans hernie et sans invagination, comme nous le verrons ailleurs.

connue 24 fois (1) ; et il est permis de penser qu'elle eût été constatée plus souvent encore, si l'examen des malades avait été plus attentif, et dirigé dans ce sens. Il n'en saurait être autrement, en effet ; car, par le fait même de l'invagination, il existe, ainsi que nous l'avons décrit en étudiant ses caractères anatomo-pathologiques, une tumeur souvent considérable dans la cavité de l'abdomen, et il n'y a rien que de très-naturel à ce que l'on puisse, sinon pendant toute la durée de la maladie, au moins à une de ses périodes, constater cette tumeur par la palpation et la percussion de l'abdomen pratiquées méthodiquement. Sur les trente-six observations dans lesquelles il n'est pas fait mention de ce signe, trois fois seulement (2) l'auteur indique que cette tumeur *a été recherchée* en vain ; dans les autres, il n'en est point fait mention, ni affirmativement ni négativement.

Nous allons donner, le plus brièvement possible, le résumé analytique des observations considérées à ce point de vue, et rapprochées dans le double but de constater la fréquence de ce signe dans l'invagination en général, et les modifications qu'il présente suivant la nature et le siége de l'invagination.

A l'autopsie.	**Pendant la vie.**
Observation 1. — *Invagination simple de la partie supé-*	*Tuméfaction* commençant à gauche et un peu au-dessus de

(1) Obs. 1, 3, 49, 50, 10, 11, 12, 23 *bis*, 18, 22, 30, 31, 32, 33, 28, 29, 34, 36, 25, 26, 27, 22 *bis*, 22 *ter*, 38 *bis*.
(2) Obs. 24, 41.

A l'autopsie.	Pendant la vie.
rieure de l'intestin grêle, avec coexistence de polypes muqueux.	l'ombilic, se dirigeant en bas et à droite, pour se terminer en dedans de la fosse iliaque du même côté ; se dessinant parfaitement à travers les parois abdominales.
Obs. 3. — *Invagination triple de l'intestin grêle.*	Les deux fosses iliaques sont également dépressibles ; la palpation fait reconnaître entre l'hypocondre et la fosse iliaque gauches, une *tumeur* régulièrement arrondie, plus large dans son diamètre transversal que dans son diamètre vertical. Son extrémité interne s'avance jusqu'à trois travers de doigt de la ligne blanche ; résistance et matité à la percussion ; pas de fluctuation ; tumeur variant de position mais non de forme.
Obs. 49. — *Expulsion spontanée, au quatorzième jour de la maladie, d'une portion d'intestin grêle longue de deux pieds.*	*Tumeur* située dans le flanc droit, animée d'un mouvement vermiculaire.
Obs. 50. — *Emission d'une portion de l'iléon longue de 36 pouces.*	*Tumeur* arrondie située dans l'hypogastre.
Obs. 9. — *Invagination du cœcum, du colon et de la moitié*	*Tumeur* appréciable à la palpation et à la percussion, située

A l'autopsie.	**Pendant la vie.**
droite du colon transverse dans la moitié gauche du colon transverse et le colon descendant.	sur le trajet du colon descendant, et se prolongeant dans le sens du colon transverse jusqu'à sa partie moyenne. Tumeur cylindrique, solide, mate et assez flexible, appréciable au toucher rectal, et à laquelle on peut communiquer par le doigt introduit dans le rectum des mouvements qui se propagent à la partie abdominale de la tumeur. Suivant le malade cette tumeur existait depuis 2 mois.
Obs. 10. — *Invagination rétrograde du colon descendant dans le colon transverse.*	*Tumeur* située entre l'ombilic et l'estomac, mobile et douloureuse à la pression.
Obs. 11. — *Invagination du cœcum, du colon ascendant et tranverse dans le colon descendant.*	*Tumeur* située dans la fosse iliaque gauche ; la fosse iliaque droite est plus déprimée, plus dépressible, et le contraste est évident.
Obs. 12. — *Invagination du cœcum, des colon descendant et transverse dans le colon descendant.*	*Tumeur dure*, située dans la fosse iliaque gauche, sur le trajet de l'S iliaque, et ne se rencontrant pas à droite.
Obs. 23 *bis*. — *Invagination du cœcum, des colons ascendant et transverse dans le colon descendant, l'S iliaque et jusque dans le rectum.*	*Tumeur* inégale et du volume d'une tête de fœtus à terme, située à gauche de l'ombilic, dans le flanc gauche, mobile.

A l'autopsie.	**Pendant la vie.**
Obs. 18. — *Invagination complexe du gros intestin, forme redoublée.*	*Tumeur* assez superficielle, située dans la fosse iliaque gauche, médiocrement dure, du volume d'un gros œuf de poule, mobile, presque indolente, disparaissant par intervalles.
Obs. 22. — *Invagination du gros intestin jusque dans le rectum.*	*Tumeur* profonde située dans la fosse iliaque gauche.
Obs. . — *Invagination limitée au colon descendant.*	*Tuméfaction* molle et douloureuse, située dans la partie droite du ventre, un peu au-dessus de la fosse iliaque.
Obs. 30. — *Invagination du cæcum et d'une partie du colon ascendant dans le colon transverse.*	*Tumeur* du volume du poing, située à l'hypocondre droit, se manifestant pendant les attaques et durant cinq minutes.
Obs. 31. — *Invagination du gros intestin dans l'S iliaque, et le rectum.*	*Tuméfaction* et rétinence au niveau de l'S iliaque du colon.
Obs. 32. — *Invagination du gros intestin dans la partie inférieure du colon et l'S iliaque.*	*Tumeur dure,* allongée, cylindrique et tout-à-fait mate à la percussion, située dans la fosse iliaque et le flanc gauches.
Obs. 33. — *Invagination du gros intestin dans le colon descendant.*	*Tumeur* allongée, située dans la fosse iliaque gauche, d'autant plus apparente qu'on ne voit rien de semblable dans la fosse

A l'autopsie.	**Pendant la vie.**
	iliaque droite qui paraît déprimée, et qui est beaucoup moins tendue que la fosse iliaque gauche.
Obs. 28. — *Invagination du cæcum, du colon ascendant, et de la moitié droite du colon transverse, dans la moitié gauche, le colon descendant et l'S iliaque.*	L'abdomen est plus dur et plus saillant à gauche qu'à droite, entre l'ombilic et la fosse iliaque gauche, où se dessine la forme *d'un gros cylindre recourbé.*
Obs. 29. — *Invagination du gros intestin dons le colon descendant et l'S iliaque.*	*Tumeur* cylindrique, située dans la fosse iliaque gauche, volumineuse, allongée et dirigée dans le sens du colon.
Obs. 34. — *Invagination complète du gros intestin.*	*Tumeur* distincte et visible dans le flanc gauche, avec dépression correspondante et sensation de vide à la pression dans le côté droit.
Obs. 36. — *Invagination du gros intestin avec tumeur anale.*	*Tumeur* abdominale, située à distance a peu pres egale de la crête iliaque et du rebord costal. — La pression exercée sur la tumeur anale se propage à la tumeur abdominale.
Obs. 25. — *Invagination du colon jusque dans l'S iliaque.*	Sorte de tuméfaction profonde située dans l'hypocondre gauche.

A l'autopsie.	**Pendant la vie.**
OBS. 26. — *Invagination complexe du gros intestin, forme redoublée.*	*Tumeur* dans l'hypocondre gauche.
OBS. 27. — *Invagination du gros intestin dans la portion sygmoïde du colon.*	*Tumeur* du volume d'un œuf, située dans la partie gauche de l'abdomen.
OBS. 22 *bis.* — *Transport de la fin de l'intestin grêle, des colons ascendant et transverse dans le colon descendant et l'S iliaque.*	Il existait dans la fosse iliaque gauche une *tuméfaction* mal limitée, qui, en haut, remontait dans le flanc du même côté, pour se perdre dans l'hypocondre ; elle était dure, ne présentant pas de bosselures manifestes, résistante au toucher, sans fluctuation, peu douloureuse à la pression, complétement mate à la percussion.
OBS. 22 *ter.* — *Invagination de la partie supérieure du gros intestin dans l'inférieure jusqu'à l'anus.*	*Tumeur* dans la fosse iliaque gauche, variant de volume et de position.
OBS. 38 *bis.* — *Invagination complexe du gros intestin jusque dans le rectum.*	*Tumeur* mobile dans la fosse iliaque gauche, faisant un léger relief sur la paroi abdominale.

Ces faits me paraissent être assez nombreux et parler assez, d'eux-mêmes, pour faire comprendre toute l'importance que l'on doit attacher à la recherche d'une tumeur abdominale dans un cas d'étranglement interne. —

L'anatomie pathologique démontre que cette tumeur existe presque nécessairement dans tous les cas d'invagination ; il s'agit donc d'employer à sa recherche tous les moyens d'exploration dont on dispose : examen de la conformation de l'abdomen, de sa résistance, recherches aussi minutieuses que possible de palpation et de percussion. La tension du ventre et la douleur que des recherches un peu prolongées occasionnent, rendent cet examen souvent difficile ; si ces difficultés sont très-prononcées, on pourra les vaincre en soumettant, comme je l'ai proposé ailleurs pour cet objet, les malades aux inhalations anesthésiques.

Ainsi qu'on a pu le remarquer, l'existence de la tumeur abdominale a été constatée dans les invaginations de l'intestin grêle comme dans celles du gros intestin : dans le premier cas, la lésion pouvant avoir son siége à peu près dans tous les points de la cavité abdominale, on comprend que la tumeur pourra aussi se montrer dans les régions les plus variées ; dans le second, au contraire, la tumeur ne peut guère avoir son siége que sur un des points du trajet connu du gros intestin. De plus, en raison de la plus grande fréquence des invaginations complexes du gros intestin, c'est-à-dire des invaginations d'une partie toujours assez considérable de la portion droite du gros intestin dans la portion gauche, la tumeur sera recherchée surtout *dans la moitié gauche de l'abdomen, et, plus spécialement, dans la fosse iliaque gauche* (1).

(1) Obs. 9, 11, 12, 13, 18, 22, 31, 32, 33, 28, 29, 34, 25, 26, 27, 22 *bis*, 22 *ter*, 38 *bis*.

Dans une observation où le siége de la tumeur est indiqué comme ayant existé *entre l'ombilic et l'estomac*, on constata qu'il s'agissait d'une invagination du colon descendant dans le *colon transverse* (1). Dans le cas, déjà cité plusieurs fois où l'on trouva à l'autopsie une invagination triple de l'intestin grêle, la tumeur était perçue à droite et au-dessus de la fosse iliaque (2).

Dans deux cas, enfin, où l'invagination fut constatée seulement par l'élimination spontanée d'une portion considérable de l'intestin grêle, la tumeur fut trouvée une fois à droite et également au-dessus de la fosse iliaque (3), et une fois dans l'hypogastre (4).

En résumé, il me paraît résulter d'une manière incontestable de l'examen de ces faits que : 1° l'existence d'une tumeur abdominale appréciable à la palpation et à la percussion a été reconnue assez de fois dans les cas d'invagination, pour que sa constatation dans un cas d'étranglement interne doive entrer en ligne de compte dans les signes diagnostiques.

2° La rareté relative des invaginations de l'intestin grêle engagera le praticien, dans un cas d'étranglement interne avec tumeur abdominale, à supposer tout d'abord qu'il s'agit d'une invagination du gros intestin.

3° Si la tumeur a son siége dans la moitié droite de l'abdomen ou dans la partie supérieure de la moitié

(1) Obs. 10.
(2) Obs 3.
(3) Obs. 49.
(4) Obs. 50.

gauche, on pourra supposer l'existence soit d'une invagination de l'intestin grêle, soit d'une invagination limitée du gros intestin.

4° Si la tumeur a son siége *dans la fosse iliaque gauche,* que le flanc droit paraisse déprimé ou non, on pourra diagnostiquer, presque à coup sûr, une invagination complexe considérable du gros intestin.

Comme dans la plupart des variétés d'étranglement interne, on a noté, fréquemment, dans l'invagination, l'existence d'une douleur abdominale au début de la maladie; quelquefois il n'y a que des coliques vives, des tranchées; d'autres fois, c'est une douleur occupant plus particulièrement un point de l'abdomen, et développée subitement. La nature de cette douleur, son intensité, sont assez utiles pour faire reconnaître qu'il existe un étranglement; mais on n'y peut trouver aucun indice positif au point de vue de la nature de l'étranglement. Mais si la douleur abdominale n'a qu'une valeur bien restreinte pour faire reconnaître la *nature* de l'étranglement, elle peut devenir un renseignement fort utile pour faire constater *le siége* de cet étranglement, et, dans ce cas particulier, les rapports de la tumeur d'invagination avec la paroi abdominale. Cette douleur, en effet, lorsque les malades ont été examinés avec assez de soin, ou lorsqu'elle a été assez vive pour attirer particulièrement l'attention, a été notée le plus souvent pendant la première période et, quelquefois, pendant toute la durée de la maladie. Le point plus ou moins circonscrit où elle acquiert son maximum d'intensité devra être recherché avec le plus grand soin par le médecin, si le malade ne peut l'indiquer de lui-même. Dans un assez grand nombre de cas (1), où il existait pendant la vie une douleur isolée en un point de l'abdomen, l'autopsie a permis de constater qu'elle se rapportait, en effet, au siége même de la lésion. Cette douleur s'exaspère par la pression, les mouvements, les efforts de défécation et les crises, ou accès de coliques. Cet isolement et cette localisation de la douleur abdominale se constatent surtout dans la période moyenne de la maladie, quand l'abdomen est encore modérément distendu ; mais, le plus souvent quoique d'une manière non constante, elle se confond dans la dernière période de la maladie avec la douleur vague et générale qui se retrouve dans presque toute l'étendue de l'abdomen. Cette généralisation paraît coïncider, le plus souvent, avec l'invasion ou l'extension de la péritonite ; il faut noter, cependant, pour ne rien omettre, qu'il est des cas où la douleur abdominale a été très-intense, sans qu'on ait constaté de péritonite à l'autopsie, et d'autres, au contraire, dans lesquels la péritonite paraît avoir été absolument latente. On sait, enfin, qu'à une époque plus ou moins rapprochée de la terminaison fatale, la douleur peut disparaître complétement, quelqu'intense que soit d'ailleurs l'inflammation de la séreuse.

Chez les enfants, l'intensité de la douleur se manifeste par les cris, les contorsions et l'élévation incessante des membres inférieurs.

(1) Obs. 9, 10, 12, 3, 4, 29, 39, 40, 44.

En résumé, la douleur abdominale, signe de présomption en faveur de l'existence d'un étranglement interne, ne peut guère servir, dans l'invagination, qu'à indiquer le siége de la lésion et cette indication devient très-positive, quand la douleur occupe le même siége que la tumeur abdominale.

Signes fournis par l'examen de l'anus et du rectum.

Nous avons vu plus haut que l'invagination s'accompagnait souvent d'une émission, par l'anus, de mucosités sanguinolentes qui lui donnaient quelqu'analogie, et avaient pu la faire confondre avec la dysentérie ; un autre symptôme, le *ténesme*, accompagne souvent le premier, et rend la ressemblance encore plus marquée entre les deux maladies. Ce ténesme appartient surtout aux invaginations du gros intestin, et on le trouve avec son maximum d'intensité et de fréquence chez les enfants. Le toucher rectal que l'on ne doit négliger dans aucun cas d'étranglement interne fournit quelquefois des indications plus importantes encore ; chez le malade de l'observation 28, le doigt introduit dans le rectum, rencontrait une tumeur du volume d'un abricot (sommet du boudin d'invagination), donnant la sensation d'un polype fongueux, *et paraissant être cernée par un repli d'intestin qui semblait l'étrangler* ; dans un autre cas : à trois travers de doigt de l'anus, le doigt rencontrait une tumeur flaccide, du volume d'un œuf de poule ; ailleurs, le doigt reconnaît, sur la tumeur, un orifice dans lequel il peut pénétrer, et où il sent « comme des excroissances fongueuses » (plis de la muqueuse).

Dans d'autres cas, le boudin d'invagination parcourt toute l'étendue du rectum et vient faire saillie à travers l'anus où il forme une tumeur plus ou moins volumineuse, plus ou moins longue, saillante pendant les efforts de défécation, réductible quelquefois avec plus ou moins de facilité. Cette tumeur, le plus ordinairement du volume d'un gros œuf, est noirâtre, sanguinolente, fétide; le toucher pratiqué à sa surface est douloureux, il excite au plus haut degré le ténesme, et la pression en fait sortir des mucosités sanglantes ou un détritus fétide. Dans quelques cas, on a pu constater positivement que les mouvements imprimés à la tumeur rectale se communiquaient à la tumeur de la cavité abdominale.

Dans un cas fort remarquable à divers titres (1), on constata l'existence d'une tumeur anale de onze pouces de long, légèrement recourbée sur elle-même, à concavité antérieure; à son sommet et en avant, était situé un orifice ovalaire qui pouvait admettre le doigt, mais ne donnait issue à aucune matière. Cette tumeur était d'une coloration rouge-brun, rénitente et boursoufflée, présentant des saillies séparées par des brides profondes, les unes transversales, les autres longitudinales; elle était froide et semblait frappée de gangrène. Malgré ces conditions en apparence si défavorables, la réduction put être faite et le malade guérit.

(1) Obs. 18.

§ V. — *De l'élimination spontanée des parties invaginées.*

L'expulsion d'une portion plus ou moins considérable d'intestin par l'anus est un fait qui paraît avoir été constaté très-anciennement ; et la guérison, survenant après cette expulsion, fut d'abord considérée comme inexplicable. Lorsqu'il eut été démontré que la paroi de l'intestin pouvait être dédoublée, on crut avoir trouvé l'explication du fait en disant que la tunique interne seule de l'intestin s'était détachée ; il n'y avait rien d'extraordinaire, alors, à ce que la continuité du canal intestinal n'ait pas été interrompue. Plus tard encore, lorsque la structure des parois de l'intestin fut mieux connue, on crut à l'exfoliation de la muqueuse avec intégrité des autres tuniques. — Mais l'élimination d'un segment complet du tube intestinal avec persistance de la perméabilité de ce tube était regardée comme impossible ou, tout au moins, inexplicable. Aussi lorsque des faits de cette nature furent présentés à l'Académie royale de chirurgie, vit-on les membres de cette illustre compagnie, ne les admettre d'abord qu'avec une certaine défiance et après s'être entourés de toutes les garanties possibles d'authenticité.

Au commencement de ce siècle, dit M. Cruveilhier, « l'étude des fausses membranes ou membranes couenneuses dût jeter quelques doutes sur l'authenticité d'un certain nombre de faits réputés pour appartenir aux cas d'expulsion d'anses intestinales ; il y eut donc un moment où il fut très-important de recueillir des faits bien positifs qui établissent que des portions organiques tubulées, rendues par les selles, étaient véritablement des anses intestinales ; et c'est dans le but de fournir une preuve irrécusable de ces faits que j'envoyai, en 1818, à la société de la Faculté de médecine une anse intestinale rendue par les selles, ayant 18 pouces de longueur, pourvue de son mésentère, et sur laquelle on pouvait disséquer toutes les tuniques intestinales. » *(Cas communiqué à M. Cruveilhier, par M. Thuilier, de Limoges, qui le devait lui-même à M. Robert, d'Aixe près Limoges.)*

Enfin, de nouvelles observations, le mémoire de M. Gaultier de Claubry en France, celui de Thomson en Angleterre, achevèrent de mettre la question dans tout son jour ; et l'on admet universellement, aujourd'hui, la possibilité de l'élimination spontanée des parties invaginées, avec persistance de la perméabilité du canal, et retour à la santé. La connaissance plus approfondie des dispositions anatomiques de l'invagination, de son étranglement, et des lésions qui surviennent dans les parties invaginées, l'adhérence préalable des surfaces séreuses de contact, l'ulcération ou la gangrène des cylindres invaginés, ont permis de comprendre comment la portion repliée d'intestin, s'étant détachée, peut être entraînée avec les matières fécales. Les autopsies ont permis, en outre, de constater plusieurs fois que l'on n'avait été victime d'aucune illusion, que la portion d'intestin rendue par les selles manquait, en effet, sur le cadavre, et que dans les cas, par exemple, où le cœcum avait été constaté faisant partie du séquestre intestinal, l'intestin grêle était venu s'aboucher directement avec le colon ascendant. Le fait est donc hors de doute aujourd'hui, son mécanisme assez bien compris, et il n'est plus nécessaire d'accumuler des observations pour démontrer la réalité de la guérison spontanée d'un certain nombre d'invaginations. Notre but ne peut donc être ici de faire l'histoire complète de l'élimination spontanée de l'intestin dans l'invagination ; cette étude nous entraînerait dans des développements que ne comporte pas la nature d'un travail aussi complexe que celui-ci ; nous nous bornerons à insister sur les points qui nous paraissent présenter encore quelque obscurité et constituer de nouveaux sujets d'étude.

Tout d'abord nous devons consigner ici une remarque assez singulière et qui n'a pas encore été faite, à notre connaissance du moins, c'est que l'élimination spontanée d'une portion d'intestin invaginée paraît n'avoir jamais été observée à Paris, où cependant les invaginations ne sont pas plus rares qu'ailleurs ; on a bien examiné à plusieurs reprises dans cette ville des portions d'intestin rendues par les selles ; mais toutes les pièces anatomiques provenaient d'envois des médecins de la province. — Je ne veux, bien entendu, tirer de ce fait que cette seule conclusion : il paraît probable que les conditions hygiéniques dans lesquelles se trouvent les habitants de cette ville sont assez défavorables pour que la mort arrive, chez les individus atteints d'invagination intestinale, avant que la nature ait eu le temps de faire les frais de la guérison ; et, comme corollaire : un cas d'invagination intestinale se présentant dans la pratique de la capitale, le médecin ne pourra guère compter sur les ressources de la nature.

Les portions d'intestin éliminées peuvent provenir d'une invagination du gros intestin ou d'une invagination de l'intestin grêle ; mais, le plus souvent, la portion éliminée appartient à l'intestin grêle. — On voit, en effet, d'après le mémoire de Thomson que, sur trente-deux cas, vingt-deux fois la portion éliminée provenait exclusivement de l'intestin grêle, et que, dans les autres cas, le séquestre était formé sept fois par le gros intestin, et trois fois seulement, en partie par le gros intestin en partie par l'intestin grêle. De l'examen de ces chiffres on peut tirer cette première conclusion à savoir : que les invaginations qui se font aux dépens de l'intestin grêle seul ou du gros intestin seul sont celles qui se prêtent le plus facilement à ce mode de terminaison. — Or, ainsi que nous l'avons dit plus haut, les invaginations de cette nature sont moins fréquentes, réunies toutes ensemble, que les invaginations que nous avons désignées sous le nom d'invaginations complexes, c'est-à-dire dans la composition desquelles entre à la fois le gros intestin et l'intestin grêle. — L'élimination spontanée des parties invaginées est donc un fait rare et qui ne doit entrer que pour bien peu dans les éléments d'un pronostic favorable.

On comprend parfaitement encore comment la séreuse du bout inférieur de l'invagination adossée à celle du bout supérieur s'y unit par adhérence ; et comment la perméabilité du canal est rétablie, si le boudin d'invagination se détache au niveau du collier sans que l'ulcération ou la gangrène attaquent les points qui répondent à l'union nouvelle des deux bouts. Mais à quel point précis se fait cette séparation, sous quelles influences, dans quelles circonstances s'opère-t-elle? Ce sont là des questions qu'il n'est plus aussi facile de préciser. « Des observations nombreuses, disent les auteurs du Compendium de médecine, montrent que la nature peut opérer la guérison d'une invagination par le procédé suivant. La gangrène s'empare du cylindre central et du cylindre moyen et, par conséquent, aussi de la paroi interne du cylindre externe ; la paroi externe de celui-ci contracte avec la séreuse du bout supérieur de l'intestin invaginé, au niveau du collet supérieur une adhérence complète, qui établit la continuité du canal intestinal et les parties gangrénées sont expulsées par l'anus. — Quelquefois une poche intermédiaire se forme entre les deux bouts de l'intestin. » Cette exposition des faits est-elle suffisante, est-elle exacte? C'est ce que nous allons examiner.

1° « La gangrène s'empare du cylindre moyen et du cylindre interne ».

Rien n'est moins démontré ; j'ai déjà dit que les portions d'intestin expulsées présentaient des traces non douteuses de gangrène, mais à leurs extrémités particulièrement qui sont déchiquetées, irrégulièrement découpées ; de là l'altération se prolonge quelquefois dans une certaine étendue, mais elle n'atteint pas la totalité des cylindres expulsés : ceux-ci présentent, en outre, quelquefois, des déchirures, des ulcérations, des perforations partielles, mais qui sont situées plus ou moins loin des deux extrémités, et qui n'ont aucun rapport direct avec l'élimination. — Cette limitation de la gangrène aux extrémités des parties expulsées a été très-bien définie par M. Gaultier de Claubry qui rapporte qu'Albrecht avait signalé l'inflammation gangréneuse *limitée aux deux extrémités de la masse intestinale* qu'il a examinée, et que Winslow a noté aussi cette gangrène *aux deux extrémités* de l'anse intestinale qu'il a disséquée. Sur la pièce anatomique de Delisle et Legoupil, chaque extrémité de l'anse intestinale fut trouvée inégale, frangée, ramollie, en quelque sorte coupée en biseau aux dépens du péritoine et de la tunique musculaire, de sorte que la muqueuse dépassait les autres tuniques.

2° « La gangrène s'empare du cylindre central, du cylindre moyen et par conséquent aussi de la paroi interne du cylindre externe ; la paroi externe de celui-ci contracte avec la séreuse du bout supérieur de l'intestin invaginé au niveau du collet supérieur, une adhérence complète qui établit la continuité, etc.... ». Cette paroi interne du cylindre externe n'est autre chose que la muqueuse, et nous venons de voir, dans le fait de Delisle et Legoupil, que cette muqueuse loin d'être détruite dépassait au contraire la tunique péritonéale. — Pour être exact, il faut dire (et c'est sans doute ce qu'ont eu l'intention d'exprimer les auteurs de l'ouvrage que je viens de citer), que la surface externe du cylindre interne contracte adhérence avec la surface séreuse avec laquelle elle est en contact au niveau du *collier* (et non « du collet supérieur », car il serait inférieur s'il s'agissait d'une invagination rétrograde) ; que cette surface séreuse appartient en partie au cylindre externe, en partie au cylindre moyen, c'est-à-dire à la surface de réunion de ces deux cylindres ; et qu'enfin la gangrène se produit suivant une ligne circulaire plus ou moins régulière au-dessous du point d'adhérence. Cette destruction circulaire, qui permet l'élimination du boudin d'invagination, ne se fait certainement pas au niveau même de la ligne d'adhérence ; mais, ainsi que le pense M. Cruveilhier, un peu plus loin ; de sorte qu'au moment de l'élimination la surface interne de l'intestin doit représenter, aussi exactement que possible, l'aspect qu'elle présente après la suture intestinale pratiquée d'après le procédé de M. Jobert de Lamballe.

Quelquefois, au lieu d'un seul cylindre intestinal, il y en a deux d'expulsés avec les selles ; on peut supposer, alors, ou que l'invagination était double, ou que le travail d'élimination s'était produit à la fois au niveau du collier et au niveau de l'anneau interne.

D'autres fois, mais exceptionnellement, les parties rendues étaient composées seulement de lambeaux d'intestin ; et c'est dans ces cas exclusivement que l'on est en droit de dire que l'élimination s'est faite par gangrène de la totalité du boudin d'invagination. Dans un certain nombre d'observations avec autopsie, il est dit que la totalité des cylindres invaginés « était gangrenée ou semblait prête à passer à l'état de gangrène » ; mais ces expressions, qui n'indiquent que le jugement porté par les auteurs des observations, n'établissent, en aucune façon, l'existence réelle de cette altération profonde des tuniques dans une grande étendue, à laquelle revient seule le nom de gangrène. Ne sait-on pas, en effet, combien il est rare, à la suite de l'étranglement herniaire, que l'intestin soit grangrené dans une grande étendue, quelle qu'ait été d'ailleurs la violence de l'étranglement ; presque constamment la gangrène est partielle. Il en est de même dans l'étranglement par invagination. Il me paraît donc plus conforme aux faits de dire : *quand une portion circulaire des cylindres invaginés s'ulcère profondément ou se gangrène plus ou moins près de la ligne des adhérences séreuses, le boudin d'invagination peut se trouver séparé du canal intestinal et être, ultérieurement, entraîné avec les matières intestinales, à la manière d'un corps étranger ; cette élimination peut, quoique plus rarement, avoir lieu par fonte gangréneuse de la totalité du boudin d'invagination ; l'expulsion se fait alors partiellement, et, au lieu de rendre une partie du tube intestinal, le malade ne rend que des lambeaux d'intestin.* Nous avons dit qu'au moment où s'opérait le détachement du boudin, il restait à ce niveau une sorte de valvule circulaire irrégulièrement découpée comme les extrémités des portions d'intestin expulsées ; c'est ce qui a été, en effet, constaté dans quelques autopsies ; mais, lorqu'un temps assez considérable s'est écoulé depuis l'élimination, ces lambeaux peuvent disparaître complètement, détruits par l'ulcération et effacés ensuite par le travail de cicatrisation ; aussi, dans beaucoup de ces cas trouve-t-on les deux portions d'intestin assez exactement unies bout à bout. Cette réunion est, d'ailleurs, favorisée par les adhérences extérieures et l'accumulation des fausses membranes à ce niveau, accumulation qui forme là quelque chose d'analogue au cal provisoire dans les fractures des os.

Quelquefois les deux bouts de l'intestin ne se sont pas immédiatement réunis, ou bien leur adhérence s'est rompue, et, cependant, les matières intestinales ne se sont pas épanchées dans l'abdomen ; il s'est alors formé, au moyen des adhérences protectrices établies entre les anses intestinales voisines, le mésentère etc., une cavité plus ou moins régulière, plus ou moins large dans laquelle viennent s'aboucher les deux extrémités de l'intestin divisé. On en trouve un exemple dans le fait suivant : « Un homme à la suite d'une invagination rend par l'anus une anse et un quart de l'intestin jejunum, accompagnée d'une bande de mésentère de un pouce de large, et meurt d'une pneumonie quelque temps après. A l'autopsie, on trouve dans l'abdomen une cavité du volume du poing, formée par les intestins grêles, le colon descendant, et le mésentère réunis entre eux par des fausses membranes solides. Cette cavité communiquait d'une part avec le duodénum, et, de l'autre avec le colon. »

On dit, en général, et nous avons cité plus haut le texte même des auteurs du Compendium de Médecine, que l'adhérence séreuse des surfaces de contact s'établit au niveau du collet supérieur ; cette dénomination de collet supérieur est tout-à-fait impropre dans une description générale ; il suffit de dire que l'adhérence s'établit au niveau du *collier* ou *anneau externe* lequel est supérieur dans les invaginations progressives, inférieur au contraire dans les invaginations rétrogrades. Toutes choses égales d'ailleurs, il est permis de supposer que, dans le dernier cas, l'élimination doit être plus facile, et que l'expulsion du boudin d'invagination doit être favorisée directement par la pression des matières réunies au-dessus de l'étranglement, matières qui, dans ce cas particulier, peuvent s'accumuler dans le cul-de-sac muqueux, lequel a, alors, son ouverture tournée du côté de l'estomac. — Nous avons déjà, plus haut, insisté sur ce fait que les portions d'intestin expulsées ne sont pas habituellement rendues doublées sur elles-mêmes, c'est-à-dire dans l'état où elles devraient se trouver si leurs surfaces séreuses s'étaient unies dans une grande étendue ; si ces adhérences eussent existé en effet, non seulement elles eussent persisté, mais encore on en eut retrouvé les traces à la surface des parties d'intestin expulsées. — Il est plus probable que ces adhérences ne s'étaient pas formées, ou qu'il n'y avait eu qu'une simple agglutination des parois. — De ce fait d'observation on peut conclure que la non-adhérence dans toute l'étendue des surfaces séreuses de contact est une circonstance favorable à l'élimination spontanée du boudin d'invagination ; peut-être l'accumulation des produits de sécrétion de la surface séreuse enflammée dans la cavité close formée par la limitation des adhérences séreuses au niveau du collier favorise-t-elle le détachement du séquestre ? On doit considérer, en effet, dans cette élimination non-seulement la segmentation des cylindres intestinaux, mais encore les circonstances qui peuvent en favoriser le décollement et la chute. Non seulement les parties d'intestin expulsées n'ont pas, au moment où elles sont rendues, de rapports anormaux entre elles, mais, presque toujours, on les trouve dans leur situation normale, c'est-à-dire la séreuse en dehors et la muqueuse en dedans. Sur les cas recueillis par Thomson, une fois seulement la portion éliminée était complètement renversée, une autre fois elle offrait les traces d'un renversement incomplet ; dans aucun autre cas il n'y avait de duplicature. — Ce dernier fait est une conséquence naturelle de la non-adhérence des surfaces séreuses de contact dans toute leur étendue ; une fois la segmentation opérée, rien ne maintenant plus les rapports anormaux, on conçoit que ceux-ci se détruisent pendant que le séquestre chemine dans la cavité de l'intestin. Dans presque tous les cas, on trouve attachée à la portion évacuée un lambeau de mésentère ou de mésocolon quelquefois infiltré de sang, plus ou moins altéré par l'inflammation et la gangrène, quelquefois ne présentant d'altération notable qu'au niveau de la section. — Dans quelques cas, on a pu reconnaître un fragment d'épiploon plus ou moins considérable, un ganglion mésentérique; etc.

La longueur de la partie d'intestin éliminée a varié, dans les cas relevés par Thomson entre 6 et 40 pouces. Le plus habituellement, le séquestre intestinal est éliminé en une seule pièce, exceptionnellement en deux ; quelquefois, mais exceptionnellement aussi, des lambeaux d'intestin sont évacués après la sortie de la portion principale. Sur les cas d'élimination réunis par Thomson :

Onze fois le séquestre était formé par l'iléon seul ; trois

fois par le jéjunum ; trois fois par le jéjunum et l'iléon ; cinq fois par une portion indéterminée de l'intestin grêle ; une fois par une portion de l'iléon et le cœcum ; deux fois par les mêmes parties avec une portion du colon ; une fois par le cœcum seul ; trois fois par le cœcum et la partie attenante du colon ; trois fois par le colon seul ; quatre fois par une partie indéterminée de l'intestin.

Nous avons vu, déjà, que l'on ne peut que dans une mesure bien restreinte compter sur la guérison spontanée d'une invagination par élimination des parties déplacées. Voyons maintenant dans quelle mesure cette élimination donne lieu à une guérison réelle. Sur les cas réunis par M. Gaultier de Claubry, il est dit que la guérison a eu lieu vingt fois d'une manière complète et durable, sauf quelques coliques persistantes et une légère difficulté de redresser le tronc, des retours fréquents de diarrhée. Chez six autres sujets, la mort est survenue soit après peu de jours par la continuation de l'état inflammatoire entéro-péritonéal, soit à une époque plus reculée, comme des semaines, des mois, par suite d'une entérite chronique. Enfin, dans deux ou trois cas, la mort est survenue par l'effet de la séparation des deux bouts d'intestin et l'épanchement de matières stercorales dans l'abdomen. — D'après les relevés de Thomson qui comprennent un certain nombre des cas de M. Gaultier de Claubry, les résultats seraient moins favorables ; on ne trouve plus en effet que dix-neuf guérisons, et vingt-quatre morts sur quarante-trois cas. Chez les malades qui ont succombé, le temps écoulé entre l'élimination et la mort a beaucoup varié; dans un cas il ne fut que de quelques heures, dans un autre de 6 jours, puis de 13, 19, 21, 29 jours. Chez un plus grand nombre la mort est survenue de six semaines à deux mois après l'élimination, et, chez quelques-uns de trois à cinq mois après.

Dans ces cas malheureux la mort peut survenir par plusieurs causes : 1° Si l'élimination du séquestre s'opère sans qu'il se soit établi d'adhérences entre les deux bouts de l'intestin, ou si cette adhérence n'a été que partielle et qu'une péritonite locale n'ait pas formé les adhérences protectrices nécessaires pour limiter l'épanchement inévitable en pareil cas. — 2° Cette adhérence a eu lieu, mais la cicatrice se rompt un temps plus ou moins long après l'élimination. — 3° Enfin il persiste un rétrécissement, des ulcérations, et le malade succombe à une entérite chronique avec diarrhée colliquative.

§ VI. — *Observations.*

J'avais, d'abord, formé le projet de transcrire *in extenso,* à la suite de chacune des parties de ce mémoire, les observations réunies sur chaque groupe d'étranglements internes ; mais j'ai dû y renoncer à cause des proportions matérielles trop considérables que cette annexion eût données à mon travail. Je me bornerai donc à donner seulement de chacune de ces observations un résumé très-succinct avec l'indication bibliographique exacte : j'accorderai toutefois un peu plus de développements aux observations inédites ou à celles que j'ai traduites.

Observation 1. — Invagination de la partie supérieure de l'intestin grêle, — coexistence de deux polypes de la muqueuse, — tumeur abdominale appréciable, — plusieurs attaques antérieures, — constipation, — vomissements à odeur stercorale, — péritonite circonscrite. — Durée de la dernière attaque, 12 jours. — Chez une femme âgée de 29 ans, lingère.

(Cruveilhier. *Grand ouvrage*, 22e liv., p. 4, 5 et 6.)

Obs. 2 — Invagination progressive de la partie supérieure de l'intestin grêle. — Polype, — péritonite, — perforation intestinale, — vomissements stercoraux, — constipation. — Durée, un mois environ avec des rémissions. — Chez une femme âgée de 34 ans.

(*The lancet*, juin 1842, et *Arch. génér. de méd.*, 1843, t. I, p. 85.)

Obs. 3. — Invagination progressive triple de la partie supérieure de l'intestin grêle. — Pas de péritonite, — constipation opiniâtre, habituelle, vaincue cependant par les purgatifs, — vomissements bilieux, — tumeur abdominale appréciable, — plusieurs att. antér. — Durée totale, 11 mois. — Dernière attaque, 40 jours. — Chez un homme de 21 ans, garçon de cuisine.

(Bucquoy. *Recherches sur les invaginations morbides de l'intestin grêle et sur les caractères qui les distinguent de celles du gros intestin. Recueil des travaux de la Soc. médic. d'observat.* 1857, 1er volume, fasc. 2, p. 181 et suiv.)

Obs. 4. — Invagination de la partie inférieure de l'intestin grêle. — Polype, constipation cédant d'abord aux purgatifs, puis opiniâtre, — vomissements bilieux, — pas de péritonite, — 7 jours de durée. — Femme de 34 ans.

(*London med. gaz.*, nov. 1846, et *Arch. génér. de médec.*, 4e série, t. XVII, 1848, p. 222.)

Obs. 5. — Invagination de la partie inférieure de l'intestin grêle. — Polype, — péritonite, — perforation, — diarrhée succédant à une constipation opiniâtre, — attaque ultime de 17 jours de durée. — Homme de 46 ans.

(*Loc. supra cit.*)

Obs. 6. — Invagination de l'intestin grêle, double, et les deux bouts marchent à la rencontre l'un de l'autre.— (J. Cloquet.)

Obs. 7. — Invagination de l'intestin grêle à trois cylindres.

(J. Cloquet.)

Obs. 8. — Invagination de l'intestin grêle à trois cylindres; le boudin est en partie gangrené. (Rogée). (*Musée Dupuytren*, nos 136, 137, 138. — *Catalogue de M. Houel*).

Obs. 8 *bis*. — Invagination multiple de l'intestin grêle. Il y a deux intussusceptions isolées, l'une rétrograde, l'autre progressive, séparées l'une de l'autre par une bride épiploique qui comprimait légèrement l'intestin.

A la partie supérieure de l'intestin invaginé est une tumeur assez dure, non fluctuante, ayant 0 m. 07 de circonférence à peu près dans tous les sens, faisant saillie dans l'intestin, entourée par un cercle inflammatoire, paraissant indiquer un travail d'élimination. Cette tumeur semble être formée par une portion soit du tissu graisseux, soit de quelques ganglions du mésentère. — Douleur vive au niveau de l'ombilic, — vomissements stercoraux. — Durée 4 jours. — Jeune fille de 18 ans.

(E. Goupil. *Bullet. de la Soc. anat.*, 1852, t. xxvii, p. 99).

Obs. 9. — Invagination de la moitié droite du gros intestin dans la moitié gauche sans retournement du cæcum. — Péritonite, — tumeur abdominale appréciable, — vomissements bilieux, — diarrhée sanglante. — Durée 4 mois et 1/2 après le début, 4 ou 5 jours après le développement probable de la péritonite. — Chez un homme de 31 ans, terrassier.

(MM. Lhonneur et Vulpian. *Bullet. de la soc. anat.* 1855, *p.* 100 *et suiv.*)

Obs. 10. — Invagination rétrograde du colon descendant dans le colon transverse. — Péritonite, — tumeur abdominale appréciable, — vomissements bilieux, — constip., et diarrhée sanguinolente. — Durée totale, deux mois. — Chez un homme assez âgé.

(*Dublin quarter.*, *journ. et arch. gén. de méd.* 4e *série*, *t.* XIX, *p.* 344.)

Obs. 11. — Invagination de la fin de l'intestin grêle, du cœcum, du colon ascendant et du colon transverse dans le colon ascendant de telle sorte que le cœcum qui terminait l'invagination se trouvait dans la courbure sygmoïde du colon. — Perforation gangréneuse des parties formant l'invagination, — péritonite consécutive, — vomissements bilieux, — expulsion de mucosités sanguinolentes avec ténesme, — premiers accidents remontant à 2 ans ; derniers accidents, 5 à 6 jours de durée, — tumeur et dépression. — Homme de 35 ans, menuisier.

(1re *obs. du mémoire de Dance. Loc. cit.*)

Obs. 12. — Invagination de l'intestin grêle, du cœcum et du colon ascendant dans le colon transverse et le colon descendant. Transport du cœcum dans l'S iliaque. — Péritonite, — vomissements bilieux, — constipation, — tumeur abdominale appréciable. Plusieurs attaques antérieures. — Derniers accidents, 18 jours de durée. — Homme de 22 ans, terrassier.

(2e *observ. du mémoire de Dance, loc. cit.*)

Obs. 13. — Invagination de la partie supérieure du gros intestin dans la partie inférieure jusque dans le rectum, — 68 heures de durée. — Chez un enfant de 4 mois.

(*Obs. de Monro* (*A*). Dance, *loc cit.*)

Obs. 14. — Invagination de la partie supérieure du gros intestin, — la valvule iléo-cœcale arrive jusqu'à l'anus.

(Hunter, *loc. cit. et transact. phil., tome* LXVI, *p.* 305.)

Obs. 15. — Invagination du cœcum et de la plus grande partie du colon dans l'extrémité inférieure de ce dernier, et dans la partie supérieure du rectum avec tumeur anale, — vomissements, — durée de la maladie, 4 jours. — Enfant de 3 ans 1/2.

(*Cas de Robin, mém. d'Hévin, loc. cit.*)

Obs. 16. — Invagination de 4 pouces de l'iléon, du cœcum, des colons ascendant et transverse dans le colon descendant et jusque dans la portion sygmoïde, — hémorrhagie péritonéale, — diarrhée sanglante. — Durée, 70 heures. — Enfant âgé d'un peu moins d'un an.

(*The lancet, et gaz. méd.* 1838.)

Obs. 17. — Invagination de l'iléon, du cœcum, du colon jusque dans l'S iliaque. — Péritonite, — selles sanglantes, — attaques antérieures. — Enfant de 4 mois.

(*The lancet, July* 1846. Docteur Alf. Marwick, *et arch. gén. de méd., 4e série,* 1847, *t.* XV, *p.* 225.)

Obs. 18. — Invagination complexe, forme redoublée. — Les deux invaginations se réunissent dans le colon transverse, — pas de péritonite, — tumeur abdominale appréciable, — selles liquides, puis constipation, — vomissements verdâtres, — attaques antérieures, — dernière attaque, 20 jours environ. — Garçon âgé de 9 ans.

(Sainct. — *Bull. de la soc. anat.* 1850, *p.* 314.)

Obs. 19. — Invagination du cœcum dans le colon ascendant, — coloration rouge sombre de la partie invaginée qui est tuméfiée et couverte de mucus sanguinolent, — ténesme violent et selles sanglantes. — Sur un garçon vigoureux âgé de 7 mois. (*A descript., catalogue of the anat. mus. of the Boston society for med. improv. By J. B. Jackson, in-8°, Boston* 1847, *alimentary canal, page* 109 *et suiv.*, n° 489.)

Obs. 20. — Invagination du cœcum et du colon ascendant dans l'arc du colon. — Les symptômes prédominants furent vomissements avec selles noires en partie constituées par du sang pur, — le troisième jour, les vomissements diminuèrent; mais prostration plus grande, refroidissement et faiblesse du pouls.

Enfant de 4 mois. — Durée de la maladie, 3 à 4 jours (Catalogue Jackson, *loc. cit.*, n° 490.)

Obs. 21. — Invagination du colon ascendant. — Péritonite, — constipation après diarrhée initiale, vomissements de matières glaireuses et jaunâtres. — Durée 4 jours. — Enfant de 7 mois.

(Bouchut, — *Maladies des nouveaux nés*, p. 539.)

Obs. 22. — Invagination du gros intestin jusque dans le rectum. — Constipation, — hémorrhagie par l'anus, — tumeur abdominale appréciable. — Enfant de 6 mois, — 3 jours de durée.

(*The London med. gaz. et gaz. med.*, 1838.)

Obs. 22 *bis*. — Invagination complexe du gros intestin. Transport de l'intestin grêle, du cœcum, des colons ascendant et transverse dans le colon descendant et l'S iliaque. — Perforation de l'intestin invaginant, — pas d'épanchement stercoral, — tumeur abdominale appréciable, — diarrhée sanguinolente, — vomissements, — pas d'adhérence entre les feuillets séreux. — Durée 20 jours environ. — Homme de 43 ans, terrassier.

(Lailler. *Bull. de la soc. anat.*, 1846, p. 115.)

Obs. 22 *ter*. — Invagination complexe. — Transport de la partie supérieure du gros intestin dans la partie inférieure jusqu'à l'anus, — perforation, — saillie de la partie invaginée dans la cavité péritonéale — tumeur abdominale, — pas de vomissements, — diarrhée.

(Lacaze Duthiers. *Bull. de la soc. anat.* 1849, *p.* 27.)

Obs. 23. — Invagination complexe. — Transport du cœcum, du colon à l'exception des dix ou douze derniers pouces, et d'une partie considérable de l'iléon dans la partie inférieure du colon, l'S iliaque et le rectum, formant ainsi une longueur de plus de deux pieds d'intestin invaginé, — saillie du boudin d'invagination à travers l'anus.

Enfant mâle de 3 ans et 4 mois, qui, 2 ans auparavant, avait été foulé par un cheval et qui reçut de fortes contusions dans le dos et dans la fosse iliaque gauche. Depuis, l'enfant se plaignit souvent de douleurs dans la partie contuse.

(Docteur W. Worthington, *gaz méd.* 1849, *p.* 926.)

Obs. 23 *bis.* — Invagination de 15 pouces de l'iléon, du cœcum, du colon descendant et du colon transverse dans le colon descendant et le rectum. — Tumeur rectale, — tumeur abdominale appréciable, — vomissements, — constipation, — ténesme anal avec détritus fétide. — Durée, 10 jours. — Femme de 67 ans.

(Lobstein, *anat. path.* 1829, in-8°, *t.* 1er.)

Obs. 24. — Invagination d'une petite portion de l'S iliaque dans le colon descendant (rétrograde). — Entérotomie, — insuccès, — péritonite, — pas de tumeur abdominale appréciable, — constipation, — vomissements bilieux, — puis à odeur stercorale. — Durée des derniers accidents, une vingtaine de jours. — Femme de 23 ans, couturière.

(Besnier. — *Thèse de Paris, décembre* 1857.)

Obs. 25. — Invagination du gros intestin jusque dans l'S iliaque. — Tumeur abdominale appréciable, — constipation, — mucus sanglant par l'anus, — début subit par un spasme violent, — 60 heures de durée. — Enfant de 9 mois.

(J. Hunter. — *Loc. cit.*)

Obs. 26. — Invagination (rétrograde) du colon ascendant et du colon transverse, dans le cœcum, et du cœcum dans le colon descendant (progressive). — Pas de péritonite, — tumeur abdominale appréciable, — vomissements constants, — diarrhée remplacée au deuxième jour par des selles sanguinolentes et sanglantes très-abondantes. — Durée 2 jours. — Garçon de 1 an.

(*Obs. de* Moutard-Martin, père. *Mémoire de* Cayol. *Loc. cit., p.* 449.)

Obs. 27. — Invagination de l'iléon, du colon ascendant et du cœcum, du colon transverse dans le colon descendant et jusque dans le rectum. — Constipation, — mucus sanglant par l'anus, — tumeur abdominale appréciable, — vomissements. — Cinq jours de durée. — Enfant de 5 mois.

(Thomas Blizard. — *Trans. méd. chir. Lond.*)

Obs. 28. — Invagination d'une partie de l'iléon, du colon ascendant et de la moitié droite du colon transverse dans la moitié gauche de ce dernier et dans le colon descendant. — Péritonite, — tumeur abdominale appréciable, — vomissements bilieux, — ténesme et mucosités sanglantes par l'anus. — 6 à 8 jours de durée. — Homme de 40 ans, menuisier.

(Buet, *observ. pour servir à l'histoire des invaginations intestinales, in arch. gén. de méd., t.* XIV, 1827.)

Obs. 29. — Invagination d'une partie de l'iléon, du cœcum, du colon ascendant et du colon transverse dans le colon descendant. — Péritonite, — vomissements, — diarrhée, — tumeur abdominale appréciable. — Durée de la dernière attaque, 10 jours. — Homme de 22 ans, terrassier.

(Buet. *Loc. cit.*)

Obs. 30. — Invagination de la fin de l'intestin grêle et de l'appendice vermiculaire dans le cœcum, du cœcum et du colon ascendant dans le colon transverse. — Marche chronique des accidents, — péritonite, — gangrène de l'intestin grêle, — épanchement stercoral, — diarrhée, — vomissements verdâtres, — tumeur abdominale appréciable pendant les crises douloureuses. — Homme de 29 ans.

(Cruveilhier, *loc. cit.* 21, *liv. pl.* 6.)

Obs. 31. — Invagination de la fin de l'intestin grêle, du cœcum, des colons lombaire droit, transverse et lombaire gauche dans l'S iliaque et le rectum. — Pas de péritonite, — selles liquides, — marche rémittente pendant une durée de 2 mois 1/2. — Homme de 35 ans, artilleur.

(Docteur Gouzée, *arch. gén. de méd.*, 2e *série, t.* IX.)

Obs. 32. — Invagination du gros intestin jusque dans l'S iliaque. — Péritonite, — constipation, — vomissements verdâtres, — tumeur abdominale appréciable, — attaque ultime, 5 jours de durée. — Homme de 42 ans.

(Dance, *arch. gén. de méd.*, 10e *année, t.* 28, *p.* 177.)

Obs. 33. — Invagination du gros intestin dans l'arc du colon et le colon descendant. — Tumeur abdominale appréciable, — constipation, émission de mucosités sanguinolentes par l'anus, — vomissements, marche lente. — Homme de 35 ans.

(Renaud, — *diss. s. l'invag. de l'intestin, arch. gén. de méd.* 11e *série, t.* 5, 1834, *p.* 467.)

Obs. 34. — Enfant âgé de 6 mois, n'ayant eu d'autre trouble de la santé qu'une constipation opiniâtre. — Au début : frisson et fièvre. Un purgatif fut donné sans résultat, agitation, cris, élévation des pieds, — refus du sein, — ténesme avec issue de mucus sanglant. Ces symptômes duraient depuis 3 jours quand le docteur Perry fut appelé. La peau était chaude et sèche. Le pouls à 130. — La langue à peu près nette, le facies anxieux. — Vomissements. — Pas de selles depuis le début des accidents. — Ventre volumineux, ballonné et tendu. Tous les linges qui enveloppaient l'enfant étaient tachés par le mucus sanguinolent qui était rendu incessamment avec ténesme violent. On essaya de donner un lavement, mais la canule rencontrait un obstacle et le liquide s'échappait aussitôt. A un pouce 1/4 de l'anus, il existait un obstacle complet ; la pression du doigt, à ce niveau, causait beaucoup de douleur à l'enfant, et excitait le ténesme et l'excrétion du mucus sanguinolent. La nature de la maladie devenait tout-à-fait évidente. — Plusieurs remèdes furent essayés, mais sans succès et le malade mourut le 6e jour. Dans ce cas, il n'y avait pas de tumeur abdominale appréciable, *mais dans un autre qui se présenta peu après, et dans lequel le déplacement était aussi étendu, il y avait une tumeur distincte et visible dans le flanc gauche avec une dépression correspondante et sensation de vide à la pression dans le côté droit.*

(Catalogue Jackson, *loc. cit.*, n° 491.)

Obs. 35. — Invagination du rectum. Une vieille femme était sujette à des hémorrhagies intestinales depuis un an. — La maladie finale dura dix jours. Sensation de poids comme pendant le travail et écoulement continuel de sang, — vomissements les 4 ou 5 derniers jours seulement. Pas d'évacuations alvines, si ce n'est une petite masse de scybales. Les lavements étaient toujours immédiatement rejetés. L'intestin était complètement replié audedans de lui-même, et faisait saillie d'un demi-pouce à travers l'anus. (Catalogue Jackson, *loc. cit.*, n° 509.)

Obs. 36. — Invagination complète du gros intestin avec tumeur anale. Pas de péritonite, — constipation, — ténesme violent avec émission de mucus sanglant, — vomissements non stercoraux, mais éructations à odeur fécale. Tumeur abdominale appréciable, — 6 jours de durée. — Fille âgée de 7 mois.

(Docteur Wilson. *The cincinnati med. obs.* 1855, *p.* 295, *et gaz. hebd.*, *p.* 583, *août* 1855.)

Obs. 37. — Invagination complète du gros intestin avec tumeur anale. — Vomissements. — Emission par l'anus de mucus sanglant et de sang pur. — 2 jours de durée. — Garçon de deux ans et demi.

Obs. 38. — Invagination de l'iléon dans le cœcum et du cœcum dans le colon et le rectum avec tumeur appréciable par le toucher anal. — Epanchement stercoral, — constipation, — émission de mucosités sanglantes par l'anus, — vomissements stercoraux. — Homme de 60 ans, laboureur. — Derniers accidents, une vingtaine de jours.

(*Arch. gén. de méd.*, 4e *série*, *t.* 5, 1844, *p.* 222.)

Obs. 38 *bis* (inédite). — Invagination complexe du gros intestin. — Transport de la fin de l'intestin grêle, du cœcum retourné, des colons dans l'S iliaque et jusque dans le rectum.

Homme de 29 ans, employé de chemin de fer. Neuf mois avant son entrée à l'hopital, il fut pris entre deux wagons pendant une manœuvre, et eut le ventre violemment comprimé. A la suite de cet accident, il entra à l'hôpital de la Pitié, d'où, suivant son rapport, il sortit guéri. Le 3 novembre 1858, il entre dans le service de M. Pelletan, à l'Hôtel-Dieu, pour des douleurs de ventre, accompagnées de diarrhée, symptômes durant depuis quelques semaines déjà, et ne s'accompagnant pas d'un état général alarmant. M. Pelletan remarqua dans la fosse iliaque gauche une tuméfaction douloureuse, faisant un léger relief sur la paroi abdominale, et présentant ceci de particulier qu'elle était mobile et se déplaçait d'un jour à l'autre par en haut ou par en bas. Le 1er janvier 1859, lorsque M. Barth prit le service, le malade était depuis 2 ou 3 jours en proie à des épreintes douloureuses à la suite desquelles survenaient des selles fréquentes et peu abondantes, où se remarquait du sang, mêlé à une matière grumeleuse, jaunâtre, puriforme. Le ventre rétracté, douloureux à la pression, présente, au niveau de la fosse iliaque gauche, une tuméfaction peu saillante, mais facilement appréciable par la palpation, à base profonde, mais difficile à limiter, sans changement de couleur à la peau, ni fluctuation, sans bosselures, occupant la fosse iliaque gauche et remontant jusque dans le flanc du même côté. — On n'a pas observé de dépression appréciable dans la fosse iliaque droite. — Pas de vomissements les jours suivants, les selles sont devenues tout-à-fait sanguinolentes, plus fréquentes et douloureuses, noirâtres et mêlées à des coagulums fétides, dans lesquels nous n'avons pas constaté de lambeaux gangrenés. La consistance de la tumeur n'a pas changé; elle a toujours été dure, mate à la percussion, sans empâtement. Sa forme et sa consistance n'avaient pas éveillé l'idée d'une invagination. La nature des selles avait en même temps fait songer à une collection purulente ouverte dans l'intestin. Le toucher anal qui aurait certainement fait reconnaître une tumeur d'invagination (puisque le boudin arrivait jusqu'au sphincter) n'a pas été pratiqué. La douleur de ventre s'est généralisée bientôt, il est survenu du hoquet sans vomissements et le malade est mort le 11 janvier 1859.

(*Renseignements communiqués par* M. Durante, *interne des hôpitaux*). La pièce a été présentée à la Société anatomique. Sa description sera donnée dans les bulletins de cette société.

Obs. 39. — Cas de Garengeot. L'iléon avait pénétré dans le cœcum et dans le colon au moins de la longueur de quatre travers de doigt.

(*Cité par* Fagès, *mémoire cité.*)

Obs. 40. A trois pouces à peu près de l'extrémité inférieure de l'iléon commençait une intussusception intestinale d'une telle étendue que plus de dix-huit pouces de l'iléon avaient passé dans la cavité du cœcum. Les parties invaginées étaient très-enflammées, altérées et ecchymosées; et même quelques parties étaient réduites à un état pulpeux ; il y avait au commencement de l'intussusception une portion d'intestin très-épaisse. Le colon était sain. — Femme de 22 ans. — 4 jours de durée.

(15e obs. d'Abercrombie. *Loc. cit.*)

Obs. 41. — Pénétration de 12 pouces anglais de l'iléon à travers la valvule iléo-cœcale dans le cœcum et dans le colon. Un polype charnu, pyriforme qui avait un pouce 1/2 de long existait à la surface interne de l'iléon, et paraissait avoir causé l'invagination. — Femme. — Durée, 3 à 4 jours. Vomissements avec diarrhée et ténesme.

(Docteur Smith. Dublin *rew.* 1840, et *arch. gén. de méd.*, 3e série, t. IX, 1840, p. 86.)

Obs. 42. — Cas de Fabrice de Hilden. (*Rapporté dans le texte.*)

Obs. 43. — Cas de Blancard. — (*idem.*)

Obs. 44. — Emission par les selles, au 15e jour de la maladie, d'une portion d'intestin longue de 14 pouces qui paraissait provenir de l'iléon et qui était accompagnée d'une partie de mésentère qui y adhérait encore. Guérison avec fistules stercorales de la paroi abdominale.

(*Mémoire de Cayol. Loc. cit. et Annales de la littérat. méd. étrangère.* (Docteur Bower), t. II, p. 528.)

Obs. 45. — Expulsion, au 19e jour, d'une anse intestinale de 18 pouces de longueur, appartenant à l'intestin grêle. — Les extrémités de l'anse étaient inégalement découpées. — Le malade survécut plusieurs années, et mourut d'une maladie étrangère à l'iléus. — Homme de 37 ans, tisserand.

(Cruveilhier, *grand traité*). *Cas de* M. Thuiler.

Obs. 46. — Evacuation, au 14e jour, d'une portion du colon d'une étendue de 23 pouces avec la partie du mésocolon auquel il était attaché. — Guérison.

(*Mém. d'Hévin, loc. cit.*, p. 29.)

Obs. 47. — Vers le 15e jour, évacuation d'une portion d'intestin grêle d'environ 20 pouces gangrenée à ses deux extrémités. — Le lendemain, émission d'une nouvelle portion de 8 pouces.

Guérison imparfaite, — digestions douloureuses, le malade ne marche qu'à demi-fléchi, — il ne peut se tenir debout sans tiraillements dans le ventre. — Jeune homme de 15 ans.

(*Cas de Salguer de Sens, mém. d'Hévin. Loc. cit.*)

Obs. 48. — Evacuation, au 29e jour, du cœcum avec 6 pouces du colon et autant de l'iléon, mort 2 jours après. — A l'autopsie, on trouva l'intestin iléon abouché très-solidement avec le colon, — sur le muscle psoas, au-dessus du rein droit, existait le foyer d'un abcès qui communiquait par un sinus avec l'endroit de la consolidation des intestins. — Homme de 48 ans.

(*Cas de Fauchon de Melun. Mém. d'Hévin. Loc. cit.*)

Obs. 49. — Au 14e jour, expulsion d'une portion d'intestin grêle de 2 pieds. — A l'une de ses extrémités, l'intestin est « noué » ; à l'autre, il offre une fissure longitudinale de 3 pouces d'étendue. Au centre, fissure analogue et de couleur grisâtre. Parois épaissies et comme macérées. Surface interne couverte de taches noires. — Guérison. — Homme de 18 ans, tanneur.

(Dublin *méd. rew*, décembre 1859 et *arch. gén. de méd.*, 3e série, t. VII, 1840, p. 361.)

Obs. 50. — Emission, un mois et demi après le début des accidents, et 10 jours de rémission, d'une portion d'iléon longue de 36 pouces, présentant des ouvertures irrégulières en divers endroits, offrant un canal complet dans l'étendue de 14 pouces et demi vers l'un des bouts, et de 7 à l'autre extrémité. Elle avait entraîné avec elle un lambeau de mésentère long de 6 pouces et large de 2, offrant un rétrécissement marqué à l'une de ses extrémités. Guérison douteuse. — Femme de 28 ans.

(*Arch. gén. de méd.*, 2e série, t. x, ann., 1830, p. 368.)

Obs. 51. — Evacuation au 10e jour, d'un lambeau d'intestin, long de 3 centimètres et large de 6 à 8 millimètres — au 5e, un cylindre complet de 5 centimètres, terminé à ses deux extrémités par un bord inégal et frangé. Le malade eut quelques rechutes et mourut 5 mois plus tard d'un cancer de l'estomac. A l'autopsie, on trouva le colon ascendant fixé dans la fosse iliaque droite au moyen d'un tissu cellulaire dur et serré au milieu duquel il était confondu d'une manière inextricable. Il avait perdu sa forme naturelle, et, dans l'espace de 12 centimètres environ, il était tellement rétréci qu'on pouvait à peine y faire pénétrer une plume d'oie d'un médiocre volume. — Homme de 52 ans, tailleur.

(*Bulletin de la soc. de méd. de Besançon*, 1846, n° 2, et *Arch. gén. de méd.*, p. 90, t. XVI, 4e série, 1848.)

Obs. 52. — Evacuation, au 12e jour, d'une portion d'intestin de 14 pouces de longueur, entier dans tout son contour. — Rechutes, — écarts de régime, — mort au bout de 2 mois.

Autopsie. — Epanchement de matières stercorales et de matières alimentaires, — partie moyenne du mésentère très-noire. — Les deux bouts de l'intestin sont complétement gangrenés et entièrement désunis. La déchirure était survenue pendant des efforts de défécation, et avait été comparée par la malade à un coup de couteau. — Paysanne de 31 ans.

(Guérin. — *Journal de Roux*, t. XXII, p. 552.)

Obs. 53. — Evacuation, vers le 15e jour des derniers accidents, d'une portion d'intestin longue de 13 pouces à laquelle adhérait encore « une portion de membrane, » — mort. — A l'autopsie on trouve que l'intestin grêle, à 4 pouces de la valvule iléo-cœcale, après avoir formé sa courbe ordinaire, s'élevait tout-à-coup perpendiculairement. Son diamètre était fort resserré à cet endroit, où l'on observait une sorte de cicatrice.

(*Muir. Journ. de Vandermonde*, 1758, t. IX, p. 70.)

Obs. 54. — Emission, après un mois, d'une portion d'intestin grêle de 12 à 15 pouces anglais de long. Tube divisé dans toute sa longueur, — bords de la division inégaux, irrégulièrement dentelés, — guérison imparfaite, — le malade conserve un peu de douleur au côté dans la position assise. 33 ans, cordonnier.

(*The New-Yorck Journ. of. méd.* et *Journal de médecine*, janvier 1846.)

Obs. 55. — Expulsion de 6 à 7 pouces d'intestin grêle, — guérison momentanée, — mais nouveaux symptômes d'étranglement paraissant dépendre d'un rétrécissement intestinal. — Femme de 27 ans.

(*Méd. Times and. gaz. Fébr.*, 1857. Docteur Way, et *union méd.*, 2 juill. 1857, t. xi, p. 324.)

Obs. 56. — Elimination d'une anse intestinale qui était venue faire saillie à l'anus, 28 pouces anglais du colon avec la partie du mésocolon auquel il est attaché. Guérison imparfaite. Garçon de 6 ans.

(*The amer. Journ. of. the. méd. sc. et revue médicale de* 1836, t. ii, p. 284.)

Obs. 57. — Vers le 15e jour, émission d'une portion de l'intestin grêle de 3 pieds de long, colorée en noir, ulcération de la muqueuse. — Les deux extrémités étaient déchirées très-obliquement, — fissure de 6 lignes d'étendue, — portion de mésentère attenant trouvée blanche. Mort 4 mois après, à la suite d'une indigestion. — *Autopsie :* 1° Rupture de l'iléon vers le côté gauche de la région ombilicale, — épanchement de matières fécales et de noyaux de cerises, — au point de séparation existaient des adhérences contre nature du mésentère avec l'intestin ; — 2° une espèce de bourrelet avec rétrécissement qui parut être l'endroit précis d'où s'était détachée la portion d'intestin rendue par les selles ; — 3° lambeaux de tuniques résultant de la dernière rupture. Un lambeau caché dans l'intestin parut avoir appartenu à la portion anciennement invaginée.

(*Lobstein. Loc. cit.*)

CHAPITRE II.

DES ÉTRANGLEMENTS PAR RÉTRÉCISSEMENT.

L'existence d'un rétrécissement sur l'un des points du canal intestinal peut donner lieu aux accidents et aux symptômes les mieux caractérisés de l'étranglement interne; toutefois, ces accidents ne surviennent pas constamment, alors même que la diminution du calibre de l'intestin est assez prononcée. Il serait, à coup sûr, fort intéressant et fort utile d'embrasser, dans un même travail, toutes les généralités de l'histoire des rétrécissements de l'intestin ; mais nous devons nous borner, ici, aux particularités qui sont directement en rapport avec les étranglements internes.

§ I. — *Anatomie pathologique.*

L'étranglement interne par rétrécissement peut avoir son siége sur l'intestin grêle ou sur le gros intestin ; plus fréquemment observé sur cette dernière portion du canal intestinal, il paraît, dans chacune d'elles, affecter surtout les parties inférieures, ou les points au niveau desquels le calibre du canal est le moins considérable.

Sur les vingt-six observations que nous avons réunies

pour ce sujet, dix-sept fois la lésion occupait le gros intestin (1), et neuf fois seulement l'intestin grêle (2).

Pour le gros intestin les points où a lieu l'étranglement sont, par ordre de fréquence, le commencement du rectum, le tiers inférieur du colon descendant; puis, beaucoup moins souvent, l'union du colon transverse et du colon descendant; l'arc du colon, l'union du colon ascendant et du colon transverse, enfin le colon ascendant, et l'union du cœcum et du colon.

Pour l'intestin grêle, d'après les observations rares qui contiennent des détails suffisamment explicites, je trouve que le siége le plus fréquent des étranglements par rétrécissement existe dans les trois derniers pieds de cet intestin, ou au niveau même de son embouchure dans le cœcum. En dehors de l'iléon, les exemples deviennent extrêmement rares.

Parmi les variétés assez nombreuses de rétrécissement qui peuvent donner lieu à des accidents d'étranglement, nous devons signaler, tout d'abord, la coarctation consécutive à la cicatrisation des ulcérations de l'intestin qui ont envahi plus ou moins profondément les couches sous-muqueuses. Les pièces du musée Dupuytren cataloguées sous les nos 359, 361, montrent, l'une, un « rétrécissement fibreux » dû à une ulcération en partie cicatrisée; l'autre un rétrécissement circulaire dû à la cicatrisation d'une ulcération de la fièvre typhoïde. Il n'est pas très-rare sui-

(1) Obs. 68, 69, 70, 71, 72, 73, 74, 75, 76, 77, 78, 79, 80, 81, 83, 84 *bis*, 85.

(2) Obs. 60, 61, 62, 63, 64, 65, 66, 67, 84.

vant M. Louis (1), d'observer chez les phthisiques, au niveau des ulcérations du jejunum et de l'iléum, un rétrécissement qui peut devenir assez considérable pour donner lieu à des symptômes d'occlusion intestinale.

Lorsqu'une anse d'intestin, étranglée par un anneau herniaire, a été réduite soit par le taxis, soit après l'incision du sac et le débridement de l'anneau constricteur, on voit quelquefois les accidents persister, et la mort survenir en réalité par étranglement interne ; d'autres fois les accidents disparaissent après la réduction, pour reparaître après un temps plus ou moins long, sans qu'aucune anse intestinale soit étranglée au dehors. L'obstacle au cours des matières peut alors dépendre de plusieurs causes que nous aurons successivement à passer en revue ; assez souvent la persistance des accidents est due à un rétrécissement, et à ce titre nous devons nous en occuper ici.

Dans un mémoire lu à l'Académie royale de chirurgie, Ritsch signala d'une manière très-nette cette variété de rétrécissement consécutive à l'étranglement de l'intestin dans les hernies. Voici le fait à propos duquel son attention avait été dirigée sur ce point :

« Un homme de 45 ans portait, depuis plusieurs années, une hernie inguinale du côté droit, qu'il contenait par un brayer. Il en était peu incommodé, à quelques douleurs de colique près qu'il sentait de temps à autre de ce côté. Il se plaignait d'être souvent constipé. Un jour, en faisant un grand effort pour soulever un

(1) *Recherches sur la phthisie*, obs. 60.

fardeau, la hernie sortit. Dès ce moment, il fut attaqué des accidents qui annoncent l'étranglement de l'intestin ; il appela un chirurgien et un médecin qui n'omirent rien de ce qui pouvait combattre les symptômes présents......... Voyant que les symptômes persistaient malgré tous les secours, nous crûmes que l'opération était indispensable, et le malade y consentit. Je fus chargé de la faire. Ayant incisé les téguments et ouvert le sac herniaire, je trouvai l'intestin enflammé. Mais cette inflammation ne nous parut pas assez grave pour contre-indiquer la réduction. A peine fut-elle faite que les accidents furent calmés. On fit prendre quelques lavements à demi-seringue pour débarrasser le gros intestin, et, malgré cela, le malade n'avait pas été à la selle 6 heures après l'opération. Les accidents reparurent peu après qu'elle fut faite. Les clystères avec la fumée de tabac ne réussirent pas plus après qu'avant l'opération et le malade mourut au bout de douze heures. A l'ouverture du cadavre, je trouvai l'iléon aussi excessivement rétréci en deux points, aux endroits qui avaient été étranglés par l'anneau, que si on l'avait serré fortement avec une ficelle. Il y avait adhérence mutuelle des parois internes de l'intestin, en sorte que la cavité, qui était au-dessus de cette bride, n'avait aucune communication avec le reste de la continuité du canal ; en un mot, le passage pour toute matière était complétement oblitéré. Je connus, alors, la cause des accidents secondaires et de la mort qui en a été la suite funeste. »

Après la lecture du mémoire de Ritsch, plusieurs membres de l'illustre compagnie, et entre autres Mertrud, Coutavoz, rapportèrent des faits analogues.

Dans d'autres cas, le malade se rétablit plus ou moins complétement après l'opération ; et ce n'est que plus tard, après une période de rémission souvent fort longue, que l'on voit apparaître les accidents d'étranglement interne. En voici un exemple :

— Une femme, âgée de 47 ans, avait une hernie inguinale gauche non habituellement contenue par un bandage ; la hernie s'étrangla, et la kélotomie fut pratiquée par M. Nélaton le 27 février 1842. Le 7 mai suivant, cette femme entrait dans le service de M. Bricheteau à l'hôpital Necker, présentant des accidents non douteux d'étranglement interne. A l'autopsie, on trouva, vers le ligament de Fallope du côté gauche, une anse d'intestin grêle de 6 à 7 centimètres de longueur, limitée à chacune de ses extrémités par une rainure circulaire..... Au niveau du rétrécissement supérieur, il y avait, dans les deux cinquièmes environ de son étendue, un commencement de cicatrisation. La surface interne de l'intestin était, en ce point, lisse et offrait toute l'apparence de la cicatrice d'une muqueuse (1).

Le mécanisme de la production de cette forme de rétrécissement varie suivant la lésion initiale déterminée par l'étranglement herniaire. Tantôt la coarctation paraît être le résultat de l'inflammation chronique développée dans l'intestin, sans qu'il soit nécessaire de faire intervenir l'existence de la compression circulaire ou d'une ulcération. Dans d'autres cas, l'une de ces deux causes (compression circulaire, ulcération) a évidemment agi : tantôt alors la constriction exercée par l'anneau a ulcéré l'intestin *au dehors*, et c'est la cicatrisation de cette ulcération qui a amené le rétrécissement ; tantôt, et le plus souvent, la constriction a agi sur l'intestin comme le fil de la ligature sur une artère (2) ; c'est alors soit la

(1) Guignard, thèse de Paris, 1846.

(2) Roux, dans ses leçons cliniques, se plaisait à rappeler souvent cette ingénieuse comparaison. Quant au fait lui-même, il avait été noté, déjà, par Arnaud, qui indique nettement le fait de la section des membranes internes, l'externe ayant résisté.

tunique muqueuse seulement, soit les deux tuniques internes qui sont ulcérées, la séreuse restant saine. Si la muqueuse seule a été atteinte, la cicatrice se fera, ainsi que le fait remarquer M. Cruveilhier, sans amener de coarctation ; mais si le tissu sous-muqueux a été détruit dans une certaine étendue, il y aura nécessairement production de tissu inodulaire et, par suite, coarctation et rétrécissement. — Ces explications loin d'être purement spéculatives sont basées sur l'étude des faits, et M. Nélaton, dans une de ses leçons orales, disait : « On a vu, et cela a été très-bien constaté à l'aide de pièces anatomiques, des rétrécissements reconnaissant cette cause, assez considérables pour donner lieu à l'ensemble des symptômes caractéristiques de l'étranglement. Je dois ajouter, toutefois, que le fait est démontré surtout pour les cas où l'ulcération a lieu à l'intérieur du tube digestif ».

Les plaies de l'intestin, les déchirures, les perforations, si elles sont assez étendues pour donner lieu à la formation d'une cicatrice considérable, peuvent causer un rétrécissement capable de produire des accidents d'étranglement. — Nous avons déjà vu qu'il pouvait en être ainsi à la suite de l'élimination spontanée d'une portion d'intestin invaginée. On sait en outre que ce rétrécissement est au nombre des accidents consécutifs que l'on doit redouter dans les cas d'anus contre nature. Les lésions déterminées dans les parois de l'intestin par une violente contusion peuvent donner lieu, après un temps plus ou moins long à un rétrécissement de l'intestin. Tel est le cas si connu de Braillet, rapporté dans la mémoire d'Hévin :

— Un homme, âgé de 65 ans, en faisant une chute de cheval, est violemment frappé par le pommeau de son épée à deux travers de doigt de l'ombilic ; plusieurs mois après, le malade succombait aux accidents les mieux caractérisés de l'étranglement interne. — A l'autopsie, on trouva, ainsi que Braillet l'avait annoncé pendant le cours de la maladie, au niveau du point percuté, l'intestin jéjunum comme replié sur lui-même et rétréci dans une étendue de 6 pouces. L'intestin dilaté au-dessus du rétrécissement, contenait le vif argent et les balles que le malade avait avalés dans le but de vaincre la constipation.

L'inflammation chronique, la cicatrisation des ulcères intestinaux, peuvent donner lieu, dans le gros intestin comme dans l'intestin grêle, à des coarctations avec diminution de volume du tube intestinal ; mais ces deux causes agissent surtout dans la partie la plus inférieure du rectum, et les rétrécissements qui naissent sous leur influence deviennent très-rares sur un point plus élevé du gros intestin. A l'inflammation chronique se rattachent les rétrécissements avec épaisissement des parois de l'intestin, sans trace de cicatrices. Dans d'autres cas, l'existence d'une ulcération intestinale paraît, assez évidemment, avoir été la cause première du rétrécissement. Tel est le cas suivant observé par M. Nélaton : à l'autopsie d'un malade qui avait succombé aux accidents les mieux caractérisés de l'étranglement interne, on trouva un rétrécissement situé au tiers inférieur du colon descendant. En incisant l'intestin on reconnut que le rétrécissement était causé par un tissu cicatriciel très-résistant. De plus, la partie rétrécie était recouverte par une sorte d'opercule constitué par une végétation donnant assez bien l'idée d'une fraise de grosseur moyenne. — Cette végétation, dit le docteur Veillard qui a publié l'observation, a évidemment poussé à la partie supérieure d'une ulcération qui, en se cicatrisant, a formé le rétrécissement. S'il est démontré que la cicatrisation des ulcères intestinaux peut donner lieu à un rétrécissement assez considérable pour faire survenir des accidents d'étranglement ; il n'en faut pas moins noter que les faits de cette nature sont extrêmement rares, eu égard surtout aux cas si nombreux dans lesquels les ulcérations intestinales se cicatrisent sans amener de diminution notable dans le calibre du conduit.

L'hypertrophie localisée des parois intestinales peut aussi donner lieu au rétrécissement de l'intestin ; tantôt cette hypertrophie atteint également toutes les tuniques, tantôt elle porte spécialement sur l'une d'elles. M. Nélaton a fait représenter, dans le tome IV de son traité de pathologie externe, plusieurs cas d'hypertrophie isolée de la tunique musculaire ou des couches cellulaires, ayant donné lieu à des rétrécissements assez serrés pour produire l'arrêt du cours des matières.

L'ypertrophie musculaire peut produire l'occlusion de l'intestin de plusieurs manières différentes; tantôt, la tunique hypertrophiée forme une tumeur qui se développe dans la cavité du tube intestinal, le rétrécit et finit par l'oblitérer ; il existe un exemple de ce genre dans le musée de Hunter, et M. Nélaton l'a fait représenter dans son traité de pathologie externe. D'autres fois une portion des fibres musculaires hypertrophiées fait saillie dans la cavité intestinale, se trouve supportée sur un pédicule musculaire, et forme dans l'intérieur du tube digestif une espèce de valvule, de soupape qui se ferme quand les matières sont poussées dans une direction, et s'ouvre, au contraire, de manière à laisser au canal toute sa perméabilité, lorsque des liquides pressent dans la direction opposée. Un cas de cette nature a été observé par M. Nélaton qui en a donné le dessin : il existait à deux travers de main au-dessus de l'S iliaque un rétrécissement circulaire formé par l'*hypertrophie de la tunique musculaire dans un point très-circonscrit;* à la partie supérieure de ce rétrécissement existait une petite languette de la grosseur d'une noisette, mais plus allongée et supportée par un pédicule qui lui laissait une mobilité fort grande (1).

« Le tissu cellulaire sous-muqueux du gros intestin, dit M. Andral (2), est plus souvent frappé d'hypertrophie que celui de l'intestin grêle ; là, comme dans l'estomac, cette hypertrophie peut être générale ou bornée à quelques points, et il en résulte les mêmes effets que dans l'intestin grêle. L'obstacle au cours des matières par hypertrophie circonscrite du tissu cellulaire sous-muqueux, a été plus souvent observé dans les colons ascendant et descendant que dans le colon transverse ; on l'a observé plus souvent encore dans la partie inférieure du rectum.»

(1) *Loc. cit.*
(2) *Anat. path.*

Il faut noter encore, parmi les rétrécissements de l'intestin capables de donner lieu à des accidents d'étranglement, une variété que l'on peut désigner sous le nom de *rétrécissement valvulaire* (1), et dans laquelle l'occlusion est constituée par la présence, dans la cavité de l'intestin, d'une saillie circulaire formée par deux lames de la muqueuse séparées par du tissu cellulaire, et dont on ne peut donner une meilleure idée qu'en la comparant à une valvule connivente considérablement hypertrophiée.

Dans d'autres cas le rétrécissement est causé par une *production hétéromorphe*, de nature squirrheuse ou encéphaloïde, au moins autant qu'on en peut juger d'après les descriptions si souvent incomplètes qui sont données dans les observations. Tantôt la production morbide forme une tumeur plus ou moins volumineuse, tantôt une sorte d'anneau qui, faisant saillie dans sa cavité, en diminue le calibre; tantôt enfin la tumeur a envahi l'intestin en même temps que les parties qui l'avoisinent.

Dans le cas de Castanet de Pamiers, rapporté dans le mémoire d'Hévin, les accidents d'étranglement avaient été causés par une tumeur atteignant presque le volume des deux poings, située à l'arc du colon, et dans laquelle les tuniques de l'intestin étaient comprises. Les matières fécales étaient retenues au-dessus du rétrécissement, et avaient amené une distension considérable du colon. Dans une observation très-remarquable, publiée par M. L. Gros (2), il est question d'un rétrécissement situé à

(1) Corbin. Arch. gén. de méd. 1830, t. 24, p. 215.

(2) Revue clinique n° 7, 3e année avril 1852.

50 centimètres au-dessus de l'anus; à ce niveau existait un bourrelet dur et calleux, long de trois centimètres environ et qui bouchait complètement le calibre de l'intestin dont il occupait toute l'épaisseur des parois; incisé de dehors en dedans, on constata qu'il était formé par un tissu fibreux, élastique, d'un blanc bleuâtre, ayant l'apparence du tissu squirrheux; examiné au microscope, il parut à M. Gros composé de fibres enchevêtrées, contenant dans leurs interstices de nombreuses cellules épithéliales et d'autres en petit nombre « présentant tout l'aspect de cellules cancéreuses. »

Dans d'autres cas (1), le tissu pathologique, indépendamment de la diminution qu'il cause dans le calibre de l'intestin par l'épaississement des parois sur une certaine étendue, forme, en un point, à l'intérieur de cette cavité, une saillie qui augmente encore le rétrécissement; chez le malade qui fait le sujet de la 18e observation du mémoire d'Abercrombie (2) on trouva, vers le milieu de l'S iliaque du colon, un épaississement des parois de l'intestin dans l'étendue de un pouce et demi environ; la surface interne de la portion rétrécie était couverte d'excroissances fongueuses, rouges, semblables à des granulations. La portion d'intestin envahie par la production morbide est quelquefois libre de toute adhérence avec les parties qui l'avoisinent; d'autres fois, au contraire, le tissu morbide se propage aux organes qui l'entourent. — Chez la malade pour laquelle fut pratiquée, pour la première fois

(1) Obs. 66, 69.

(2) Journ. univ. des s. méd. 1821, t. 20.

en France, et par M. Monod, l'opération de la gastro-entérotomie appliquée aux étranglements internes, on trouva, à l'autopsie, un rétrécissement du cœcum au point où il s'unit avec le colon ascendant. Une incision faite à la partie antérieure de l'intestin permit de constater l'existence du rétrécissement qui admettait, tout au plus, l'introduction d'une sonde de femme; au niveau de l'étranglement le cœcum, très-adhérent avec les parties sous-jacentes, était en rapport avec une masse squirrheuse, blanchâtre, très-dure, criant sous le scalpel, de la grosseur d'une noix, paraissant dépendre du feuillet péritonéal qui tapisse le bassin, et se continuant, d'autre part, avec la membrane musculeuse du cœcum. Cette adhérence de l'intestin dégénéré aux parties voisines altérées elles-mêmes est un fait très-important à noter, car il en résulterait des obstacles considérables, sinon toujours insurmontables, dans le cas où l'on voudrait tenter l'extirpation de la partie malade (1).

Nous nous sommes borné, jusqu'ici, à passer rapide-

(1) Une opération de cette nature, que la plupart des médecins considéreront toujours comme téméraire, et qui n'est peut-être que hardie, a été pratiquée par M. Reybard pour un rétrécissement cancéreux de l'S iliaque : la partie malade fut enlevée complétement, et les deux bouts de l'intestin divisé furent réunis par une suture à surjet. Trente-huit jours après l'opération, le malade prenait des aliments solides, allait à la selle naturellement, et rendait des vents par l'anus. Ce ne fut qu'au bout de six mois qu'il survint de nouveaux accidents causés par récidive de la tumeur; et le malade succomba un an environ après l'opération. Nous aurons occasion de revenir sur cette opération si remarquable.

ment en revue les principales formes de rétrécissements de l'intestin qui peuvent donner lieu à des accidents d'étranglement. Il nous reste maintenant, avant d'arriver à la partie symptomatologique, à déterminer quelles sont les lésions qui se développent, soit dans le tube digestif, soit dans la séreuse péritonéale, sous l'influence de l'étranglement.

Lorsqu'on ouvre l'abdomen des individus qui ont succombé aux accidents produits par un rétrécissement, on constate, constamment, une *dilatation* plus ou moins considérable de toute la partie d'intestin qui est située au-dessus. Commune à tous les cas d'obstacle au cours des matières, cette dilatation atteint, dans les cas d'étranglement par rétrécissement, ses limites extrêmes ; et l'on en trouve la raison dans la marche habituellement assez lente de la maladie qui permet à la distension de s'opérer graduellement. En même temps que cette dilatation, on constate un *épaississement* des parois de l'intestin d'autant plus considérable que l'obstacle au cours des matières a été plus ancien et plus complet ; et lorsqu'on recherche à quelle cause est due cette augmentation d'épaisseur, on reconnaît qu'elle dépend principalement d'une véritable hypertrophie de la tunique musculaire, et du tissu cellulaire sous-péritonéal. Cette hypertrophie est surtout prononcée dans les parties situées immédiatement au-dessus du rétrécissement, et elle va en diminuant à mesure qu'on examine l'intestin plus loin du siége de l'étranglement. Au-dessous, le calibre du tube intestinal est, on le sait, au contraire, diminué, et ses parois sont le plus souvent trouvées exemptes d'altérations. Indépendamment de cette augmentation de volume et d'épaisseur, on trouve encore, le plus habituellement, dans les parties situées au-dessus du rétrécissement, des lésions de nature inflammatoire que l'on observe à toutes les périodes, depuis la simple congestion jusqu'à la gangrène, et au milieu desquels domine le phénomène de l'ulcération. Ces lésions sont surtout prononcées un peu ou immédiatement au-dessus du rétrécissement; exceptionnellement, elles ont leur maximum d'intensité dans un point très-éloigné du siége de l'obstacle. Les ulcérations, bornées quelquefois à la muqueuse, s'étendent d'autres fois aux couches sous-jacentes, les détruisent, et donnent lieu à des perforations qui, comme les ulcérations, peuvent se produire, soit immédiatement au-dessus du rétrécissement, soit à une distance plus ou moins grande. Quelquefois, cette perforation se présente sous la forme d'un petit pertuis, d'un trajet étroit qui fait communiquer la cavité de l'intestin avec la cavité péritonéale; ailleurs, c'est une perte de substance considérable. — Ces perforations donnent lieu nécessairement, pour peu qu'elles soient étendues, à un épanchement de matières fécales dans la cavité du péritoine, et, dans tous les cas, elles amènent rapidement la mort par péritonite suraiguë; car il est rare que des adhérences protectrices se soient préalablement formées. — On conçoit, cependant, que si le point de l'intestin, qui se perfore, avait contracté des adhérences soit avec la paroi abdominale, soit avec un organe creux de l'abdomen, l'épanchement pourrait être limité, ou trouver une voie en dehors de la cavité abdominale; il existe des exemples de ce mode de terminaison, mais ils sont rares et l'issue funeste n'est le plus souvent alors que reculée. Dans le cas de Talma, où le rétrécissement existait à la partie supérieure du rectum, la partie d'intestin située au-dessus de l'obstacle, énormément dilatée, formait un vaste sac qui remplissait la cavité du bassin et était perforé en un point; ce point avait contracté des adhérences avec la partie du rectum située immédiatement au-dessous du rétrécissement, et quelques matières et quelques gaz avaient pu trouver issue par cette voie, et sortir par l'anus. C'était là, dit Biett, qui lut à l'Académie de médecine la relation du fait, en quelque sorte, le commencement d'un travail médicateur. Mais, dans ce cas même, l'imperfection ou la déchirure de ces adhérences permit aux matières de s'épancher dans le ventre, et vint hâter la terminaison funeste. Aussi, dans un cas de rétrécissement arrivé au point de donner lieu à des accidents d'étranglement, le médecin aura-t-il bien peu à compter sur les ressources de la nature.

L'épanchement stercoral n'a pas lieu dans tous les cas où il existe une perforation. — Dans un cas où le rétrécissement était double (1), la perforation ayant son siége entre les deux rétrécissements, on comprend pourquoi les matières ne se sont pas épanchées, la coarctation

(1) Cas de M. Corbin.

supérieure bornant le cours des matières. C'est pour une raison analogue, ainsi que nous l'avons vu, que dans l'invagination, il n'y a le plus ordinairement pas d'épanchement fécal, à moins que la perforation n'existe au-dessus du collier. — Chez le malade de l'observation 65, la petitesse de la perforation, qui donnait à peine passage à une sonde cannelée, explique pourquoi il n'y avait pas d'épanchement stercoral. Ailleurs, au contraire, l'intestin présentant une large perte de substance, on trouve à l'ouverture du ventre des matières épanchées en grande quantité dans la cavité du péritoine.

Qu'il y ait eu, ou non, perforation, on constate l'existence d'une péritonite dans la plupart des cas terminés par la mort ; quelquefois purement adhésive, l'inflammation de la séreuse s'accompagne plus souvent, à l'inverse de ce que nous avons constaté pour l'invagination, d'épanchement quelquefois très-abondant et de nature séreuse, séro-purulente, ou purulente.

§ II. — *Symptômes et signes.*

Considérés isolément les symptômes de l'étranglement interne par rétrécissement ne diffèrent pas très-notablement de ceux que l'on observe dans la plupart des cas d'obstacle au cours des matières ; c'est surtout dans leur mode d'apparition et dans leur enchaînement qu'ils sont intéressants à étudier au point de vue du diagnostic.

Les *vomissements* sont à peu près constants ; quelquefois ils sont de nature bilieuse pendant toute la durée de la maladie, et ce serait alors surtout, d'après nos relevés, dans les cas de rétrécissement de l'intestin grêle. D'autres fois, aux vomissements bilieux, mais à une époque avancée de la maladie seulement, succèdent des vomissements de matières stercorales ou de matières fétides à odeur caractéristique, et ce serait alors, presque toujours, dans les cas où le rétrécissement a son siége dans le gros intestin. Pendant les attaques graves, et pendant la dernière surtout, les vomissements sont particulièrement pénibles et incessants ; les boissons, les aliments, les médicaments sont rejetés immédiatement ou presque immédiatement après leur ingestion.

La *constipation* s'établit presque invariablement aussi dans les attaques graves et dans l'attaque ultime, mais, de même que dans l'invagination, elle est loin d'être toujours absolue, et elle est quelquefois remplacée par de la diarrhée. L'état des selles, étudié dans les antécédents, présente ici une importance réelle au point de vue du diagnostic. — *Dans presque tous les cas, depuis un temps qui varie de quelques mois à de nombreuses années, les malades étaient sujets à des alternatives de diarrhée et de constipation ; la constipation donnant lieu à des coliques et à des vomissements qui constituent une série de crises se renouvelant un grand nombre de fois avant l'attaque ultime.* Nous allons donner quelques exemples pour caractériser la marche spéciale des accidents dans les cas qui nous occupent.

Quelquefois les troubles de la circulation intestinale existent depuis l'enfance, et tendraient à faire croire qu'il existait une disposition congéniale spéciale de l'intestin ; d'après les détails donnés par Biett dans sa lecture à l'Académie, on voit que, chez Talma, les fonctions du ventre avaient toujours été irrégulières et difficiles : tantôt il était en proie à une constipation opiniâtre, tantôt il avait de la diarrhée ou ne rendait que des matières peu abondantes et non moulées ; tous ces accidents devinrent de plus en plus prononcés dans les dernières années de sa vie. Dans le cas qui fait le sujet de l'observation 77, la malade était depuis son enfance sujette à des douleurs abdominales qui revenaient par crises, et s'accompagnaient de vomissements bilieux. Comme dans le cas précédent, la marche des accidents fut progressivement croissante; une constipation opiniâtre s'établit enfin, s'accompagna de vomissements de matières intestinales ; une évacuation amenée par l'huile de Croton amena une courte rémission ; puis de nouveaux accidents reparurent avec une intensité telle qu'on se décida à pratiquer la gastro-entérotomie. — Le malade de l'observation 71 avait été, de tout temps, sujet à la constipation ; et un grand nombre d'attaques survinrent avant les accidents ultimes. — Le malade de l'observation 73 était sujet, depuis cinq ans, à des alternatives de diarrhée et de constipation ; chez un autre (1), le premier trouble digestif consista dans de la diarrhée remplacée plus tard par la constipation, avec alternatives de rémission et d'exacerbation. La malade de l'observation 80 était sujette

(1) Obs. 69.

à de la diarrhée depuis plusieurs années; et, comme dans les cas précédents il y eut de nombreuses alternatives de diarrhée et de constipation ; de même dans les observations 60, 61, 64, 75, 66, 63, 68.

La marche que nous venons d'indiquer, assez analogue à celle que l'on observe dans l'invagination, mais beaucoup plus accentuée dans les cas de rétrécissement, a quelque chose de tout particulier, et serait, à elle-seule, un des meilleurs éléments de diagnostic, si l'on n'avait pas le chapitre des exceptions. Il est quelques cas, en effet, dans lesquels les accidents ont paru débuter d'une manière subite, et dans lesquels il n'y eut qu'une seule attaque à laquelle les malades succombèrent ; nous allons montrer, toutefois, que ces exceptions ne sont ni aussi nombreuses ni aussi absolues que quelques-uns l'ont dit. Un certain nombre de ces cas appartiennent aux faits de rétrécissement compliqués de la présence d'un corps étranger, et l'on comprend alors parfaitement comment les accidents atteignent rapidement un haut degré d'intensité, par suite de l'instantanéité de l'arrêt du cours des matières. Le fait suivant vient à l'appui de cette remarque, en même temps qu'il présente des particularités curieuses à un autre point de vue que nous avons aussi à examiner.

« Une malade du service de M. Louis succomba dans l'espace de 36 heures à des symptômes violents d'occlusion de l'intestin. Cette femme jouissait de la meilleure santé quand ces symptômes se déclarèrent subitement; elle était d'un remarquable embonpoint et n'éprouvait d'aûtre incommodité qu'une constipation habituelle. A l'autopsie, on trouva un rétrécissement qui admettait seulement une plume à écrire; l'intestin, dans le point rétréci, était oblitéré par cette pellicule, comme cartilagineuse, qui tapisse les loges dans lesquelles sont contenus les pépins de la pomme ; cette femme avait, en effet, mangé des pommes cuites, le matin du jour où les accidents mortels se déclarèrent. »

Il y a à ranger parmi les circonstances exceptionnelles dans ce cas, non seulement l'instantanéité du début, mais encore la marche si rapide des accidents. Que cette femme eût un remarquable embonpoint, cela n'est pas contestable ; mais l'auteur de l'observation n'a-t-il pas dépassé sa pensée en disant que cette femme « jouissait de la meilleure santé » lorsqu'il dit plus loin qu'elle était sujette à une constipation habituelle.

Dans l'observation du docteur L. Gros, si remarquable à divers titres, on voit un jeune homme adonné à l'ivrognerie, mais, dit-on encore, en parfaite santé en apparence, présenter des accidents subits d'occlusion intestinale et mourir au bout de 10 jours. A l'autopsie on constate un rétrécissement « organique » du gros intestin, et des désordres considérables. « La rétraction si remarquable, dit l'auteur, qu'avait subie toute la portion du tube digestif située au-dessous du bourrelet squirrheux, ne peut certes pas plus dater de 10 jours que le bourrelet lui-même. Evidemment, l'état hypertrophique des parois intestinales et la diminution du calibre de cet intestin, ont dû se développer lentement, graduellement, à mesure que l'obstacle au cours des matières prenait plus de développement. Eh bien ! tous ces désordres si graves se sont formés sans se manifester par aucun phénomène fonctionnel, sans altérer en rien la santé du sujet ». Il est évident que M. Gros a voulu dire par ces dernières expressions qu'il s'était assuré par un interrogatoire méthodique et pressant que le malade n'avait jamais été atteint de diarrhée, ni de constipation opiniâtre, etc... ; mais l'observation n'aurait-elle pas gagné en certitude, si son auteur eût donné un peu plus de précision à l'exposition des faits négatifs. « Cette absence d'antécédents, a dit M. le professeur Forget dans les réflexions dont il a fait suivre la publication de l'observation de M. Gros, est trop singulière, trop exceptionnelle pour ne pas faire soupçonner non pas que l'observateur ait manqué d'attention ou de pénétration, mais bien que le malade ait méconnu ou dissimulé les incommodités qu'il éprouvait ; soit que dur au mal il n'en ait pas tenu compte, soit qu'il ait craint que, s'il accusait sa maladie, on ne le soumît à un régime antipathique à ses goûts pour les alcooliques ». Et, lors même que l'absence de tous symptômes antécédents aurait eu lieu réellement ici, il n'en resterait pas moins démontré, comme l'a dit si exactement M. Forget, que lorsqu'à des constipations plus ou moins prolongées et douloureuses, accompagnées de météorisme, succèdent des selles plus ou moins abondantes, liquides ou consistantes, mais comme passées à la filière, et que les accidents vont en s'aggravant graduellement jusqu'à rétention plus ou moins complète, et production de symptômes réels d'étranglement, on est en droit de soupçonner fortement l'existence d'un rétrécissement.

L'examen des matières rendues mérite, dans le cas de rétrécissement intestinal, une attention particulière. On dit généralement que les matières sont filées; sans aucun doute, c'est l'expression d'un fait réel, mais non ordinaire, et non absolument propre aux cas qui nous occupent. En effet, si la coarctation a son siége par exemple sur l'intestin grêle, il est évident que les matières, filées en ce point, à moins d'avoir une consistance très-solide, se déformeront pendant le séjour et le passage dans le gros intestin. D'un autre côté, l'existence d'une étroitesse de l'orifice anal, causée seulement par la présence d'hémorroïdes saillantes pendant les efforts de la défécation, suffit pour donner cette forme aux matières expulsées. On devra donc s'assurer, avant de porter un jugement, de l'état de l'anus et de la partie inférieure du rectum; et, s'il n'y avait ni hémorroïdes, ni rétrécissement, on serait en droit de conclure que la coarctation a probablement son siége sur un point, *peu éloigné*, du gros intestin. Dans ce dernier cas même, les matières sont loin d'être toujours filées et l'expression de fractionnées rend plus exactement compte de ce qui existe. Les matières stercorales en effet pour franchir un rétrécissement quelqu'il soit doivent, si elles ne sont pas absolument liquides, se diviser, se fractionner; elles parcourent ensuite en se déformant la partie d'intestin inférieure au rétrécissement, arrivent dans cet état à l'anus et sont rendues par petites masses isolées ou agglomérées, mais jamais sous la forme de masse uniforme, homogène dans une grande étendue, caractère qui représente l'état normal.

Dans le cas où le rétrécissement est causé par une masse développée dans les parois de l'intestin et assez considérable pour former tumeur, cette tumeur a pu être reconnue pendant la vie. Dans le cas de Castanet, une tumeur englobant les parois de l'arc du colon avait amené des accidents d'étranglement par rétrécissement ; on sentait, par la palpation abdominale, une grosse tumeur mobile « que quelques personnes croyaient être un corps étranger de la matrice ». Chez la malade opérée par M. Monod, la tumeur avait envahi les parois du gros intestin à l'union du cœcum et du colon ascendant ; on constata pendant la vie l'existence d'une tumeur ovoïde, de 4 pouces de long sur 2 à 3 en travers. — Chez le malade auquel M. Reybard réséqua une partie de l'S iliaque, on avait constaté dans la fosse iliaque gauche l'existence d'une tumeur dure, grosse comme une pomme, profondément située, paraissant mobile sous les doigts, et non adhérente aux parois abdominales.

De ces faits nous ne tirons pour le moment que les conclusions suivantes : 1° Dans les cas d'étranglement interne par rétrécissement intestinal, on peut constater, quelquefois, pendant la vie et d'une façon non douteuse, l'existence d'une tumeur abdominale. 2° La constatation de cette tumeur indique le point des parois abdominales auquel correspond l'obstacle au cours des matières.

Nous avons vu, déjà, que dans les cas d'invagination on constatait aussi l'existence d'une tumeur abdominale ; nous retrouverons ce fait ailleurs encore, mais ce n'est qu'après avoir étudié chaque groupe de faits particuliers que nous pourrons comparer les résultats de cette étude au point de vue du diagnostic et des indications thérapeutiques.

Ici, comme dans les autres variétés d'étranglement, nous trouvons parmi les manifestations symptomatiques les plus constantes, *la douleur abdominale* qui peut revêtir trois formes principales. La première, la plus constante, consiste en *coliques* d'une durée variable, et revenant par accès ; cette douleur est extrêmement pénible et comparable aux douleurs de la parturition. 2° Indépendamment des coliques, et quelquefois comme point de départ des tranchées, existe une *douleur fixe*, persistante, exaspérée ou non par la pression, et qui correspond, le plus souvent, au point qui est le siége du rétrécissement ; cette douleur est indiquée d'une manière positive dans plusieurs observations. La troisième forme enfin est la douleur étendue à une grande partie ou à la totalité de l'abdomen, et qui a pour caractère particulier d'être exaspérée par la pression même la plus légère ; c'est la douleur propre à la péritonite, et, elle en constitue un des meilleurs signes diagnostiques, pourvu qu'on sache la distinguer des formes indiquées plus haut, et qu'on ne s'en laisse pas imposer par la crainte qu'éprouvent les malades qui, croyant que l'examen de l'abdomen va leur causer de la douleur, repoussent la main du médecin, avant même qu'il n'ait commencé l'exploration. — Sans aucun doute surtout à une période avancée de la maladie, il ne sera pas toujours facile de constater d'une manière aussi tranchée que nous venons de l'indiquer les diverses variétés de la douleur abdominale; mais cette constatation dont on ne peut méconnaître l'utilité, pourra être faite plus souvent qu'on n'est disposé à le croire, et nous avons eu l'occasion de le reconnaître nous-même d'une manière parfaitement nette.

§ III. — *Observations.*

Obs. 60. — Rétrécissement du jéjunum survenu à la suite d'une violente contusion de l'abdomen.

Constipation, — vomissements stercoraux. Homme de 65 ans. — Durée, 27 jours, les derniers accidents.

(Braillet, *mém. d'Hévin.*)

Obs. 61. — Rétrécissement de l'intestin (grêle ?) double, et consécutif à une hernie étranglée opérée 2 à 3 mois auparavant. — Derniers accidents, 7 à 8 jours. — Constipation opiniâtre pendant ce temps, — vomissements bilieux, — perforation, — péritonite. — Femme de 47 ans.

(Guignard. — *Thèse de Paris* 1846.)

Obs. 62. — Rétrécissement de l'intestin (grêle ?) persistant après la réduction d'une hernie étranglée, opérée.

(Guignard. — *Loc. cit.*)

Obs. 63. — Rétrécissement valvulaire situé sur l'intestin grêle à 3 pieds au-dessus de la valvule iléo-cæcale.

— Constipation les derniers jours, — vomissements bilieux. — Durée des derniers accidents, 7 à 8 jours. Homme de 25 ans, tailleur.

(Corbin, *arch. gén. de méd.*, *t.* XXIV, 1830, *p.* 215.)

Obs. 64. — Rétrécissement de l'intestin grêle, à un pied au-dessus de la valvule iléo-cæcale. — vomissements bilieux, — constipation non absolue, — péritonite purulente, — perforation. — Durée des derniers accidents, 6 à 8 jours. — Femme de 46 ans, lingère.

(Duclos, *Moniteur des hôpitaux*, 21 *juin* 1858, *p.* 588.)

Obs. 65. — Rétrécissement de l'intestin grêle à 4 ou 5 centimètres au-dessus de la valvule iléo-cœcale, consécutif à la cicatrisation d'une ulcération tuberculeuse. Marche chronique; mais symptômes non douteux d'étranglement, — perforation, — péritonite. — Durée des derniers accidents, 4 à 5 jours. — Sur une jeune fille de 20 ans.

(Louis. *Recherches sur la phthisie*, 2e édit., obs. LX.)

Obs. 66. — Rétrécissement de l'intestin grêle, au niveau de son embouchure. — Vomissements, — constipation non absolue. — Femme de 63 ans.

(Abercrombie. 20e *obs.*, *loc. cit.*)

Obs. 67. — Rétrécissement de l'intestin grêle au niveau de la valvule iléo-cœcale. — Vomissements stercoraux, — constipation. — Durée, 20 jours environ. — Homme de 70 ans.

(Short. *Ess. et obs. de la soc. de méd. d'Edimbourg*, t. IV, Paris, in-12, 1742, art. 31, p. 555.)

Obs. 68. — Rétrécissement organique du gros intestin situé à l'arc du colon. — Vomissements, selles liquides, — tumeur abdominale, appréciable. — Femme de 25 ans.

(Castanet. — *Mém. d'Hévin.*)

Obs. 69. — Rétrécissement de la partie supérieure du rectum, — cancer développé sur une cicatrice. (*Obs. inédite*). — G., 50 ans, tailleur. Bonne santé habituelle; antécédents de famille inconnus. En nov. 1834, coliques vives avec selles fréquentes, peu abondantes. — En oct. 1835, à la suite de plusieurs jours de malaise et de constipation, début subit, la nuit, de vives douleurs de ventre ; rétention complète des matières fécales, vomissements bilieux. Depuis, gêne et constipation habituelles, 4, 5 et 6 jours sans aller à la selle. — En janvier 1836, nouveaux accidents de même nature, mais plus intenses. — Entré à l'hôpital de la Charité le 13 janvier, salle Saint-Louis, 49, service de M. Lherminier. Amaigrissement, face jaunâtre, hoquet, vomissements verdâtres et muqueux, ballonnement ; pas de selles. Après quelques jours, retour des selles et amélioration. Le malade rentre à l'hôpital le 14 février ; les selles ont conservé leur irrégularité, le ventre ses douleurs vagues, générales, mais, cependant, plus souvent localisées *à gauche*. Enfin, depuis 3 jours, les selles étaient complétement interrompues ; le ventre, très-douloureux, était tuméfié ; les nausées, les hoquets, les vomissements avaient reparu. — Pouls petit, très-serré, fréquent ; peau chaude et sèche ; face grippée, jaunâtre (50 sangsues sur l'abdomen, bains, lavement purgatif. — 60 gr. h. ricin) : aucun succès ; le ventre continuait d'augmenter ; il rendait un son tympanique ; son volume devint promptement énorme, les douleurs y étaient atroces. Les selles toujours suspendues, les vomissements, l'anxiété, les hoquets continuèrent. Le doigt, introduit dans le rectum, le trouva complétement vide de matières fécales, rempli seulement d'une mucosité blanche, inodore. Une sonde de gomme élastique, portée dans cet intestin pour en faire sortir le gaz, fut sans succès, et s'arrêta au bout d'un trajet de 5 pouces. Un bourrelet hémorroïdal qui, jusque-là, ne s'était pas montré, apparut à l'anus, et prit le volume de fortes noisettes. Enfin, le malade succomba, le 22, dans d'horribles angoisses, sans que rien ait pu amener une seule selle et sans signes d'épanchement. — *Autopsie* : Intestin considérablement dilaté ; à la face antérieure du cœcum, existait une petite solution de continuité autour de laquelle était répandue un peu de matière fécale jaune, liquide, qui n'était entourée d'aucunes fausses membranes et sans injection ; cependant, elle n'était pas le fait d'une lésion mécanique portée lors de l'autopsie ; au niveau du commencement de l'S iliaque du colon, une perforation un peu plus volumineuse avait lieu à la paroi antérieure et interne de l'intestin considérablement distendu. Cette fois, la lésion paraissait plus ancienne, et les matières fécales répandues étaient mêlées à des fausses membranes, et entourées d'une injection très-forte. Enfin, au commencement du rectum, l'intestin était considérablement rétréci de calibre, et, à l'endroit où commençait le rétrécissement, on constatait une solution de continuité assez large pour admettre l'extrémité de l'auriculaire, et maintenue béante par la disposition du bout supérieur, fin de l'S iliaque, et par l'effusion de matières fécales qui sortaient par cet orifice à bords érodés. Une assez forte proportion de ces matières remplissait le petit bassin, mêlées à des fausses membranes verdâtres, mais sans épanchement séreux. D'anciennes adhérences unissaient la portion rétrécie avec les parois du bassin ; et des fausses membranes assez anciennes, assez épaisses, recouvraient ce point de l'intestin. Dans l'intestin grêle et dans le gros intestin, on trouve quelques petites ulcérations ; une d'elles a donné lieu à la première perforation signalée. — Au niveau de l'S iliaque du colon, la même lésion se rencontre, seulement plus prononcée ; arrivé au niveau du point rétréci, on trouve même que l'oblitération est complète. Là, sur une surface déprimée, lisse, tout-à-fait analogue à une cicatrice, on rencontre, occupant tout le calibre de l'intestin, une sorte de frange fongeuse, injectée, comme ramollie, appuyée sur une base blanche non transparente, véritable dégénérescence encéphaloïde au-dessous de laquelle le rectum est complétement libre. La lésion occupe environ un pouce de la longueur de l'intestin. Du reste, aucun autre organe ne présente de lésions remarquables, soit dans le thorax, soit dans la boîte crânienne.

(*Observat. appartenant à M. Béhier.*)

Observation 70. — Rétrécissement organique situé à l'union du colon descendant et de l'arc du colon. Vomissements et constipation. — Femme de 39 ans.

(1837. *Catalogue du Musée de Boston*, n° 518.)

Obs. 71. — Rétrécissement situé au tiers inférieur du colon descendant. Entérotomie, — mort. —Autopsie, — vomissements stercoraux, — constipation. — Durée de la dernière attaque, une huitaine de jours. — Homme de 30 ans, artiste peintre.

(Nélaton, *Union médicale*, 25 *juillet* 1857, docteur Veillard.)

Obs. 72. — Rétrécissement situé à l'union de l'S iliaque et du rectum. Vomissements, — constipation. — Sur un officier de la maison des Quinze-Vingts.

(Lafaye. *mém. d'Hévin.*)

Obs. 73. — Rétrécissement situé à la partie supérieure du rectum, — marche lente, — constipation prolongée, et diarrhée, — perforation. — Sur un homme.

(Charve. *mém. d'Hévin.*)

Obs. 74. — *In cadavere cujusdam qui inter excrementorum vomitiones extinctus fuerat, inveniebatur tumor quidam cancrosus in tractu intestini coli situs; quo planè obturabatur tubus intestinalis.*

(Lieutaud. Obs. 385, p. 92.)

Obs. 75. — Rétrécissement cancéreux de la partie supérieure du rectum. Constipation, vomissements, — entérotomie lombaire, — mort 16 jours après l'opération. Péritonite purulente. — Femme de 30 ans.

(Jukes. — *Annales de la chirurgie française et étrangère*, 1843, p. 99.)

Obs. 76. — Rétrécissement de l'S iliaque du colon au niveau de sa deuxième courbure, — vomissements, — constipation non absolue. — Durée des derniers accidents, 4 jours. — Homme de 70 ans, tailleur.

(Abercrombie. — 13e obs., *loc. cit.*)

Obs. 77. — Rétrécissement organique à l'union du cœcum et du colon ascendant, — gastro-entérotomie, — mort. Tumeur abdominale appréciable, vomissements stercoraux, constipation non toujours absolue. — Domestique, âgé de 25 ans.

(Ducros. *Arch. gén. de méd.*, 3e série, t. II, 1838, p. 455.)

Obs. 78. — Oblitération du rectum à 6 pouces au-dessus de l'anus. Cas de Talma.

(Biett. *Acad. roy. de méd.*, déc. 1827.)

Obs. 79. — Rétrécissement organique latent du gros intestin, — accidents subits d'étranglement, — constipation, vomissements stercoraux. — Homme de 24 ans, tailleur. — 10 jours de durée.

(Docteur L. Gros. *Revue clinique*, n° 7, 3e année, avril 1852.)

Obs. 80. — Rétrécissement organique situé à l'angle de réunion du colon transverse et du colon descendant. Entérotomie lombaire. Mort 3 mois après. Constipation, vomissements stercoraux. — Fermier, âgé de 23 ans.

(Docteur J. B. *Evans. Lond. méd. ch. Transact.* 1845, t. XXVIII, et *Arch. gén. de méd.*, 4e série, t. IX, p. 334.)

Obs. 81. — Rétrécissement par tumeur cancéreuse de l'S iliaque, — ablation de la tumeur ; réunion directe des deux bouts de l'intestin, — mort au bout d'un an (cas de M. Reybard). — Homme de 28 ans.

(*Journal de chirurgie*, année 1844, p. 303.)

Obs. 82. — Rétrécissement organique (du gros intestin ?) oblitéré par un corps étranger. Mort au bout de 36 heures.

(*Revue clinique*, 1er avril 1852, p. 87.)

Obs. 83. — Rétrécissement circulaire par hypertrophie musculaire de l'intestin, situé sur le colon ascendant, — occlusion valvulaire. Entérotomie, mort.

(Nélaton. *Eléments de path. chir.*, t. IV, p. 461.)

Obs. 84. — Rétrécissement double de l'iléon. Accidents persistant après la kélotomie. — Homme de 45 ans.

(Ritsch. *Mém. de l'Acad. roy. de chirurgie*, édit. en 3 vol., t. III, p. 12.)

Obs. 84 *bis*. — Rétrécissement situé à 8 pouces au-dessus de l'anus. La coarctation est circulaire, rayonnée, calleuse. Muqueuse détruite au-dessus du rétrécissement. Météorisme énorme. — Durée des accidents, 10 jours. — Sur une femme.

(*Bullet. de la soc. anat.* 1833, t. VIII, p. 59.)

Obs. 89. — Rétrécissement de la partie supérieure du rectum « par épaississement des parois ». Constipation opiniâtre ; pas de vomissements, — éructations seulement.

(Docteur Dal Lago. *Gaz. méd.*, 1843, p. 775.)

CHAPITRE III.

DES ÉTRANGLEMENTS QUI RÉSULTENT DE POSITIONS VICIEUSES DE L'INTESTIN.

Dans les étranglements internes, comme dans les étranglements externes, *les positions ou dispositions vicieuses* les plus variées de l'intestin, viennent souvent compliquer la lésion principale. Mais il est un certain nombre de cas dans lesquels cette disposition vicieuse paraît produire à elle seule l'étranglement ; ses principales variétés peuvent, croyons-nous, être rangées sous deux chefs, la *torsion* et la *flexion ;* nous les étudierons séparément.

ARTICLE PREMIER.

DE L'ÉTRANGLEMENT PAR TORSION.

§ I. — *Anatomie pathologique.*

Il est assez difficile de déterminer le rang que ce genre d'étranglement doit occuper dans une classification basée principalement sur le lieu qu'occupe l'agent de l'étranglement. Tantôt, en effet, une anse, une portion d'intestin, est simplement tordue sur elle-même autour de son axe propre ou autour d'un axe fictif représenté par son pédicule ; et la cause de l'étranglement réside primitivement et exclusivement dans les parois tordues. Tantôt, au contraire, le mouvement de rotation a eu lieu autour d'un axe formé par une bride solide ou creuse (bride épiploique, bride intestinale, pédicule d'une tumeur), et alors, la cause de l'étranglement réside en dehors des parois. Des étranglements appartenant à l'une et à l'autre de ces deux classes ont été observés depuis assez longtemps : Abercrombie, M. Andral, M. Cruveilhier en ont publié des exemples ; mais on ne les réunit guère dans une description générale que depuis la publication du travail de M. Rokitansky, qui les comprend sous la dénomination d'*étranglement rotatoire* (1837).

C'est à tort, croyons-nous, qu'on tend à donner à cette désignation une extension aussi considérable. Si l'on étudiait, dans une monographie, tous les étranglements, non pas seulement qui *résultent* mais qui *s'accompagnent* d'un mouvement de rotation de l'intestin, on pourrait les désigner, pour ce cas particulier, comme l'a fait M. Rokitansky. Encore serait-il plus correct de dire : *Etranglement par rotation ou par torsion de l'intestin*. Mais au point de vue de l'anatomie pathologique générale des étranglements internes, il n'est pas possible de constituer un groupe naturel avec tous les cas d'étranglement dans lesquels l'intestin a exécuté un mouvement de rotation.

Pour nous, nous ne réunirons sous ce chef que les étranglements dans lesquels la torsion de l'intestin constitue, sinon la lésion unique, au moins la lésion dominante. Quant aux cas dans lesquels il existe une bride solide ou creuse, autour de laquelle l'intestin vient s'étrangler par un mouvement de rotation plus ou moins compliqué, nous ne voyons là qu'une *variété* de l'étranglement par brides, mais non un étranglement résultant essentiellement d'une disposition vicieuse des parois de l'intestin.

L'étranglement par torsion a été observé sur l'intestin grêle et sur le gros intestin. Sur les dix cas d'étranglement interne par torsion de l'intestin que nous avons réunis; *huit fois* la lésion avait son siége sur le *gros intestin* (1), et deux fois sur l'intestin grêle (2).

Parmi les cas dans lesquels l'étranglement porte sur le gros intestin, quatre fois la lésion avait lieu sur l'S iliaque du colon (3); une fois au niveau de l'angle gauche du colon (4); trois fois au niveau du point d'union du cœcum avec le colon ascendant (5). Pour l'intestin grêle, la lésion a été observée au commencement du jéjunum (6), et à la fin de l'iléon (7).

Cette fréquence, manifestement plus grande de l'é-

(1) Obs. 87, 88, 89, 90, 91, 92, 93, 94.
(2) Obs. 86, 95.
(3) Obs. 87, 88, 91, 92.
(4) Obs. 89.
(5) Obs. 90, 93, 94.
(6) Obs. 95.
(7) Obs. 86.

tranglement interne par torsion sur le gros intestin, et en particulier sur l'S iliaque et au niveau du cœcum, mérite d'être signalée. Toutefois, les faits sont encore trop peu nombreux pour qu'il soit permis d'en tirer des conclusions positives, relativement à la théorie et au mode de formation de cette torsion. Il est assez difficile d'ailleurs, avec les descriptions, pour la plupart insuffisantes, que l'on possède, de se faire une idée toujours bien exacte de la lésion ; il serait à désirer que les observateurs fissent accompagner, dans des cas aussi peu généralement connus que celui qui nous occupe, leur description d'une figure explicative, ou, qu'au moins, ils s'attachassent à rendre la relation du fait intelligible pour tout le monde. Nous allons passer en revue les principales variétés signalées dans les observations que nous avons réunies ; et, comme nous citerons textuellement, on sera à même d'apprécier, combien sont réelles les lacunes que nous venons de signaler :

Chez le sujet de l'observation 86 « on trouva l'iléon à sa partie inférieure tordu une fois sur lui-même vers son point de réunion avec le cœcum. Il n'existait aucune autre lésion et la continuité de la cavité intestinale devint parfaitement libre aussitôt que l'intestin eut été détordu. »

Obs. 97. — « La cavité abdominale était presque entièrement remplie par l'S iliaque du colon tordue deux fois sur son axe.

Chez le malade de l'observation 88, « la deuxième anse de l'S iliaque est tordue sur elle-même et sur son pédicule formé par le mésentère iliaque, de façon à représenter la moitié d'un 8 de chiffre.

Obs. 89. — « C'est près de la réunion du colon transverse avec le colon descendant qu'existe l'étranglement ; à ce niveau, le gros intestin a éprouvé un mouvement de torsion sur lui-même ; il est fixé contre le côté gauche de la colonne vertébrale par quelques brides mésentériques ; mais ces brides sont lâches et se détruisent facilement. En tirant avec précaution sur l'intestin, au-dessous et au-dessus du siége de l'étranglement, on augmente le froncement des tuniques intestinales, et l'on ne détruit nullement l'étranglement. »

Chez le sujet de l'observat. 90, « l'extrémité droite du colon était singulièrement contournée sur elle-même, en se dirigeant plus à l'extérieur ; de sorte que la surface du cœcum était en contact avec la surface du colon ascendant, et qu'il y avait une adhérence solide entre elles de deux pouces d'étendue à peu près. »

Dans l'observat. 91, « on trouva que l'S du colon distendu avait fait un tour remarquable sur lui-même, de sorte que ce qui en fait naturellement le côté droit, en faisait le côté gauche, et était en contact avec le colon ascendant ; la partie gauche ou ascendante était placée à droite, d'où il résultait que la partie supérieure du rectum passait derrière la première courbure de l'S du colon, tandis que le rectum formait dans cet endroit une courbure en demi-cercle. »

Chez le sujet de l'observation 92, « l'S iliaque, énormément distendue par des gaz, paraissait quatre ou cinq fois plus longue qu'elle ne l'est habituellement, elle s'était retournée de telle sorte que sa courbure droite s'était portée à gauche, que la gauche s'était jetée à droite et le mésocolon renversé lui formait une bride qui la resserrait encore. »

Dans l'observation 93 : « le colon ascendant et le cœcum distendus par de l'air et des matières et s'élevant au-dessus de la masse intestinale, étaient enroulés sur eux-mêmes autour de leur axe propre, de manière à se trouver parallèles au colon transverse et à former avec lui un angle assez aigu pour s'opposer à tout passage ultérieur des matières contenues dans l'intestin. »

Chez le sujet de l'observation 94, « à droite, on voit une poche du volume et de la forme d'un estomac fortement distendu. Cette poche descendait jusque dans le petit bassin ; elle était constituée par le cœcum énormément distendu, et présentant une disposition anatomique toute spéciale qui avait permis ce changement de position, et qui était la cause de l'obstacle au cours des matières. Le cœcum était de toutes parts environné par le péritoine qui ne présentait, à son niveau, pas même un mésentère. Par suite de la liberté que cette disposition anatomique lui laissait, le cœcum avait subi un double changement de position fort remarquable. Il s'était renversé d'abord de bas en haut, de telle sorte que sa partie inférieure était devenue supérieure et réciproquement. L'orifice iléo-cœcal était situé à la partie supérieure de la poche au lieu d'être à sa partie inférieure ; puis, après ce mouvement de bascule de bas en haut, il s'était opéré un renversement suivant son axe, du flanc vers la ligne médiane, de sorte que les deux bouts de l'intestin dont l'un se rend au cœcum, et dont l'autre en émerge, avaient subi une torsion plus prononcée sur le gros intestin que sur l'intestin grêle, à cause de sa moindre mobilité. Cette torsion, qui n'obturait pas complétement le calibre de l'intestin grêle, permettait l'entrée des liquides stercoraux dans le cœcum, tandis que, au contraire, sur le gros intestin, la torsion était suffisante pour empêcher l'issue des matières fécales du cœcum dans le colon. »

On a pu remarquer que ces vices de position paraissent dépendre, quelquefois, d'une disposition anatomique spéciale : longueur insolite de l'S iliaque, liberté complète de la poche cœcale. Que cette disposition soit congénitale ou acquise, il n'en est pas moins évident que certaines parties du gros intestin ne peuvent subir une véritable torsion qu'à cette condition.

Quand à la cause du déplacement lui-même, on ne peut

guère la chercher dans les contractions musculaires de l'intestin. La distension par des gaz, l'accumulation et le poids des matières fécales, l'action de diaphragme et des parois abdominales, voilà les causes auxquelles il est plutôt permis de rattacher ces déplacements partiels du tube intestinal. « Il suffit d'admettre, avec le docteur Barlow, un certain degré de distension pour que la partie supérieure de l'anse intestinale puisse tomber au-dessous et au-devant de la portion inférieure, de manière à décrire ensuite un demi-cercle autour de son axe. Il est certain, d'un autre côté, que l'accumulation des matières fécales continuant, l'anse intestinale ainsi contournée remontera dans la cavité abdominale, et pourra décrire un autre demi-cercle de manière à compléter la rotation du colon sur lui-même et ses deux tours sur son axe. » Cette explication, modifiée suivant les circonstances du déplacement, me paraît sinon applicable à tous les cas, au moins parfaitement admissible; et l'on comprend assez bien qu'une fois la torsion de l'intestin commencée, elle soit maintenue et même exagérée par l'accumulation des matières fécales au-dessus de l'obstacle.

Quel que soit d'ailleurs le mode de formation primitif du déplacement, il est hors de doute que la distension gazeuse et l'accumulation des matières suffisent pour le maintenir ; ce n'est, en effet, qu'exceptionnellement que l'on pourrait invoquer d'autres causes, telles que l'existence d'adhérences qui auraient, par leur rétraction, produit le déplacement, ou qui l'auraient rendu permanent.

Il serait assez difficile d'établir d'une manière positive le degré de fréquence relative de ce mode d'étranglement interne, sa constatation est assez délicate, et la lésion a dû être souvent méconnue à l'autopsie. Il reste acquis seulement, mais d'une manière incontestable, que l'étranglement interne par simple torsion de l'intestin est possible, et qu'il donne lieu aux lésions anatomiques et aux symptômes les mieux caractérisés. Il est même permis de présumer que cette variété n'est pas rare, car on a eu deux fois, depuis quatre ans, l'occasion de pratiquer à Paris, l'opération de la gastro-entérotomie pour une semblable lésion.

Les lésions consécutives à l'étranglement sont, comme nous l'avons dit, des mieux caractérisées dans les cas de torsion de l'intestin ; on trouve, d'ordinaire, à l'autopsie, une péritonite plus ou moins intense ; les parois de l'intestin au-dessus de l'obstacle sont hypertrophiées, épaissies, enflammées comme dans tous les cas d'étranglement intense, ou de date ancienne. Chez le malade du docteur Barlow le colon transverse et le colon descendant étaient considérablement dilatés, épaissis et enflammés ; ils étaient tapissés de fausses membranes et ulcérés dans une grande partie de leur étendue. Une de ces ulcérations avait amené une perforation de l'intestin, immédiatement au-dessus de la portion sygmoïde du colon. Cette dernière lésion est, du reste, assez commune dans l'étranglement par torsion de l'intestin.

§ II. — *Symptômes et signes.*

D'après l'examen des cas dans lesquels il est donné des détails suffisamment explicites, on voit que dans cette forme d'étranglement comme dans la plupart des autres, la maladie à laquelle les individus succombent n'est en quelque sorte que la période ultime d'une affection qui s'est déjà manifestée par des troubles spéciaux, souvent depuis de longues années. Le sujet de l'observation 17 avait eu, douze ans auparavant, des attaques de coliques violentes avec constipation. Le malade de la 88e observation était sujet à une constipation habituelle; le malade de M. Trousseau était sujet à des alternatives de diarrhée et de constipation. D'autres fois, cependant, la maladie paraît avoir débuté d'une manière tout-à-fait subite : « Un paysan chargeait du foin sur une charrette; il sauta plusieurs fois de cette charrette sur le sol et du sol sur la charrette. Peu de temps après avoir fini son ouvrage, il éprouva, tout-à-coup, de violentes coliques et bientôt se manifestèrent tous les symptômes d'un étranglement interne (1) ». Chez le malade du docteur Géry, les accidents survinrent très-peu de temps après l'ingestion d'aliments indigestes.

Enfin, lors même qu'il y a eu des accidents antérieurs, l'attaque ultime peut être encore déterminée par un effort violent. Le malade de l'observation 88, porteur

(1) Obs. 86.

aux halles, fut pris subitement d'une douleur très-vive dans la fosse iliaque gauche en chargeant un fardeau.

L'existence d'une douleur abdominale vive paraît être assez constante ; elle existe, le plus souvent, dès le début qu'elle marque quelquefois, comme nous venons de le voir. Le point de l'abdomen, vers lequel s'est manifestée primitivement cette douleur, doit être recherché avec soin, car il peut donner des indications précises sur le siége de la lésion. Le porteur aux halles, dont nous venons de parler, fut pris subitement d'une douleur très-vive dans la fosse iliaque gauche. Or l'autopsie démontra l'existence d'un étranglement par torsion de l'S iliaque. Dans l'observation 89, on a noté que la douleur était vive surtout à la partie supérieure et gauche de l'abdomen ; or, l'autopsie démontra l'existence d'un étranglement par torsion du gros intestin, au niveau de l'angle gauche du colon. Dans ce cas, il y eut de la diarrhée au début, mais on doit noter que les accidents étaient survenus à la suite d'une indigestion ; et dans des cas semblables, quelle que soit la nature de l'étranglement, il n'est pas rare de voir de la diarrhée au début ; mais celle-ci cesse bientôt et est remplacée par la constipation. Quelquefois encore, soit par le cathétérisme anal, soit par les lavements, il y a eu quelques selles, mais dans les derniers temps de la maladie, et sans bénéfice aucun pour le malade. Ces particularités notées et appréciées à leur juste valeur, on voit que l'étranglement interne par torsion de l'intestin se rapproche davantage sous le rapport symptomatologique des étranglements par brides, ouvertures anormales, etc., que des étranglements par invagination et par rétrécissement.

Nous avons fait remarquer, au commencement de ce chapitre, que l'étranglement par torsion avait presque exclusivement son siége sur le gros intestin. Par ce seul fait, il était permis de soupçonner que le volume acquis par l'abdomen devrait être considérable ; c'est ce qui arrive en effet. Dans l'observation 87, « abdomen considérablement distendu par des gaz et résonnance tympanique très-prononcée particulièrement sur le trajet du colon. » Dans l'observation 91 : « la tuméfaction de l'abdomen augmenta graduellement jusqu'à offrir l'aspect de celui d'une femme arrivée à la période la plus avancée de la grossesse. » Dans l'observation 88 : ventre tendu, ballonné uniformément, sonore à la percussion partout, excepté dans la fosse iliaque gauche et le flanc du même côté, où la sensibilité était très-vive à la pression. Je ne puis m'empêcher de faire remarquer que dans ce dernier cas il ne pouvait guère exister de doute sur le siége de l'étranglement, et sur le point des parois auxquelles il correspondait ; on y trouvait, en effet, la réunion des signes suivants : maladie ayant débuté par une douleur violente dans la région iliaque gauche ; développement de toute la surface de l'abdomen ; persistance de la douleur à son point d'origine avec sensibilité vive à la pression ; sonoréité dans tout l'abdomen excepté au niveau de la région douloureuse.

Les vomissements paraissent n'être pas constants dans l'étranglement par torsion, je trouve, en effet, plusieurs cas dans lesquels il est dit positivement qu'il n'y avait que des éructations et des nausées. Dans deux cas, les vomissements furent stercoraux. Nous garderons, à ce sujet, la même réserve que pour la fréquence de la maladie elle-même. Des observations plus nombreuses et plus complètes sont nécessaires pour établir quelque chose de positif à ce sujet. Nous aurons, du reste, occasion de revenir plus tard sur cette question dans un chapitre spécial.

§ III. — *Observations.*

Obs. 86. — Etranglement de la fin de l'iléon par torsion sur son axe. « Tous les symptômes d'un étranglement interne, vomissements stercoraux ». — Sur un homme.

(*Journal de médecine*, juin 1844, p. 189 et 249.)

Obs. 87. — Etranglement de l'S iliaque du colon par torsion sur elle-même. Constipation non absolue ; vomissements verdâtres. Perforation. — Durée des derniers accidents, une vingtaine de jours. — Homme de 26 ans, coffretier.

(Docteur Barlow. *Arch. gén. de méd.*, 1845, t. VIII, 4e série, p. 94 et suiv.)

Obs. 88. — Etranglement interne par torsion d'une anse formée par l'S iliaque du colon et tordue autour de l'axe représenté par son pédicule. Constipation ; pas de vomissements. — Cinq jours de durée. — Homme de 56 ans, porteur aux halles.

(*Thèse de* M. Bayon 1858.)

Obs. 89. — Etranglement du cæcum par déplacement et torsion

portant surtout sur le colon ascendant. Constipation incomplète ; pas de vomissements. — Homme de 24 ans.

(Abercrombie, *mém. cité*, 19e obs.)

Obs. 91. — Etranglement de l'S iliaque par torsion sur elle-même de gauche à droite. — Homme de 61 ans. (Id. obs. 12.)

Obs. 92. — Etranglement par renversement et torsion de l'S iliaque sur elle-même. Constipation, vomissements stercoraux. Entérotomie, mort. — Homme de 50 ans.

(Trousseau. *Leçons orales, et Nélaton, loc., cit.*, t. IV, p. 477.)

Obs. 93. — Etranglement par torsion du cœcum et du colon ascendant sur eux-mêmes. « Tous les symptômes d'une hernie étranglée. » Péritonite. — Homme de 54 ans.

(Rokitansky. *Loc. cit.*, 1re obs. de la 2e espèce.)

Obs. 94. — Etranglement par renversement et torsion du cœcum et du colon ascendant. Perforation. Constipation non absolue ; vomissements à odeur stercorale. Durée 18 à 20 jours.

(*Union méd.* 1856, p. 230, docteur Moutard-Martin.)

Obs. 95. — Etranglement du jéjunum tordu trois fois sur lui-même à son origine. Vomissements bilieux très-abondants, constipation non absolue. — Homme de 27 ans, bottier.

(Andral. *Nouveau journal de méd. chir. et pharm.* 1822, t. XV, p. 3 et suiv.)

ARTICLE II.

DE L'ÉTRANGLEMENT PAR FLEXION.

§ I. — *Anatomie pathologique.*

Lorsqu'une portion d'intestin a contracté avec les parties voisines des adhérences morbides, elle est partiellement frappée d'une immobilité qui apporte un obstacle plus ou moins considérable à la libre circulation des matières. Si à ces conditions défavorables viennent se joindre des inflexions plus ou moins prononcées et plus ou moins multipliées de la portion d'intestin adhérente, l'obstacle au cours des matières peut devenir considérable, complet, et amener la mort par lui-même. C'est à ce titre que nous donnons ici une place à cette variété qui ne paraît d'abord pouvoir être rangée parmi les étranglements qu'en forçant un peu les analogies. (1)

Une malade de M. Louis présenta tous les symptômes d'un étranglement interne ou d'un obstacle quelconque au cours des matières ; les douleurs de ventre, le météo-

(1) M. Cossy, dans un excellent travail que nous avons déjà cité, applique aux cas qui nous occupent la dénomination d'*engouement.* Mais l'engouement n'est que le résultat de la disposition vicieuse de l'intestin, de la lésion, et c'est d'après cette lésion, que, pour rester fidèle à notre plan de classification, nous devons dénommer la maladie.

risme, la constipation opiniâtre etc., à l'autopsie on trouva qu'à 12 pouces du cœcum, l'intestin grêle était fixé à la partie inférieure du bassin, sur le côté droit de l'utérus; que l'anse qui précédait immédiatement cette adhérence formait un angle très-aigu avec celle qui la suivait, et qu'au sommet tronqué de cet angle l'intestin formait une espèce de Z. L'intestin situé au-dessus était énormément dilaté, et ses parois hypertrophiées.

Un homme de 24 ans avait été sujet pendant plusieurs années à de violentes attaques de douleurs dans l'abdomen, surtout du côté droit. Symptômes d'étranglement ; suppression non absolue des évacuations. — A l'autopsie on trouva que le colon ascendant s'était infléchi sur le cœcum avec lequel il avait contracté une adhérence solide de deux pouces d'étendue environ.

D'autres fois la disposition morbide est beaucoup plus compliquée : chez les sujets des observations 3 et 4 de ce même mémoire, il existait des symptômes incomplets mais non douteux d'un obstacle au cours des matières fécales ; à l'autopsie, on trouva dans le premier cas, de nombreux coudes et sinuosités de l'intestin grêle causés par l'adhérence de divers points de la moitié inférieure de l'iléon au détroit inférieur du bassin, ainsi qu'à un kyste séreux de l'ovaire. Dans le deuxième cas, l'obstacle résultait d'adhérences de la fin de l'iléon avec le détroit supérieur du bassin. Dans un autre cas où les accidents sont mieux caractérisés : ventre météorisé, constipation opiniâtre, vomissements de matières brunâtres et fétides; la cause résidait dans l'adhérence de deux anses de l'iléon voisines du cœcum, à la face postérieure de la vessie hypertrophiée.

Dans tous les cas que nous venons de rapporter, il existe un fait anatomo-pathologique dominant et constant ; c'est l'existence d'adhérences péritonéales unissant plusieurs anses intestinales entre elles, aux parois du bassin, à l'un des organes du bas ventre ou à une production morbide. De ces adhérences il résulte, ainsi que le fait bien remarquer M. Cossy « une direction très-sinueuse de l'intestin, des coudes anguleux plus ou moins nombreux, en un mot une disposition telle qu'il est évident que l'action de ses fibres musculaires, tant longitudinales que circulaires, avait dû être nécessairement entravée à ce niveau.

Il ressort encore des recherches du même auteur que les cas d'adhérences générales de l'intestin ne s'accompagnent d'aucun trouble notable dans le cours des selles; mais que ce trouble existe d'une manière positive quand des adhérences peu étendues occupant l'excavation du bassin maintiennent dans une position déclive et manifestement vicieuse quelques anses d'intestin.

M. Cossy a étudié avec beaucoup de soin et de détails la question qui fait l'objet de ce court chapitre ; mais il reconnaît lui-même que des conclusions ne doivent être tirées qu'avec une extrême réserve, et que de nouvelles observations sont nécessaires pour jeter quelque lumière ce point obscur et inexploré avant lui, de l'histoire des rétentions stercorales.

Pour nous il résulte de l'examen des faits que, par

suite d'une position vicieuse de l'intestin, consistant surtout dans une inflexion à angle aigu, disposition vicieuse maintenue par des adhérences, le cours des matières intestinales peut être interrompu complétement.

Qu'il survient dans la partie de l'intestin située au-dessus de l'obstacle des altérations en tout analogues à celles que l'on rencontre dans les variétés les mieux caractérisées de l'étranglement. Que ces lésions peuvent, comme dans le cas de M. Louis, s'accompagner de symptômes tels que le diagnostic porté sera, infailliblement, étranglement interne.

Que, si les faits observés ne sont pas en assez grand nombre pour qu'on puisse les comparer de tous points et d'une manière un peu sûre aux variétés acceptées d'étranglement interne, il n'y en a pas moins là un chapitre à ouvrir et des particularités importantes à signaler aux observateurs.

Enfin, l'obstacle au cours des matières causé par une position vicieuse de l'intestin, pouvant amener par lui seul la terminaison funeste, ou au moins en devenir la cause déterminante, le médecin légiste ne doit pas ignorer les faits de cette nature ; car il est assez souvent consulté sur la question de savoir si un individu, mort assez rapidement à la suite d'une affection caractérisée par des vomissements abondants et des coliques, n'a pas succombé à un empoisonnement (1).

(1) La question des étranglements internes, en général, mérite toute l'attention des médecins légistes. La remarquable relation

§ II. — *Observations.*

Obs. 96. — Engouement (1) de l'intestin grêle par l'adhérence d'une portion de l'iléon voisine du cœcum à l'utérus. Constipation opiniâtre, — vomissements bilieux. Durée, 5 semaines environ. — Pas de péritonite. — Femme de 31 ans.

(Louis. *Arch. gén. de méd.* 1re série, t. xiv, p. 193 ; et 1re obs. du *Mém. de Cossy, mém. de la soc. méd. d'obs.* 3e vol., 1856, p. 54.)

Obs. 97. — Engouement de l'intestin grêle survenu dans le cours d'une péritonite tuberculeuse; adhérences étendues de l'iléon dont deux circonvolutions voisines du cœcum sont fixées au plancher de l'excavation pelvienne. Constipation non absolue. Vomissements stercoraux. Durée des derniers accidents, 17 à 18 jours. — Homme de 32 ans, cordonnier.

(2e obs. de M. Cossy, *mém. cité.*)

Obs. 98. — Engouement incomplet de l'intestin grêle causé par l'adhérence de divers points de la moitié inférieure de l'iléon au détroit inférieur du bassin, ainsi qu'à un kyste séreux de l'ovaire droit. Vomissements verdâtres, — selles diarrhéiques, — marche lente. Femme de 35 ans, cuisinière.

(3e obs. *Mém. cité.*)

de l'autopsie judiciaire de la demoiselle Hulin, danseuse de l'Opéra, donnée par M. Rostan dans les archives, montre quelles conséquences graves pourrait entraîner, en pareille circonstance, l'inexpérience du médecin.

(1) Quoique nous ne l'adoptions pas, nous avons conservé, dans ces résumés, le mot *engouement*, pour n'altérer en rien le texte de M. Cossy, auteur de la plupart de ces observations.

Obs. 99. — Engouement de l'intestin grêle causé par des adhérences très-anciennes de la fin de l'iléon avec le détroit supérieur du bassin. — Péritonite aiguë générale, précédant immédiatement les symptômes de l'engouement. Vomissements bilieux. — Constipation et diarrhée. Durée, un mois environ. — Homme de 40 ans, paveur.

(4e obs. *Mém. cité.*)

Obs. 100. — Engouement de l'intestin grêle par suite de l'adhérence de deux anses de l'iléon voisines du cœcum à la face postérieure de la vessie hypertrophiée. Péritonite aiguë. Constipation, — vomissements abondants de matières fétides. Durée, 8 jours. — Homme de 49 ans, manouvrier.

(5e obs. du *mém. cité.*)

Obs. 101. — Obstacle au cours des matières fécales par suite de l'adhérence de l'S iliaque du colon à l'utérus cancéreux. Constipation non absolue, — vomissements de liquides verdâtres et jaunâtres. — Durée, 20 jours environ. — Femme de 56 ans, blanchisseuse.

(6e obs. du *mém. cité.*)

CHAPITRE IV.

DES ÉTRANGLEMENTS PAR BRIDES SOLIDES.

Ainsi que nous l'avons indiqué déjà, nous divisons la grande classe des étranglements de l'intestin par des brides en deux genres principaux distingués suivant que l'agent de l'étranglement consiste en une *bride solide* (brides fibreuses, épiploiques, mésentériques, etc.), ou en une *bride formée par un organe creux* (brides appendiculaires, diverticulaires, intestinales, etc.) Les rapprochements et les oppositions que présente l'étude des étranglements par brides ainsi envisagée nous ont paru n'être pas sans importance au point de vue pratique, ainsi que nous essaierons de le montrer dans la suite de ce travail.

§ I. *Anatomie pathologique.*

L'étranglement interne par *brides solides* a été observé à peu près sur tous les points du canal intestinal, mais avec cette particularité que, dans la grande majorité des cas, il porte sur l'intestin grêle. Sur 38 observations dans lesquelles il est donné des détails plus ou moins complets sur le siége de l'étranglement, je trouve que 32 fois la lésion existait sur l'intestin grêle, et 6 seulement sur le gros intestin. Dans le premier cas, l'étranglement porte presque toujours sur l'iléon, souvent dans sa partie inférieure ; très-exceptionnellement l'étranglement porte sur le jéjunum. Dans le second cas, la lésion a été observée à peu près également sur les divers points du gros intestin, peut-être un peu plus souvent sur l'S iliaque du colon.

En résumé : *l'étranglement interne par brides solides s'observe beaucoup plus souvent sur l'intestin grêle que sur le gros intestin ; dans les cas où l'étranglement a son siége sur le petit intestin, on le rencontre surtout vers l'iléon et vers sa partie inférieure. Pour le gros intestin, le siége le plus fréquent paraît être à l'S iliaque du colon.*

Cette démonstration numérique ne vient, d'ailleurs, que confirmer un fait qu'il est facile d'expliquer, et que l'on pouvait prévoir : à savoir que les parties les plus mobiles de l'intestin, celles qui présentent à un état de liberté plus grand dans la cavité abdominale toute ou presque toute leur circonférence, pourraient plus facilement former des anses, être embrassées par des brides développées dans la cavité péritonéale, ou qu'elles pénètreraient plus facilement sous les arcades ou à travers les anneaux que ces brides peuvent constituer. Nous allons nous livrer maintenant, en nous attachant à l'analyse des faits observés, à la description des diverses variétés d'étranglement par brides solides, cherchant toujours à catégoriser les faits les plus analogues et à établir un peu d'ordre dans le dédale des faits particuliers.

Presque toutes les brides solides qui ont pu donner lieu à des étranglements dans la cavité de l'abdomen sont *accidentelles*, en ce sens que, presque toujours, l'étranglement a été précédé par un travail morbide qui, le plus souvent, consiste en phlegmasies adhésives. Il est impossible, toutefois, au point de vue anatomo-pathologique, de ne pas établir une distinction entre les brides formées par des parties existant à l'état normal dans la cavité de l'abdomen (mésentère, épiploon) et ayant, ou non, contracté des adhérences morbides, et les brides de formation entièrement nouvelle (brides constituées par de la lymphe plastique, du tissu cellulaire, formant cordons, bandes et bandelettes plus ou moins denses, plus ou moins résistantes, et, en général, peu vasculaires).

Nous étudierons successivement les étranglements de l'intestin par le mésentère, l'épiploon, et par les brides de formation nouvelle.

1° Étranglement par le mésentère.

L'étranglement interne, de l'intestin par le mésentère. son mécanisme, ont été nettement signalés par M. Andral et par M. Cruveilhier ; mais c'est à M. Rokitansky que l'on doit les études les plus approfondies sur cette forme qui rentre dans la *première espèce* de sa classification.

La lecture du fait suivant en fera comprendre tous les détails :

« A l'ouverture du cadavre d'un homme âgé de 48 ans, on trouva la dernière partie de l'S iliaque du colon comprimée par le mésentère de l'intestin qui plongeait dans la cavité du petit bassin. Le mésentère formait, dans cette situation, un pédicule arrondi, d'environ trois pouces de long et d'un demi-pouce d'épaisseur, auquel était attachée la totalité des circonvolutions de l'intestin grêle ; le cordon ou pédicule tendu par ce poids passait sur la portion indiquée de l'S iliaque, et présentait, en certains points, une apparence tendineuse (1).

Une disposition analogue est indiquée dans l'observation 116, et c'est encore l'S du colon qui est étranglée. — Dans un autre cas, c'est la partie inférieure de l'intestin grêle qui est comprimée par le pédicule mésentérique tendu par le poids de la masse des circonvolutions intestinales. Les malades sur lesquels ces lésions furent constatées étaient assez avancés en âge : 48 ans, 76, 84 ans. M. Rokytansky a conclu de ces faits et d'autres sur lesquels nous aurons à revenir que « cette espèce d'étranglement arrive plus souvent chez les personnes avancées en âge, et qu'on doit rechercher des causes prédisposantes dans l'allongement et le relâchement du mésentère, dans les accumulations de matières fécales dans les intestins, les hernies volumineuses, et dans les adhérences des circonvolutions entre elles. » Dans un cas de cette nature observé par M. Cruveilhier, le mésentère avait subi une

(1) Obs. 114.

torsion sur lui-même, en vertu de laquelle il avait formé une bride extrêmement résistante, qui, appliquée sur l'intestin, interceptait complètement le cours des matières ; il s'agissait d'une malade avancée en âge (75 ans). (*obs.* 117).

En résumé, dans la forme d'étranglement que nous étudions, le repli mésentérique, considérablement allongé, quelquefois tordu sur lui-même, forme une bande ou une corde menée, de son insertion supérieure, au petit bassin ; les anses de l'intestin grêle, massées et appendues en partie à son extrémité inférieure, plongent dans la cavité du petit bassin, et forment un véritable poids qui maintient tendue la corde mésentérique ; si une portion d'intestin est placée sous cette corde, elle peut être comprimée et étranglée.

2° Etranglement par l'épiploon.

Le mode le plus simple de cette forme d'étranglement est constitué par l'adhérence de l'épiploon en un des points de la partie inférieure de la cavité abdominale. Cette adhérence a lieu fréquemment *dans les cas de hernie* ; et il y aurait, à cette occasion, à examiner s'il ne serait pas légitime de rattacher à cette cause, dans quelques cas, les accidents d'étranglement que l'on observe chez des individus atteints de hernies, et qui ne peuvent être expliqués ni par l'état du sac, ni par l'état des anneaux. — Les faits suivants viennent à l'appui de cette proposition :

Un homme de 35 ans, ayant une hernie inguinale gauche depuis 10 ans, est pris de symptômes d'étranglement; on réduit la hernie; les accidents persistent et la mort survient. — A l'autopsie, Lapeyronie trouve que l'épiploon adhère au bord de l'ouverture interne de l'anneau, et forme, par cette adhérence, une bride qui a étranglé l'intestin.

M. Verneuil pratique la kélotomie, pour une hernie inguinale ancienne, chez un individu présentant des symptômes d'étranglement; l'intestin est réduit; le malade succombe; et à l'autopsie, on constate que l'épiploon, adhérent au collet du sac, forme une bride résistante, partageant en deux portions la masse intestinale, et laissant un tiers à gauche et les deux tiers à droite. « Ainsi, dit M. Verneuil, outre l'étranglement de la hernie par le collet du sac, il y avait gêne au cours des matières par la disposition pathologique de l'épiploon; et c'est dans cette dernière circonstance qu'il faut rechercher les causes de la mort. » (*Bull. de la soc. anat.* 1850, 2e série, t. I, p. 332.)

Dans un des cas de Scarpa, l'épiploon était divisé en deux portions, dont l'une antérieure, plus grande, de forme triangulaire, descendait en pointe vers un anneau herniaire inguinal du côté droit et se prolongeait dans le sac; la postérieure, plus petite, s'enfonçait derrière un repli du mésentère qui soulevait plusieurs circonvolutions de l'iléon. De la première, on voyait se détacher, à l'endroit même où elle pénétrait dans la hernie, une bandelette d'apparence fibreuse, large de 4 lignes et épaisse de 2, qui, se portant derrière les circonvolutions de l'iléon, allait s'unir à la deuxième portion de l'épiploon sus-mentionnée. — La réunion des deux parties de l'épiploon au moyen de cette bandelette, formait une grande anse qui embrassait plusieurs circonvolutions de l'iléon et qui, de plus, étranglait le même intestin à peu de distance du collet du sac herniaire en le comprimant contre le mésentère (1).

(1) Obs. 138. *Traité des hernies*, traduction de Cayol, 1823.

3° Étranglement causé principalement par des brides accidentelles.

Dans les cas que nous venons de passer en revue, c'est toujours l'épiploon qui constitue la bride, et son point d'insertion inférieur seul varie. Lorsque la bride est constituée par une production accidentelle, ses deux extrémités peuvent prendre leurs points d'insertion dans les points les plus divers de la cavité abdominale. Elle peut 1° s'insérer par ses deux extrémités sur un des points *des parois* de la cavité de l'abdomen, 2° d'une part, *en un point des parois*, et, d'autre part, *sur un des organes contenus*, 3° enfin, la bride peut s'insérer, *par ses deux extrémités, sur une ou sur plusieurs des parties contenues.*

1er CAS. Chez le malade de l'observation 132, une bride fibreuse très-solide était fixée, d'une part, à la paroi abdominale antérieure dans un point situé à droite et un peu au-dessous de l'ombilic, et accolée au péritoine de cette paroi dans l'étendue de 5 à 6 centimètres. Par son extrémité inférieure, elle adhérait au niveau de l'épine iliaque antérieure et supérieure droite ; une anse de l'iléon s'était insinuée entre la paroi abdominale et la bride, et s'y était étranglée.

Chez le sujet de l'observation 137, une bande fibreuse, émanée de la marge du détroit supérieur du bassin, vis-à-vis de la symphyse sacro-iliaque droite, va se fixer à l'angle sacro-vertébral ; une anse d'intestin pend dans le petit bassin et vient s'étrangler contre cette bride fibreuse.

2° CAS : *La bride s'insère, d'une part, sur l'un des organes de la cavité abdominale et, de l'autre, se rend aux parois de cette cavité.* En voici quelques exemples :

Chez le sujet de l'observation 104, une bride, d'apparence épiploique, était étendue du bord gauche du foie à la partie droite de l'abdomen, passant sur l'intestin grêle qu'elle comprimait d'une manière intense, à trois travers de doigt au-dessus de la valvule iléo-cœcale.

Dans l'observation 105 : du bord droit du foie partait une bride arrondie, de 2 lignes de diamètre, un peu aplatie à son origine, passant sur le milieu des intestins grêles, et venant se rendre, en travers, vers le milieu du flanc gauche ; à sa partie moyenne venait se rendre une autre bride qui partait de la fosse iliaque droite. Chez le sujet de l'observation 127 une bride membraneuse, s'insérant en bas à la lèvre interne du rebord du bassin, dans le point d'union du pubis avec l'ilium, où existait, aussi, une adhérence de l'épiploon, s'attachait par son extrémité supérieure au mésentère de l'iléon.

Dans l'observation 129, l'iléon était étranglé par une bride, insérée d'une part à la partie moyenne et au bord libre de l'S illaque du colon, et de l'autre dans un vieux sac herniaire de la région inguinale gauche.

3° CAS. *Les deux extrémités de la bride sont fixées sur l'un des organes contenus dans la cavité de l'abdomen, ou sur des organes différents.*

Chez le sujet de l'observation 121, une bande membraneuse s'étendait sur la surface antérieure du mésentère d'une anse de l'iléon, d'environ un pied de longueur. —

Les deux extrémités de cette bande étaient fixées sur la portion du mésentère la plus voisine de l'intestin, et étaient distantes l'une de l'autre d'environ 3 pouces. — L'intestin était étranglé sous l'arcade ainsi formée.

Dans l'observation 113 une bride simulant un cordon nerveux, passe d'un point du mésentère à un autre très-voisin, et c'est sous l'arcade ainsi formée que s'est étranglé l'iléon. A 10 pouces plus loin se trouve un autre étranglement à peu près semblable.

Dans d'autres cas (1), les extrémités de la bride ne s'insèrent plus sur la même face, mais sur les faces opposées du mésentère, et étranglent la portion d'intestin par-dessus laquelle elles passent. Dans l'observation 112, une appendice graisseuse, d'environ un pouce de longueur, et d'une ligne et demie dans sa plus grande largeur, adhérente par l'une de ses deux extrémités à l'une des faces du mésentère, vient s'insérer à l'aide d'un filet ligamenteux vers la face opposée de l'endroit correspondant du mésentère, de manière, dit l'auteur de l'observation, à comprendre l'intestin comme un anneau comprend une bourse.

« Une fausse membrane peut partir d'un côté du mésentère, pour aller se fixer à la face opposée de ce repli du péritoine de manière à former une arcade qui, par sa concavité, embrasse les circonvolutions intestinales sans leur adhérer ; de cette arcade peut partir une autre bride qui, en remontant vers la partie supérieure

(1) Obs. 111.

de l'abdomen, se bifurque elle-même, et qui, par les extrémités de cette bifurcation, vient se fixer encore de chaque côté du mésentère ; de telle sorte que l'intestin grêle peut être non-seulement étranglé par la première bride disposée en arcade, mais encore s'introduire entre cette arcade et la seconde bride, et s'y étrangler. J'ai vu un cas de ce genre sur le cadavre du changeur Joseph, dont l'autopsie juridique fut faite par MM. Adelon et Richerand. » *(Jobert de Lamballe. — Loc. cit.)*

Dans l'observation 109, une bride de 4 pouces de long, insérée par un bout au mésentère, puis à la fin du jéjunum, et par l'autre, latéralement, à l'iléon, formait un collet dans lequel une anse de l'iléon s'était étranglée. Dans l'observation 130 : une bande de lymphe plastique, menée d'un point du mésentère à l'ovaire et à la trompe droite, produisait un étranglement, chez une femme atteinte de métro-péritonite.

Mécanisme de l'étranglement par brides.

Quels que soient, d'ailleurs, les points d'insertion d'une bride intra-abdominale, les divers mécanismes suivant lesquels s'opère l'étranglement peuvent être rangés dans l'une des deux catégories suivantes :

Tantôt, les deux extrémités de la bride étant assez éloignées l'une de l'autre, il en résulte *une sangle, ou une arcade* plus ou moins prononcée, mais non un anneau complet ; l'intestin s'engage et s'étrangle entre cette bride et la partie qui sous-tend l'arc qu'elle forme.

Cette dernière partie varie suivant les points d'insertion de la bride : si celle-ci, par exemple, s'insère par ses deux extrémités sur le repli mésentérique, c'est le mésentère qui complète l'anneau ; ailleurs, c'est la paroi abdominale ; ailleurs encore, c'est une portion d'intestin, l'utérus, etc. Pour que l'étranglement s'opère dans ces conditions, il faut, ou que la bride soit fortement tendue, ou que ses points d'insertion ne soient pas trop éloignés. Quand ces conditions n'existent pas, on voit quelquefois intervenir un mécanisme assez curieux et assez difficile à expliquer d'une manière tout-à-fait satisfaisante : la bride, alors, soit qu'elle se soit contournée autour d'une anse intestinale, alors qu'elle avait encore une de ses extrémités libre, soit que ses deux points d'insertion s'étant rapprochés, elle se soit repliée et courbée sur elle-même, forme une sorte de lacs, d'anneau, quelquefois double, dans lequel sont comprises et étranglées une ou plusieurs portions d'intestin. Ce dernier mécanisme a été nettement indiqué dans le mémoire d'Hévin, à propos du fait suivant.

Un jeune homme succombe aux accidents de l'étranglement interne. A l'ouverture du cadavre, on trouve un paquet d'intestin lié et étranglé par une corde membraneuse ayant deux lignes d'épaisseur, et sous laquelle on pouvait faire passer le bout d'une sonde. La bride avait 4 pouces de long, tenait par une de ses extrémités au mésentère près la fin du jéjunum, et, par l'autre, latéralement à l'iléon, de sorte qu'il y avait 3 pieds et 2 pouces d'intestin entre les deux points fixes de cette bride. « On conçoit aisément, dit Hévin, comment l'étranglement a pu se former ; les intestins sont des parties flottantes ; dans un changement de position, ils auront rapproché les attaches de la bride, et, s'étant croisés, il en sera résulté un collet dans lequel une anse d'intestin s'est insinuée. »

Ailleurs, la disposition est un peu plus compliquée : dans l'observation 127, une bride membraneuse, attachée par une de ses extrémités à la portion du mésentère attenante à l'iléon, s'avançait d'abord en avant, puis perpendiculairement à l'intestin, se retournait brusquement en formant un cercle qui saisissait l'intestin, remontait en arrière et un peu en haut vers l'hypocondre gauche, et venait s'attacher, avec une adhérence de l'épiploon, à la lèvre interne du rebord du bassin dans le point d'union du pubis avec l'ilium sans adhérer à l'intestin. Dans l'observation 134, la bride faisait deux tours sur elle-même et embrassait la fin de l'iléon, l'appendice vermiforme et le colon ascendant. Dans l'observation 127 ; la bride formait un tour et demi autour de la courbure gauche du colon, de son mésentère et d'une portion du grand épiploon. Dans le cas présenté par M. Vidal à la société anatomique, et publié dans les bulletins de cette société, la bride, constituée par l'épiploon, faisait deux tours de spire autour de la masse des intestins grêles.

Dans les cas où les deux extrémités de la bride s'insèrent au même point, ou dans des points très-voisins, l'étranglement de l'intestin est opéré par un anneau complet qui, suivant la comparaison faite par M. Rostan, serre le tube intestinal à la manière de l'anneau d'une bourse.

Les conditions sont alors à peu près les mêmes que s'il s'agissait d'un étranglement de l'intestin par l'anneau ou par le collet d'un sac herniaire.

Nous avons envisagé jusqu'ici l'étranglement interne de l'intestin par les brides solides presque exclusivement à son point de vue mécanique ; nous verrons, en étudiant les lésions anatomiques, quelles sont les circonstances qui favorisent ou déterminent la production de l'étranglement. Avant, toutefois, de passer à cette étude, il nous reste à signaler un fait exceptionnel, et dépendant d'une disposition anatomique spéciale et que jamais plus, peut-être, on n'aura l'occasion d'observer. Il s'agit de ce cas dans lequel M. Laugier trouva une anse d'intestin étranglée, dans la cavité de l'abdomen, par une bride circulaire complète, formant un anneau entier et libre de toutes parts.

Altérations anatomiques.

Dans le plus grand nombre des observations d'étranglement interne par brides intra-abdominales que l'on trouve dans les divers recueils, les auteurs ont décrit avec assez de détails la forme et la dimension des brides, leur direction, leurs points d'insertion, et la portion du canal intestinal sur laquelle avait porté l'étranglement ; mais, presque toujours ils ont décrit avec moins de détails, et surtout avec moins de clarté, les lésions anatomiques des parties étranglées et des agents de l'étranglement. — Cette description n'eût cependant pas été inutile ; car.

ici, la question devient plus complexe, et il ne suffit plus de décrire, comme dans le rétrécissement, par exemple, les altérations des parties supérieures et des parties inférieures à l'étranglement ; mais il devient nécessaire d'énumérer avec précision : 1° les altérations que peuvent présenter les agents de l'étranglement, à la manière dont les chirurgiens décrivent les modifications survenues dans les anneaux ou dans le collet du sac herniaire ; 2° indépendamment du bout supérieur et du bout inférieur, il y a, ici, comme dans les hernies proprement dites, *une partie intermédiaire*, une *anse* d'intestin, comprise entre les deux bouts, et dans laquelle existent les altérations principales.

1° Altérations des agents de l'étranglement.

Comme nous l'avons dit plus haut, les brides solides, accidentelles, qui donnent lieu aux étranglements internes sont en général peu vasculaires ; il en résulte qu'elles participent assez peu aux lésions de nature inflammatoire qui surviennent. On en trouve la preuve immédiate dans l'existence de ces brides qui étranglaient vigoureusement l'intestin, et qui furent trouvées, à l'autopsie, conservant leur état normal, et n'ayant contracté aucune adhérence avec les parties étranglées. Mais il n'en est pas toujours ainsi ; les brides épiploiques sont sujettes aux altérations les plus variées ; et, dans quelques cas les brides accidentelles ont présenté les traces non douteuses d'un travail inflammatoire. Chez le malade de l'observation 134, la bride fut trouvée rouge, violette, mais elle n'avait pas contracté d'adhérences avec l'intestin. Dans l'observation 110, l'auteur fait remarquer que la bride devait être vasculaire, car elle était noirâtre et déjà gangrenée, au point qu'il ne fallait qu'un léger effort pour la rompre ; et il fait, à cette occasion, cette remarque importante : que cette altération de la bride constituait une circonstance particulièrement favorable, et que, si la vie eût pu se prolonger, elle eût pu se rompre facilement, et amener ainsi le dégagement de l'anse étranglée. Il en était probablement ainsi chez le jeune malade pour lequel M. Nélaton pratiqua une si heureuse opération de gastro-entérotomie, en introduisant le doigt dans la plaie de l'abdomen, l'habile chirurgien crut sentir un cordon résistant qui céda à la traction qu'il opéra sur lui.

2° État des parties étranglées.

Dans certains cas l'agent constricteur porte sur un point de la circonférence de l'intestin, et l'effacement de sa cavité s'opère, alors, d'une manière analogue à celle qui amène, par exemple, l'effacement de la cavité d'une artère quand on la comprime avec le doigt ou qu'on la serre avec une ligature. Il y a alors simplement : un bout supérieur, un point étranglé, et un bout inférieur. Mais dans la plupart des cas, la constriction porte sur une ou plusieurs circonvolutions intestinales, et il y a alors une ou plusieurs anses étranglées. — Il en résulte, comme nous l'avons déjà indiqué, qu'indépendamment de l'existence du point étranglé, d'une partie d'intestin inférieure à ce point et d'une partie supérieure, il y a une anse étranglée à ses deux extrémités.

La portion d'intestin aux deux extrémités de laquelle porte l'étranglement peut être plus ou moins considérable ; quelquefois c'est une anse simple, de peu d'étendue, comparable à celle qui est contenue dans une hernie de petite dimension. Ailleurs, deux ou plusieurs anses sont embrassées par le lien constricteur, ou comprimées entre la bride et les parties sous-jacentes. Quelquefois enfin, c'est, comme dans le cas de M. Vidal, toute la masse de l'intestin grêle qui est entourée par l'agent constricteur ; et alors l'effacement du calibre de l'intestin est tellement multiple qu'il échappe à toute description.

En examinant à l'extérieur la portion d'intestin étranglée, on trouve quelquefois à sa surface, comme dans les hernies, une trace laissée par l'agent de l'étranglement. Il est probable, également que, comme dans les hernies, la striction peut aller jusqu'à produire des ulcérations soit de la séreuse, soit des tuniques internes ; mais je n'ai trouvé rien de positif, à ce sujet, dans les observations que j'ai pu réunir. Dans l'observation 130, on voit que la bride avait tracé sur l'intestin étranglé un cercle bleuâtre ; de même dans l'observation 132. Dans un autre cas (observ. 135), la ligne de constriction était indiquée par une dépression circulaire. Dans l'observation 137, il est dit que le point d'intestin qui porte contre la bride est marqué d'un cercle bleuâtre « indice d'un commencement de gangrène ; » dans ce cas la muqueuse était saine.

Quelquefois, on ne trouve dans l'anse étranglée que des traces d'inflammation (1) ; d'autres fois, l'anse est rouge, ecchymosée en plusieurs points, livide et noirâtre, mais non gangrenée (2). Dans un cas, l'anse d'intestin étranglée était affaissée, d'un rouge brun, couverte de sugillations ; sa muqueuse avait une coloration rouge violacée, et était tapissée de mucosités sanguinolentes. Dans le cas de M. Laugier, l'anse étranglée était d'un rouge vineux, ses contours étaient unis par une couche de fausses membranes sanguinolentes ou de fibrine. Chez le sujet de l'observation 121, la portion d'intestin étranglée était fortement épaissie, infiltrée de sang, et d'un noir verdâtre. Dans l'observation 122, l'anse formait une tumeur noire, de la grosseur d'une pomme d'api ; les tuniques intestinales n'étaient cependant que peu altérées que dans leur structure. Dans l'observation 109, l'anse étranglée est tuméfiée, noirâtre, sa cavité est remplie d'un liquide sanguinolent très-fétide ; elle était affaissée et enflammée chez le sujet de l'observation 110.

Les parties situées *au-dessus* de l'étranglement sont, comme toujours, distendues par les gaz et les matières, et présentent des traces de phlegmasie plus ou moins intenses. Mais ici, on ne trouve plus constamment, comme dans les cas de rétrécissement et d'invagination, cette hypertrophie considérable des parois de l'intestin, indice de l'ancienneté de l'affection. Une altération plus

(1) Obs. 127.
(2) Obs. 134.
(3) Obs. 135.

fréquemment signalée consiste dans le ramollissement qui accompagne l'épaississement, soit des parties étranglées, soit de celles qui sont situées au-dessus de l'étranglement (1). Dans l'observation 131, il est dit que des tractions, cependant assez ménagées, exercées pour dégager les anses intestinales, amenèrent des déchirures ; il est à noter que, dans ce cas, il n'y avait pas de signes de péritonite récente et que cette friabilité doit être rapportée, avec les auteurs de l'observation, à l'inflammation des tuniques de l'intestin.

Dans un certain nombre de cas, on constate des perforations qui se présentent, le plus ordinairement, sous l'aspect de déchirures ou de crevasses gangréneuses. Dans le cas qui fait le sujet de l'observation 124, il existait, *au-dessus* du point étranglé, une perforation à bords livides, et qui s'accrut par déchirure de l'intestin pendant les manœuvres de l'autopsie. Dans l'observation 104, la perforation avait lieu au *niveau même de l'étranglement.* Chez le sujet de l'observation 113, on trouvait, *sur l'anse étranglée*, une large déchirure irrégulière, frangée, à bords noirs et fétides, et s'étendant jusqu'à la partie voisine du mésentère. Dans les observations 104 et 124, la perforation avait donné lieu à un épanchement de matières fécales. — Chez le sujet de l'observation 113, malgré une large perforation, il n'y avait pas eu d'épanchement des matières fécales ; c'est que, dans ce cas, la perforation s'était produite *au-dessous* de l'étran-

(1) Obs. 131, 113, 119, 115, 127.

glement; et cette particularité est expliquée encore par l'existence d'un nouvel étranglement à peu près semblable situé à 10 pouces plus haut; on ne touva dans la cavité de l'abdomen qu'un liquide sanguinolent.

Dans le plus grand nombre de cas, on constate des traces de péritonite récente (1) ; il est dit dans très-peu d'observations seulement d'une manière positive, que cette péritonite n'existait pas.

Quelquefois, l'inflammation péritonéale consiste en une simple injection de la séreuse de l'intestin (2) ; d'autres fois, elle est plus étendue, mais développée surtout et presque exclusivement, autour du siége de l'étranglement. Dans d'autres cas, les anses intestinales sont agglutinées par un enduit visqueux, partiellement sanguinolent. Ailleurs, c'est une légère exsudation jaunâtre, peu adhérente à la surface des intestins. D'autres fois, enfin, la péritonite s'étend à la plus grande partie ou à la totalité de la cavité abdominale. Les anses de l'intestin sont, alors, agglutinées en masse, adhérentes entre elles, aux divers replis de la séreuse et aux parois de la cavité; l'épiploon s'unit aux anses intestinales par une de ses faces et à la paroi abdominale par l'autre. L'épanchement est, en général, assez peu abondant; il est séro-sanguinolent, séro-purulent ou purulent; il paraît n'être jamais constitué par de la sérosité pure, ainsi que cela a

(1) Obs. 102, 135, 136, 137, 104, 113, 120, 121, 115, 118, 134, 124, etc.

(2) Obs. 135.

lieu dans quelques cas de rétrécissement ou d'invagination.

§ II. *Symptômes et signes.*

Dans cette étude, nous insisterons, comme par le passé, sur les phénomènes qui paraissent particulièrement propres à la forme d'étranglement qui nous occupe.

Nous avons vu, en recherchant les symptômes antécédents dans les cas d'invagination et surtout de rétrécissement, que des accidents antérieurs, revêtant une forme spéciale : coliques, diarrhée, alternatives de diarrhée et de constipation, matières fractionnées, etc., précédaient le plus souvent, sous forme de crises plus ou moins répétées, l'attaque ultime. Dans les cas d'étranglement par brides, il existe aussi, très-fréquemment, des accidents antérieurs, mais ils ne sont plus de la même nature. Ces accidents qui remontent, en général, à une époque moins éloignée que ceux que l'on observe dans le cas de rétrécissement, présentent ce caractère particulier qu'ils surviennent le plus ordinairement d'une manière brusque après des efforts, des positions vicieuses, ou des indigestions, etc. ; qu'ils s'accompagnent de douleurs très-vives, de vomissements, et d'une constipation absolue. Quelques exemples pris dans nos observations vont nous servir à caractériser le mode particulier à ces accidents antérieurs.

Chez le malade qui fait le sujet de l'observation 102 il était survenu, quatorze mois avant la terminaison funeste, une attaque caractérisée par de fortes crampes dans le bas-ventre avec nausées et contipation n'ayant cédé qu'aux purgatifs ; depuis, le malade était resté sujet à des douleurs abdominales vives, débutant toujours d'une manière subite. Le malade de l'observation 131, avait eu, à plusieurs reprises, des douleurs abdominales, avec constipation prolongée n'ayant cédé qu'à l'usage des purgatifs violents. Le malade de l'observation 105 était sujet, depuis son enfance, à des coliques vives avec constipation de plusieurs jours de durée, — même accidents dans les observations 113, 120, 116, 118, etc.

Deux fois seulement, sur une vingtaine d'observations dans lesquelles il est donné quelques détails sur les antécédents des malades, l'existence de la diarrhée a été signalée parmi les accidents antérieurs.

Dans quelques cas, on reconnaît, positivement, l'origine première de la maladie, c'est-à-dire des accidents inflammatoires de l'abdomen qui ont donné lieu à la formation de brides ou d'adhérences normales. Dans l'observation 112, on voit que le malade avait eu un grand nombre de phlegmasies abdominales qui avaient exigé un traitement antiphlogistique très-énergique, et souvent répété. La malade de l'observation 122 avait eu, quelques années auparavant, une maladie pour laquelle on avait appliqué un grand nombre de sangsues sur l'abdomen. Une troisième malade avait eu, 18 mois avant, à la suite d'un accouchement, de vives douleurs dans l'abdomen, et avait été obligé de garder le lit pendant un mois. Un autre avait eu, quatre mois avant, « une inflammation du bas-ventre ». Un cinquième avait reçu, sept ans auparavant, un coup de pied de cheval au niveau de la fosse iliaque droite; une inflammation abdominale vive était survenue, et depuis ce temps il était toujours resté sujet aux douleurs abdominales.

Voici enfin un fait où tout est de la dernière évidence.

« Chez le changeur Joseph, dit M. Jobert, la cause de la formation des brides était facile à trouver, puisque plusieurs coups de poinçon avaient été portés dans le ventre; ils avaient enflammé le péritoine, et donné lieu à des fausses membranes. Ce malade, qui fut traité par le professeur Richerand, guérit parfaitement des plaies de tête, de poitrine et du ventre. Depuis plusieurs jours, il se promenait dans Paris, n'éprouvant d'abord que quelques coliques, qui ont fini par augmenter à la suite d'un effort; dès ce moment, il ressentit des envies de vomir, des vomissements; le ventre devint sensible à la pression, la face se plomba ; tout le corps devint froid, et, malgré tous les moyens énergiques employés, il mourut rapidement. »

Troubles de circulation des matières.

Nous avons vu que la constipation, les nausées, et les vomissements accompagnaient les attaques antérieures; tous ces accidents, portés au plus haut degré, se retrouvent dans l'attaque ultime.

L'existence des vomissements est signalée dans 21 observations sur 24 ; et, dans les autres, il n'est pas dit que ces vomissements n'aient pas eu lieu ; ils surviennent assez souvent tout-à-fait au début, ou quelques heures après, et, dans tous les cas, ils se manifestent rapidement ;

ils sont fréquents, abondants, presque incessants dans beaucoup de cas, quelquefois muqueux, bilieux, composés en grande partie par toutes les substances solides ou liquides ingérées par le malade, et qu'il rejette presque immédiatement. Ils s'accompagnent de nausées, de hoquet, d'éructations gazeuses souvent fétides, se produisant avec bruit.

Dans 17 observations seulement, la nature des vomissements est indiquée avec quelques détails, et sur ces 17 cas on voit que onze fois les vomissements ont été constitués par des matières fécales ou à odeur fécale, à une période plus ou moins avancée de la maladie, le plus souvent dans les derniers jours.

Quelque considérable que soit le degré de fréquence des vomissements stercoraux indiqués par ces chiffres, il est encore, sans aucun doute, pour moi au-dessous de la réalité. — Je n'ai pris, en effet, pour cette constatation numérique que les cas dans lesquels le fait est indiqué d'une manière positive ; dans les autres observations que j'ai dû consulter parce qu'elles renfermaient des détails intéressants à d'autres titres, les auteurs se bornent à dire que le malade a présenté, pendant la vie, « *tous les symptômes* » qui caractérisent l'étranglement. Nous nous bornons à constater ici cette extrême fréquence des vomissements stercoraux, et nous rechercherons ailleurs quelle valeur elle peut avoir au point de vue du diagnostic différentiel.

Comme les vomissements, la *constipation* est fréquente, précoce, opiniâtre soit dans les attaques antérieures, soit dans l'attaque ultime. Sur 20 cas dans lesquels il est donné des détails suffisants, la constipation est indiquée dix-neuf fois (1). Cette constipation existe dans les antécédents, s'établit dès le début de l'attaque ultime, est absolue, et résiste à tous les moyens employés contre elle ; le plus souvent même, il n'y a pas d'évacuations gazeuses par l'anus, fait d'ailleurs qui, pris en général, est un des meilleurs signes qui indiquent l'existence d'un obstacle considérable au cours des matières.

Il est bien évident (et je ne crois pas nécessaire de revenir souvent sur ce fait, car il est bien connu et commun à toutes les variétés d'étranglement) que le premier jour ou les premiers jours, le malade peut rendre encore quelques gaz (ceux qui sont contenus dans la partie d'intestin inférieure à l'étranglement) ou bien, quoique plus rarement, avoir spontanément une selle solide, ou bien encore que pendant plus ou moins longtemps les douches ascendantes et les lavements peuvent ramener quelques parcelles de matières fécales. Ce qu'il y a de particulier ici, et ce qui distingue le plus nettement à ce point de vue les étranglements par brides des rétrécissements ou de l'invagination, c'est que ce sont des matières solides qui sont expulsées dans le premier cas, et non des matières liquides comme dans le second. De même aussi, dans les étranglements par brides, les attaques antérieures, qu'il ait été donné ou non des purgatifs, se terminent

(1) Obs. 102, 131, 132, 133, 134, 135, 136, 137, 105, 109, 112, 119, 121, 122, 114, 118, 125, 126, 127.

par une évacuation abondante de matières fécales, et très-exceptionnellement seulement par de la diarrhée ; tandis que c'est par une diarrhée souvent très-prolongée que se terminent, le plus ordinairement, les attaques dues à l'invagination ou au rétrécissement. — Dans le premier cas la diarrhée est la très-minime exception; dans le second elle est la règle générale.

Symptômes fournis par l'examen de l'abdomen.

Le volume de l'abdomen ne paraît atteindre que rarement un degré considérable dans les étranglements par brides. La raison de ce fait est facile à donner ; dans la variété qui nous occupe, l'étranglement a son siége, le plus souvent, sur l'intestin grêle et, quelquefois, sur un point assez élevé de cet intestin ; la marche de la maladie est assez rapide, les vomissements sont précoces et très-abondants. — A cela on peut ajouter encore que, dans un certain nombre de cas, les adhérences multiples des anses intestinales entre elles, l'adhérence de l'épiploon qui forme une sorte de sangle au-devant des intestins, sont autant de circonstances qui, jointes aux précédentes, expliquent le développement relativement peu considérable du ventre.

Le début des accidents est souvent annoncé par l'apparition d'une *douleur* brusquement développée en un point de l'abdomen (1) ; et sur 22 cas, dans lesquels il est

(1) Obs. 102, 135. 137. 103, 105. 109. 110, 111, 113.

donné des détails suffisants, je trouve que la douleur est notée 20 fois dans le cours de l'affection, à un degré variable (1).

La douleur est, dans quelques cas, exaspérée ou calmée suivant les diverses attitudes du malade, et cette circonstance concourt à démontrer qu'indépendamment de la douleur propre à la péritonite, il existe une *douleur intestinale*, quelquefois excessive, causée par le fait de la striction opérée par la bride. Le malade de l'observation 134, était calmé en se plaçant dans le décubitus latéral droit, et en se courbant un peu en avant. — Dans l'observation 105, quand le malade se couchait sur le côté droit, il était immédiatement pris de douleurs et de vomissements, et ces symptômes disparaissaient quand il reposait sur le flanc gauche. Suivant M. Vidal, qui a rapporté ce fait intéressant, « la faculté que ce malade avait de faire reparaître les accidents, en se couchant sur le côté droit, tenait évidemment, à ce que la corde épiploïque se dirigeant de gauche à droite, le poids des intestins entourés par elle suffisait pour resserrer les tours de spire qu'elle faisait, et augmenter la compression qu'elle exerçait ».

La douleur affecte, quelquefois, isolément certains points de l'abdomen. — Chez le malade de l'observation 139, elle était très-vive à la pression dans la région iliaque droite. — Dans l'observation 135, la maladie avait

(1) Obs. 102, 129, 130, 131, 132, 134, 135, 136, 137, 103, 104, 105, 109, 110, 111, 112, 113, 119, 121, 117, 127.

débuté par une douleur excessivement vive dans la fosse iliaque droite ; elle avait persisté dans ce point, et la pression y était devenue insupportable. Chez le sujet de l'observation 137, la sensibilité à la pression existait dans tout l'abdomen, mais elle était plus marquée dans la fosse iliaque. Chez le malade de l'observation 104, on la constatait dans l'hypocondre droit. Dans l'observation 106, l'affection débuta par une douleur à la partie droite du ventre, à côté et un peu au-dessus de l'ombilic; son siége resta le même pendant toute la durée de la maladie. Dans l'observation 112, douleur violente à la région iliaque droite. Dans l'observation 127, le ventre n'était guère sensible à la pression que vers l'ombilic.

Cette localisation de la douleur, qui sera plus souvent constatée quand les observateurs la rechercheront avec plus de soin, n'existe cependant pas constamment ; quelquefois même cette douleur s'étend à tout le ventre dès le début des accidents ; mais la diffusion de la douleur appartient le plus souvent aux dernières périodes, alors que la péritonite est développée ou généralisée. Si cette étude de la douleur abdominale n'a que peu d'importance au point de vue du diagnostic différentiel, elle en acquiert une plus grande au point de vue des indications thérapeutiques, ainsi que nous le verrons en étudiant cette partie de la question.

§ III. *Observations.*

Obs. 102. — Etranglement du jejunum par une bride pseudo-membraneuse circulaire. Péritonite. Constipation, —vomissements, premiers accidents, 14 mois auparavant. — Durée des derniers accidents, une huitaine de jours. — Enfant âgé de 12 ans.

(Docteur Barlow. *Guy's hosp. rep.*, 1844, et *Arch. gén. de méd.*, 4e série, t. VIII, 1845, p. 96.)

Obs. 103. — Etranglement de la partie inférieure de l'iléon par une bride ligamenteuse menée d'une adhérence de l'épiploon au mésentère à l'intestin grêle. — 8 jours de durée. — Jeune fille de 20 ans.

(*Journal de Roux*, 1772, t. XXXVII, p. 201.)

Obs. 104. — Etranglement de l'intestin grêle à trois travers de doigt au-dessus de la valvule iléo-cœcale, par une bride d'apparence épiploique. Perforation. — Péritonite. Selles sanguinolentes. — Femme de 55 ans.

(Barth. *Bull. de la soc. anat.* 26e année, 1851, p. 232.)

Obs. 105. — Etranglement de l'intestin par l'épiploon roulé en corde et formant deux tours de spire autour de la masse intestinale, attaques antérieures. — Jeune homme de 24 ans.

(Vidal. *Bull. de la soc. anat.*, 27e année, 1852, p. 254.)

Obs. 106. — Etranglement d'une anse de l'iléon par l'épiploon roulé en corde. Accidents persistant après une opération de hernie étranglée.

(Renault. *Id.*, t. XXVII, p. 24.)

Obs. 107. — Etranglement de l'intestin grêle par l'épiploon adhérent au sac herniaire. Kélotomie avec persistance des accidents.

(Verneuil. *Bull. de la soc. anat.* 1858.)

Obs. 108. — Etranglement persistant après la réduction d'une hernie étranglée et causé par l'adhérence de l'épiploon à l'anneau.

(La Peyronie. *Mém. de l'acad. de chirurgie*, édit. en 3 vol. p. 404.)

Obs. 109. — Etranglement de l'intestin grêle par une bride adhérente par une de ses extrémités au mésentère, et par l'autre à l'iléon. Vomissements. Constipation. — 10 jours de durée.

(*Mém. d'Hévin, loc. cit.*)

Obs. 110. — Etranglement de la fin de l'iléon par une bride attachée d'un côté à l'appendice du cœcum, et de l'autre à la partie du mésentère la plus voisine de cet intestin.

Attaques antérieures. — Durée de la dernière, 36 heures.

(De Lafaye. *Mém. d'Hévin, loc. cit.*)

Obs. 111. — Etranglement de l'iléon par une bride étendue de l'une à l'autre des faces du mésentère. — Vomissements. — Constipation. — 3 jours de durée.

(*Mém. d'Hévin, loc. cit.*)

Obs. 112. — Etranglement du colon ascendant par une appendice graisseuse adhérente par une extrémité à l'une des faces du mésentère. Constipation. Vomissements stercoraux. 2 à 3 jours de durée.

(Rostan. *Arch. gén. de méd.* t. XIX, année 1829, p. 332 et suiv.)

Obs. 113. — Double étranglement de l'intestin grêle par deux brides d'apparence fibreuse. Constipation. Vomissements stercoraux. Péritonite. — 7 jours de durée. — Perforation.

(*Lancette française*, janvier 1830, n° 95.)

Obs. 114. — Etranglement de la dernière courbure de l'S iliaque du colon par une bride formée par le mésentère de l'intestin grêle.

(Rokitansky. *Mém. cit.* 1re obs. de la 1re espèce.)

Obs. 115. — Etranglement de la fin de l'intestin grêle par le mésentère. Péritonite.

(*Id.* 2e obs. de la 1re espèce.)

Obs. 116. — Etranglement de l'S iliaque du colon par le mésentère de l'intestin grêle.

(*Id.*, 3e obs.)

Obs. 117. — Etranglement de l'intestin par une bride formée par torsion du mésentère sur lui-même. Constipation, vomissements.

(Cruveilhier. *Loc. cit.* XXII, liv. pl. 5.)

Obs. 118. — Etranglement de l'intestin grêle (fin de l'iléon) par adhérence de l'épiploon à l'intestin et à l'appendice vermiforme. Constipation. Vomissements stercoraux. Péritonite.

(Chassaignac et E. Nélaton. *Bull. de la soc. anat.*, 30e année, 1855, p. 482 et suiv.)

Obs. 119. — Etranglement de la courbure gauche du colon par une bride pseudo-membraneuse, d'apparence tendineuse. Constipation opiniâtre, vomissements de matières fécales. Péritonite.

(Rokitansky. 1re obs. de la 3e espèce. — *Loc. cit.*)

Obs. 120. — Etranglement de l'iléon par une bride membraneuse étendue de l'utérus au rectum. — Attaques antérieures, — dernière attaque, 26 heures de durée. Péritonite.

(*Id.* 2e obs. de la 3e espèce.)

Obs. 121. — Etranglement de l'iléon par une bride membraneuse insérée au mésentère par ses deux extrémités. — Constipation opiniâtre, vomissements de matières fécales. — Dernière attaque, 4 jours de durée. Péritonite.

(*Id.* Obs. 4e de la 3e espèce.)

Obs. 122. — Etranglement interne de l'intestin grêle par une bride cellulo-fibreuse fixée par ses deux extrémités sur le bord adhérent de l'intestin. Constipation. Vomissements stercoraux. Durée, 9 jours.

(Fleury. *Arch. gén. de méd.*, 3e série, 1838, p. 102.)

Obs. 123. — Etranglement de l'iléon par une bride de matière adhésive, étendue de la surface convexe d'une circonvolution du jejunum à la partie inférieure du mésentère.

(*Ast. Cooper.* Edit. Richelot et Chassaignac, p. 105.)

Obs. 124. Etranglement de l'iléon par une bride membraneuse, tendue sur l'intestin. Perforation.

(*Ast. Cooper.*, obs. 366.)

Obs. 125. — Etranglement interne de l'intestin par bride formée par l'adhérence de l'épiploon au niveau du ligament de Poupart.

(*Ast. Cooper*, obs. 363.)

Obs. 126. — Etranglement de l'iléon par une bride membraneuse. Constipation. Vomissements. 2 à 3 jours de durée.

(*Id.* Obs. 364.)

Obs. 127. — Etranglement de l'iléon par une bride membraneuse menée de l'épiploon au mésentère. Constipation. Vomissement de matières fécales. Cinq jours de durée.

(*Id.* Obs. 365.)

Obs. 128. — Etranglement multiple. — 2 brides, l'une formée par la trompe utérine, l'autre par une appendice graisseuse. (*inédite*).

Femme de 47 ans, matelassière; grande, forte; habituellement constipée, mais jamais d'accidents graves.

A la suite d'un bain trop chaud pris immédiatement après avoir mangé, elle fut prise d'une douleur très-vive et subite dans le ventre. Depuis ce temps, suppression des selles et des urines; coliques très-vives. La malade entre à l'hôpital le 8 janvier au soir. Cris continuels toute la nuit. Le 9 au matin, pâleur générale, refroidissement des extrémités, sueurs froides; douleurs très-vives dans tout le ventre, sans siége spécial. Le ventre est dur et ballonné, peu sonore à la percussion; la vessie est vide. Pouls petit, misérable. (*Huile de ricin*, 15 *grammes. Calomel*, 0,50, — *cataplasme*). Aucune évacuation alvine; vomissements incolores et non fétides. — 10, même état. — (*Julep huileux*; *extrait de belladone*, 0,08; *bains prolongés*; *douche ascendante*; *frictions sur le ventre avec la pommade mercurielle belladonée*). La malade se trouve un peu soulagée dans le bain, mais la faiblesse augmente et on la rapporte dans son lit, où elle s'éteint à onze heures du matin.

Autopsie. — A l'ouverture de l'abdomen, il s'écoule un flot de sérosité brune, sanguinolente, évaluée à un litre. Le péritoine est brunâtre, comme taché de larges plaques livides; nombreuses exsudations de pus concret assez fermes, agglutinant entre elles les anses intestinales ainsi qu'au péritoine pariétal et à l'épiploon. Celui-ci participe à l'inflammation et a une teinte brune. Pas d'épanchement fécal. Le gros intestin est vide et petit, revenu sur lui-même. Le petit bassin est rempli d'anses intestinales colorées en violet noir, rouge, gris. En les écartant, on ne tarde pas à arriver au lieu de l'étranglement. Il est constitué par une bride formée par le pavillon de la trompe droite qui a contracté des adhérences avec le sommet de l'utérus; le corps de la trompe de Fallope forme un cordon très-épais, très-résistant, étendu du ligament large vers le voisinage du psoas au bord supérieur de l'utérus; à ce niveau, le pavillon de la trompe, au lieu de s'évaser en entonnoir, s'est roulé en corde sur lui-même de manière à continuer le calibre du corps de la trompe. Les adhérences avec l'utérus sont établies au moyen d'une sorte de toile mince, aplatie, médiocrement résistante, assez large, et formant comme une sorte de pont. La trompe, le ligament et l'utérus forment ainsi un anneau assez large d'environ 5 centimètres de diamètre, et, dans cet anneau, se sont introduites plusieurs anses intestinales qui présentent à des degrés divers les signes d'une inflammation gangréneuse. L'une de ces anses, qui repose directement sur le corps de la trompe, est complétement étranglée par elle et le cordon fibreux a tracé sur elle une ligne grisâtre analogue à celle de l'étranglement herniaire. Au-dessus et au-dessous de cet étranglement, l'intestin est fortement ballonné ; l'étranglement a été, du reste, singulièrement favorisé en ce point par une altération des ganglions mésentériques qui sont très-gros et d'une dureté pierreuse ; l'intestin étranglé est appuyé contre cette masse. Outre cette bride principale, il en existe une autre qui tient au bord supérieur de l'utérus un peu à gauche, vers l'endroit où se termine la toile fibreuse qui fait suite à la trompe droite ; elle se dirige en haut et à gauche en se condensant sous forme de bride arrondie et vient s'attacher au péritoine qui recouvre l'S iliaque. Cette bride renferme, dans son épaisseur, un petit peloton graisseux et ne semble être autre chose qu'une des appendices graisseuses du colon, très-longue, fibreuse dans une partie de son étendue. L'adhérence de cette bride à l'utérus est moins solide que celle de la trompe ; au-dessus d'elle se trouve une anse intestinale qui présente, à un degré moins avancé que ceux décrits plus haut, les signes d'une inflammation gangréneuse. Les parties de l'intestin grêle qui ont été étranglées correspondent, à des hauteurs diverses, aux deux derniers tiers de cet intestin. Le mésentère offre, partout, un épaississement et une congestion inflammatoires des plus marqués ; au niveau des anses étranglées, surtout, celui qui correspond à l'intestin le plus malade est violacé, livide, imprégné de pus concret qui en fait adhérer les replis et offre une épaisseur de plus d'un centimètre. — L'intestin ne renferme qu'une matière grise en bouillie liquide. — Point de fièvre.

(*Observ. recueillie par* M. F. Féréol, *interne des hôpitaux.*)

Obs. 129. — Etranglement de l'iléon par une bride insérée en bas dans un ancien sac herniaire, et, en haut, à l'S iliaque du colon.

(Maunoury. *Thèse de Paris*, 1819.)

Obs. 130. — Etranglement interne produit par une bande de lymphe plastique qui était fixée par un bout sur l'ovaire et la trompe du côté droit, et par l'autre sur un point du mésentère. — Sur une femme atteinte de métro-péritonite puerpérale.

(*The Dublin hos. rep.* 1830, t. xv, p. 320; *et compend. de med.*, t. v, p. 389.)

Obs. 131. — Etranglement multiple, causé par des brides multiples, épiploïques et pseudo-membraneuses. Constipation, — vomissements stercoraux. — Durée, 12 à 13 jours.

(A. Rombeau et L. Marcé. *Gaz. des hop.*, 1854, n° 138, 23 nov.)

Obs. 132. — Etranglement de l'iléon par une bride fibreuse très-solide fixée d'une part à la paroi abdominale; insérée en bas au niveau de l'épine iliaque antérieure et supérieure droite. — Constipation, — vomissements répétés. — Durée, 17 jours.

(Savopoulo. *Thèse de Paris, loc. cit.*)

Obs. 133. — Etranglement de l'intestin grêle par l'épiploon adhérent à la fin de l'iléon. Constipation, — vomissements stercoraux, — péritonite purulente, — gastrotomie par Dupuytren. — Mort.

(Maunoury. *Thèse de Paris*, 1819.)

Obs. 134. — Etranglement de l'iléon et du colon par une bride hépato-mésentérique. — Constipation, — vomissements stercoraux, — péritonite. — Durée 8 à 9 jours.

(Bonnet. *Thèse de Paris, loc. cit.*)

OBS. 135. — Etranglement d'une anse du jejunum causé par une bride formée par l'épiploon adhérent en bas aux deux fosses iliaques et au sommet de la vessie. — Constipation, — vomissements bilieux, — péritonite purulente. — Durée de la maladie, 4 jours.

(Maunoury, *loc. cit.*, 1819.)

OBS. 136. — Etranglement interne de l'intestin grêle par un anneau fibreux libre de toutes parts, survenu après la réduction d'une hernie étranglée. — Constipation, — vomissements bilieux.

(Laugier. *Bull. chirurgical*, t. I, p. 237.)

OBS. 137. — Etranglement de l'intestin grêle par une bride fibreuse, menée des parois du bassin au mésentère. Constipation, — vomissements. — 3 à 4 jours de durée.

(Observation du docteur Archambault, rapportée dans la *Thèse* de M. Vassor, *loc. cit.*)

OBS. 138. — Etranglement de l'intestin grêle par adhérence de l'épiploon à un sac herniaire.

(Scarpa. *Loc. cit.*)

OBS. 139. — Brides pseudo-membraneuses insérées sur le mésentère. Double étranglement.

(Jobert de Lamballe. *Loc. cit.*, p. 505, t. I.)

OBS. 140. — Etranglement d'une anse d'intestin grêle enroulée autour d'une bride formée par le pédicule d'un kyste ovarien. Vomissements bilieux abondants. Constipation, — douleur vive dans l'hypocondre gauche. (La tumeur était à gauche). — Durée, une douzaine de jours.

(Docteur R. L. Hardy. *The lancet*, 1845 ; *et arch. gén. de méd.*, 4e série, 1848, t. x, p. 90.)

OBS. 141. — Etranglement de la partie supérieure du colon descendant par une bride fibreuse — (*inédite*).

N. X....., docteur en médecine, âgé de 60 ans, était malade depuis plusieurs jours, et présentait tous les signes d'un étranglement interne : Vomissements abondants, constipation absolue. — On avait eu recours en vain à tous les moyens usités en pareil cas sans omettre les injections forcées dans le rectum. MM. Velpeau et Nélaton avaient vu le malade et avaient proposé la gastro-entérotomie. Le malade s'y était formellement opposé, tant qu'il conserva l'intelligence. Ce ne fut que lorsque par suite des progrès de l'agonie il n'eût plus son libre arbitre qu'on put entreprendre cette opération. Elle fut commencée par M. Maisonneuve assisté de MM. Chaillou, Guyon et Luton. Une incision fut pratiquée vers la partie inférieure du flanc droit et assez en arrière comme pour atteindre le cœcum. Le ballonnement de l'abdomen était assez général pour qu'on pût supposer que l'étranglement avait son siége sur le gros intestin. Après avoir incisé la paroi abdominale verticalement sur une longueur de 1 décimètre environ, on alla plus avant, mais on rencontra plusieurs couches avant d'arriver sur l'intestin. On allait l'inciser lui-même, lorsque le malade qui paraissait avoir conscience de ce qu'on lui faisait et qui semblait protester par l'expression de son regard, s'agita violemment et succomba.

A l'autopsie, qui fut faite le lendemain, la section de la paroi abdominale permit à toute la masse intestinale de faire irruption au-dehors ; elle représentait un volume énorme et il était difficile de comprendre comment elle avait pu être contenue dans l'abdomen. — L'ouverture pratiquée par M. Maisonneuve serait arrivée juste sur le cœcum ; les couches que l'opérateur avait rencontrées avant d'arriver à l'intestin, étaient constituées par le grand épiploon qui était déjà divisé. A la partie supérieure du colon descendant, on remarquait que le péritoine offrait sur une surface large comme les deux mains une teinte laiteuse, comme s'il y avait eu là, autrefois, une péritonite partielle. Puis une bride fibreuse très-fine serrait l'intestin à ce niveau au point de le couper. En effet en voulant isoler la pièce et l'enlever, la section s'est complétée, et les matières stercorales se sont épanchées dans l'abdomen ; les bords de la section étaient noirâtres et réduits en putrilage. Plus bas, vers la fin du colon descendant, on observait une sorte d'épaississement cylindrique avec rétrécissement du calibre de l'intestin, haut de 6 centimètres environ, formé par une hypertrophie de la tunique musculeuse. C'était comme un sphincter cylindrique du gros intestin. Il y avait, sur les anses intestinales distendues, des arborisations vasculaires fines; mais sans autres traces de péritonite et sans épanchement purulent. Les matières contenues étaient surtout des gaz; puis un liquide jaunâtre, fécaloïde, en très-grande abondance. — Le volume de la masse intestinale rendit très-difficile la suture des parois de l'abdomen.

(*Juillet* 1858. *Communiquée par* M. Luton, *interne des hôpitaux.*)

Obs. 142. — Etranglement interne causé par une double bride partant de la face postérieure de la matrice, et allant se fixer au péritoine qui revêt la face antérieure du sacrum. Une anse complète d'intestin s'était engagée dans l'espèce d'anneau formé par la double bride. Les symptômes d'étranglement avaient été des plus intenses, et cependant l'anse intestinale étranglée n'était que peu altérée.

(Brun. *Soc. anat.*, t. ix, p. 176.)

Obs. 143. — Etranglement d'une anse d'intestin grêle par une bride qui, de l'utérus et de la fosse iliaque gauche, allait adhérer avec le péritoine qui tapisse la face postérieure de la vessie ; cette bride était formée par la trompe, l'ovaire, le ligament rond du côté gauche, et une portion du péritoine de la fosse iliaque du même côté. — 12 jours de durée environ.

(Gauthier. *Soc. anat.*, t. xvi, p. 209.)

Obs. 144. — Etranglement d'une anse d'intestin grêle par deux brides implantées sur la face postérieure de la vessie, et se dirigeant vers la portion lombaire de la colonne vertébrale. — Constipation absolue, — vomissements. — 6 jours de durée.

(Bonnefous. *Soc. anat.*, 1843, p. 123.)

Obs. 145. — Etranglement de la fin du gros intestin, par enroulement autour d'une bride formée par le bord inférieur du mésentère (*inédite*).

Hopital Lariboisière, salle Ste-Claire, n° 20. Service de M. Moissenet. — Legrand, âgée de 60 ans, entrée le 30 octobre 1858. Elle n'a jamais eu de hernies, de chute de matrice, ni de tumeur dans les aines. Constipation habituelle. Le 27 octobre, sans cause connue, elle est prise de malaise sans frisson, de coliques vives, de hoquet, de nausées, de vomissements alimentaires d'abord, verts porracés, puis jaunâtres et plus épais. — En même temps, elle a eu deux selles diarrhéiques muqueuses et glaireuses (Je suis porté à croire que ces selles étaient dues à des lavements qu'a pris la malade). Le ventre prend bientôt un volume considérable. En même temps, soif vive et éructations gazeuses. — Ces symptômes vont en augmentant jusqu'au 30, et comme les selles étaient arrêtées, elle prend de nombreux lavements qu'elle rend presque aussitôt.

30 octobre. C'est alors qu'elle entre à l'hopital. *Etat actuel:* Décubitus dorsal, — jambes étendues, — face calme, sans anxiété, — intelligence saine, — ventre très-gros, mesurant 0m 83, tandis qu'à la ceinture on ne trouve que 0m 70; le ventre est dur, peu dépressible, modérément douloureux, très-sonore à la percussion. Soif ardente, — pas de hoquet, ni de nausées, ni de vomissements. — Pas de selles. Pouls à 120, régulier. Peau modérément chaude et sèche.

(*Prescript.* : calomel et rhubarbe, — *aa* 0,50. — catapl.)

31 octobre. Aucune évacuation, — ventre toujours ballonné, — pas de selles, — pas de hoquet, — pas de vomissements, — langue sèche, — Pouls à 120.

(*Prescript.* : eau de seltz, — magnésie, 8 gr.,— onctions sur le ventre avec l'huile de camomille camphrée).

1er novembre. — Aucun autre effet produit par le purgatif que des coliques vives et des borborygmes. — Ventre toujours tendu avec bosselures dues aux anses de l'intestin. Hier soir, on a donné sans résultat un lavement purgatif avec sené 16 gr. et sulfate sodique, 32 gr. (Pr. huile de Ricin, 60 gr.)

2. Aucune évacuation. Le hoquet, les nausées, les vomissements reparaissent. Pas de sommeil, soif vive, langue sèche fendillée, circonférence de l'abdomen, 0 m, 86. La douleur est plus vive. M. Hérard, qui voit la malade, prescrit deux irrigations d'eau froide de deux litres chacune et 0,05 d'extrait de belladone en 5 pilules. Le soir, les deux irrigations ont été prises et rendues par la malade sans entraîner aucune matière stercorale; le liquide s'écoulait par l'anus à mesure que l'irrigation le lançait dans le rectum. L'état de la malade s'est encore aggravé. Il y a des vomissements d'une coloration jaune foncée, rappelant l'odeur des matières stercorales. La face est grippée. Le ventre très-ballonné, plus douloureux; la langue de plus en plus sèche. Le pouls est devenu filiforme, précipité; et la malade expire le 3 novembre à 7 heures du matin au milieu d'horribles souffrances.

Autopsie : 24 heures après la mort. A l'ouverture de l'abdomen, les intestins, fortement distendus, tendent à s'échapper de cette cavité. Le gros intestin surtout est démesurément gros, et peut à peine être contenu dans les deux mains. Le rectum, du volume du doigt, remonte au niveau de l'articulation sacro-vertébrale droite. Là, il passe derrière une bride formée par le bord inférieur du mésentère, revient en avant en formant une anse, repasse derrière la bride en remontant jusqu'au diaphragme, entre le foie et la paroi abdominale. Puis, l'intestin redescend ensuite en se portant un peu à droite pour venir s'engager transversalement dans l'espèce d'anneau formé par le rectum; de là, il se porte à gauche, arrive à la fosse iliaque et suit désormais sa direction normale. La portion étranglée, d'une coloration rouge foncée, a pu être déroulée aisément, et c'est ainsi que nous avons pu nous assurer de la disposition décrite plus haut. La muqueuse était d'une coloration vineuse foncée, très-vascularisée, mais sans ramollissement, ni gangrène.

(*Observation communiquée par M. Siredey*, interne des hôpitaux.)

Obs. 146. — Exemple de bride mésentérique qui, partant de la convexité de la partie moyenne de l'intestin grêle, va enlacer l'extrémité inférieure de cet intestin, le cœcum et l'extrémité supérieure du rectum. Une double perforation fait communiquer ces diverses portions intestinales entre elles et avec un clapier sous-péritonéal situé en arrière du paquet intestinal.

(Foucher. *Bull. de la soc. anat.*, 1852, p. 55.)

Obs. 147. — Etranglement de l'iléon par une bride qui effaçait complètement sa cavité. Cas exceptionnel, — marche lente. 10 mois, — pas de ballonnement, — douleurs abdominales au début, — symptômes pris par quelques médecins pour ceux d'un ramollissement de la muqueuse de l'estomac.

Cependant, pour l'auteur de l'observation « tout paraissait indiquer un obstacle mécanique dans le tube digestif. »

(Moulinié. *Journ. de méd. prat. de Bordeaux* et *Gaz. méd.*, 1837, p. 618.)

CHAPITRE V.

DES ÉTRANGLEMENTS PAR BRIDES CREUSES.

ARTICLE Ier.

ÉTRANGLEMENT INTERNE DE L'INTESTIN PAR L'APPENDICE VERMICULAIRE DU COECUM.

§ I. — *Anatomie pathologique.*

L'étranglement de l'intestin par l'appendice du cœcum peut avoir lieu de deux manières principales : tantôt l'extrémité libre de l'appendice, ou une partie voisine de cette extrémité, *contracte adhérence* avec un point des parois de la cavité pelvienne, ou avec un des organes qui l'entourent, et constitue, alors, une véritable bride qui peut amener l'étranglement de l'intestin par un mécanisme analogue à celui que nous avons décrit pour les brides solides ou brides proprement dites. Tantôt, au contraire, l'extrémité libre de l'appendice *n'a contracté aucune adhérence*, et elle forme non plus un arc, un anneau ou un lacs, mais un véritable nœud qui étrangle l'intestin par un mécanisme assez compliqué, et entièrement analogue à celui que nous décrirons en étudiant l'étranglement par nœud diverticulaire.

Étranglement de l'intestin par l'appendice adhérent.

La portion d'intestin sur laquelle porte l'étranglement appartient constamment à l'intestin grêle, et, le plus souvent, à sa partie inférieure. Cette particularité s'explique aisément par le siége invariable qu'occupe l'agent de l'étranglement et par la facilité avec laquelle les anses de l'intestin grêle, mobiles et tendant à la déclivité, peuvent s'engager sous la bride ou dans l'anneau formé par l'adhérence de l'appendice. D'un autre côté, l'immobilité relative du gros intestin, le peu de longueur de la bride, la position qu'elle occupe, expliquent pourquoi le gros intestin échappe à cette cause d'étranglement. Le fait ne serait pas impossible, cependant, et, peut-être a-t-il été observé, mais je n'en ai pas trouvé d'exemple dans les cas que j'ai pu réunir.

La bride formée par l'adhérence de l'appendice ne peut guère varier de forme et de disposition que par le point d'insertion de son extrémité libre ; celle-ci s'insère, tantôt à une partie voisine du mésentère, tantôt à la dernière portion de l'iléon, généralement vers son bord adhérent, quelquefois en partie sur l'intestin, en partie sur le mésentère (1). Dans d'autres cas, elle s'unit à la surface de la portion de l'iléon la plus voisine (2) ; à la partie posté-

(1) Obs. 148, 149, 152.
(2) Obs. 154.

rieure du cœcum au point opposé à son origine (1); à des ganglions mésentériques (2), etc.

Cette adhérence de l'appendice se fait, le plus ordinairement, d'une manière directe, immédiate ; exceptionnellement, par l'intermédiaire d'une bride solide. Dans un cas rapporté par Scarpa (p. 144, *loc. cit.*), « l'appendice seul n'aurait pas eu une longueur suffisante pour produire un étranglement ; mais l'anneau dont il faisait partie était complété par une bandelette, d'un tissu analogue à celui du mésentère, qui s'insérait, d'une part au sommet de l'appendice vermiforme, et, de l'autre, à la partie postérieure du cœcum. »

La disposition qu'affecte l'agent de l'étranglement ne présente pas de très-grandes variétés : tantôt c'est une bride tendue sous laquelle s'engage l'intestin, ou autour de laquelle une anse vient s'étrangler (3). Dans les cas où l'appendice ne forme qu'un arc, l'intestin se trouve comprimé sous cet arc ; et la partie qui le sous-tend est représentée par les surfaces comprises entre ses deux points d'insertion, le cœcum (4), le rectum et le sacrum (5), une masse de ganglions mésentériques altérés (6) ; tantôt enfin c'est un anneau plus ou moins complet qui a entouré l'intestin, ou dans lequel une anse intestinale s'est

(1) Obs. 151, 156.
(2) Obs. 155.
(3) Obs. 149, 157.
(4) Obs. 152.
(5) Obs. 157.
(6) Obs. 155.

engagée. L'aire de l'anneau que circonscrit en totalité ou en partie l'appendice est, en général, peu considérable : dans quelques cas on peut à peine y introduire le doigt ; dans d'autres le doigt passe aisément sous la bride ; chez le sujet de l'observation 155, l'anneau recevait, aisément, 3 doigts ; cette dernière dimension est la plus considérable que j'aie trouvée indiquée.

L'adhérence anormale de l'appendice, quoique très-limitée, est en général solide et résistante. Ces conditions changent quand la bride appendiculaire a subi des altérations résultant de l'inflammation et de l'étranglement auquel elle n'échappe pas elle-même ; nous voyons en effet que dans un cas (1), la bride appendiculaire était si peu résistante qu'elle se déchira pendant les manœuvres de l'autopsie, malgré les précautions que l'on avait prises. Lorsque nous avons constaté l'existence de cette déchirure, consommée ou sur le point de s'accomplir, en traitant des brides solides, nous avons fait remarquer combien cette terminaison était favorable, puisque, de cette manière, la guérison spontanée pouvait être obtenue ; mais il n'en est plus ainsi dans le cas de brides creusées d'une cavité communiquant avec l'intestin. En effet, à moins que la rupture ne s'opère au lieu même de l'adhérence (or, cela est peu probable d'après la solidité ordinaire de ces adhérences), le malade qui aurait échappé à l'étranglement de l'intestin, succomberait rapidement aux accidents qui accompagnent la perforation de l'appendice,

(1) Obs. 150.

perforation d'autant plus redoutable en pareil cas, que les matières accumulées au-dessus de l'étranglement, reprenant leur cours, ne tarderaient pas à s'épancher dans l'abdomen. Le plus souvent ces altérations de la bride appendiculaire consistent en une congestion sanguine, et des lésions inflammatoires à un degré assez variable.

Il n'est guère permis de supposer, d'après l'origine présumée du mode de formation de l'appendice du cœcum, que l'adhérence de son extrémité libre puisse être le résultat d'une disposition anormale congéniale ; cette adhérence est le résultat d'un travail inflammatoire. Indépendamment des preuves à l'appui de ce mode de formation que nous trouvons dans l'étude des antécédents, l'analogie et l'examen des faits anatomo-pathologiques suffisent pour éclairer complétement la question. Toutefois, l'existence d'adhérences anciennes et multiples, indiquant une inflammation péritonéale diffuse dans les antécédents, n'est pas souvent mentionnée dans les observations. Il est plus probable que l'adhérence de l'appendice dépend, ordinairement, d'une inflammation péritonéale tout-à-fait locale, produite par une lésion, soit de l'appendice lui-même, soit des organes voisins, ou des ganglions mésentériques, comme nous en avons rapporté un exemple. Cette adhérence serait, d'ailleurs, une terminaison inévitable de la perforation de l'appendice, dans le cas où le malade survivrait aux premiers accidents. Dans une des observations que j'ai extraites du catalogue du Musée de Boston, il est rapporté qu'on trouva, en incisant l'extrémité de l'appendice au niveau de son adhérence, un corps étranger du volume d'un poids « consistant apparemment en matières fécales » ; un peu au-dessus, la cavité de l'appendice était oblitérée, de sorte que ce corps étranger était en réalité hors de sa cavité. Il est permis de supposer ici qu'il y avait eu, à une époque antérieure, perforation de l'appendice, et passage dans la cavité abdominale d'un corps étranger, ou d'une boulette de matières fécales ; et que le corps étranger a été rapidement entouré et enkysté par un travail de phlegmasie péritonéale restée locale. Toutefois les détails donnés dans la relation de ce fait, ne m'ont pas paru suffisants pour établir positivement ce mode d'origine.

L'anse d'intestin étranglée, que nous avons dit appartenir toujours à l'iléon, a été trouvée, dans les autopsies, altérée à des degrés divers. Dans l'observation 148, la portion incarcérée était seulement un peu livide ; chez le sujet de l'observation 150, on trouva l'anse étranglée présentant une teinte lie de vin très-prononcée, avec quelques taches de couleur feuille morte qui furent considérées, à première vue, par les personnes assistant à l'autopsie, comme des escarres gangréneuses ; mais en examinant cette anse de plus près, après l'avoir incisée et lavée, on constata qu'elle était seulement infiltrée de sang et un peu épaissie ; sa consistance était ferme, et il n'y avait aucune altération profonde de tissu. Dans un autre cas (*obs.* 149), il est dit que la portion étranglée présentait toutes les traces d'une inflammation violente ; dans l'observation 155, que l'anse d'intestin était gangrénée. Dans l'observation de Scarpa enfin, l'anse d'intestin étranglée était enflammée, et gangrénée dans quelques points. L'anse d'intestin incarcérée est, en outre, le plus souvent distendue par des gaz, des matières fécales, du mucus sanguinolent. Cette distension, non-seulement est un des agents principaux de l'étranglement, mais encore en rend la réduction spontanée presque impossible. A l'autopsie, ce n'est souvent qu'en incisant l'anse, et en la vidant de son contenu, que l'on peut retirer facilement la partie d'intestin étranglée. Cet étranglement est encore accru, quelquefois, par la torsion de l'anse intestinale, au niveau du point où son pédicule est embrassé par l'anneau constricteur.

On n'observe pas ici, comme dans d'autres espèces d'étranglements, d'adhérences solides entre les surfaces séreuses de contact ; l'anse étranglée est mobile sous l'anneau. C'est, au moins, ce qui ressort de l'examen des observations que j'ai réunies. Les altérations de la portion d'intestin située au-dessus du point étranglé, n'ont pas été décrites avec beaucoup de soin par les observateurs. — La lésion la plus constante paraît être une infiltration sanguine des tuniques de l'intestin, amenant la coloration rouge foncé, lie de vin (obs. 151, 152). Dans ce dernier cas, on a constaté, en outre, que la muqueuse de l'intestin grêle, au-dessus de l'étranglement, était en général congestionnée, et, qu'immédiatement au-dessus du point comprimé, il y avait plusieurs ulcérations « qui étaient évidemment le résultat de l'acuité de l'inflammation ». Chez le sujet de l'observation 155, on trouva l'intestin grêle très-distendu et très-enflammé ; dans plusieurs points il s'était opéré des déchirures par lesquelles il s'était fait un épanchement considérable de matières fluides dans la cavité de l'abdomen.

La péritonite généralisée paraît être moins fréquente dans le cas d'étranglement par bride appendiculaire, que dans les cas d'étranglement par brides solides. — Sur les neuf observations que j'ai analysées, cette péritonite est notée trois fois (1) ; dans deux cas il est dit qu'elle n'existait pas (2). Dans les autres, il n'y a aucune indication à cet égard. Dans deux cas (3) il y avait un épanchement assez abondant de sérosité.

§ II. — *Symptômes et signes.*

En étudiant la symptomatologie des étranglements par brides solides, nous avons vu qu'il n'y avait jamais, ou presque jamais, de diarrhée ni dans les antécédents, ni dans le cours de la maladie. Ces caractères se rapportent également à l'étranglement de l'intestin par l'appendice du cœcum, et ils se manifestent d'une manière plus tranchée encore.

Dans tous les cas la constipation est absolue, soit dans les attaques antérieures, soit dans le cours de l'affection, et elle résiste à tous les moyens employés pour la détruire. Même constance pour les vomissements qui sont

(1) Obs. 149, 150, 155.
(2) Obs. 151, 152.
(3) Obs. 150, 151.

précoces, fréquents, incessants, et qui contiennent quelquefois des matières stercorales.

Dans tous les cas il a existé des douleurs abdominales violentes arrachant des cris aux malades. Presque toujours cette douleur est le premier phénomène de la maladie, et elle se manifeste d'une manière subite ; son existence dans les antécédents du malade, est, aussi, souvent signalée. Dans l'observation 149, nous voyons que la malade était sujette depuis 12 ans à des coliques vives, durant quelques minutes, et cédant à l'usage des carminatifs. La malade de l'observation 152 avait des douleurs abdominales fréquentes, et le plus souvent elle était très-constipée ; ces symptômes existaient depuis une phlegmasie abdominale, rapportée à son jeune âge. La malade de l'observation 153 avait eu deux attaques avant la crise qui a terminé son existence. Le malade dont Scarpa à rapporté l'histoire était sujet, depuis 8 ans, à des coliques extrêmement violentes, dont la cause première paraissait être un coup qu'il avait reçu, autrefois, sur le ventre. Je n'ai trouvé que trois observations dans lesquelles il soit donné des détails précis sur la localisation de la douleur; et, dans ces trois cas, les malades la rapportaient aux environs de la région ombilicale ; dans le cas de Marteau et Bourgeois, la douleur avait commencé « vers la région ombilicale et lombaire droite » : « d'après ces observations, dit Fagès, il me paraît évident que la douleur fixe que le malade ressent en un point déterminé de la cavité abdominale, avant et pendant la durée des symptômes de la passion iliaque, est un signe assez univoque qui indique le siége positif de la partie du canal intestinal qui souffre ». Dans le cas de Maunoury, il y avait « une douleur fixe et profonde dans la région ombilicale » (1). Enfin, chez la malade de l'observation 153, « violentes coliques avec douleur à la région de l'ombilic. »

Comme presque toujours, les détails donnés sur la conformation de l'abdomen sont presque nuls; chez un malade, à l'autopsie duquel j'ai assisté, j'ai pu constater que l'abdomen était médiocrement ballonné, et que le météorisme existait surtout autour de l'ombilic. Dans le cas de Maunoury, l'abdomen fut très-tendu et très-ballonné dans les derniers jours ; cette tension assez considérable indique, pour les cas d'étranglement de l'intestin grêle, que l'obstacle siége sur sa partie la plus inférieure ; c'est en effet ce qui avait lieu ici.

§ III. — *Observations.*

Obs. 148. — Etranglement de l'iléon par l'appendice du cœcum adhérent à la partie voisine du mésentère. Douleurs vers les régions ombilicale et lombaire droite.

(Marteau et Bourgeois. *Mém. de Fagès. Journal de la soc. de méd.*, t. vii.)

Obs. 149. — Etranglement de la fin de l'iléon par l'appendice adhérent à la dernière portion de l'iléon, et au mésentère qui la supporte. Douleur fixe, profonde, dans la région ombilicale.

(1) Il y eut, en outre, dans ce cas, comme dans celui de Marteau et Bourgeois, une douleur lombaire.

Constipation absolue ; vomissements abondants et stercoraux (?) Durée de la dernière attaque, 8 jours.

(Maunoury. *Thèse de Paris*, 1819.)

Obs. 150. — Etranglement de la fin de l'iléon par l'appendice cœcal, avec torsion de l'anse étranglée (*inédite*).

Jean Boutay, terrassier, mort le 15 septembre 1858 à l'hôpital Beaujon. Cause présumée : excès de fatigue ; ingestion d'une grande quantité d'eau froide. Symptômes dominants : constipation absolue. Vomissements stercoraux. Mort le 6e jour.

Autopsie : abdomen médiocrement ballonné, surtout autour de l'ombilic ; sonoréité presque universelle à la percussion. A l'ouverture du ventre, il s'écoule de la sérosité sanguinolente, et il en existe une assez grande quantité dans la cavité abdominale. Distension de l'intestin grêle ; adhérence de l'épiploon aux anses intestinales situées dans la fosse iliaque droite. Intestins grêles enflammés, couverts d'arborisations vasculaires, adhérents entre eux par des fausses membranes récentes. Dans la fosse iliaque droite, se trouve une anse obliquement placée, présentant une teinte lie de vin très-prononcée avec quelques taches qui se rapprochent de la couleur feuille morte, *et sont considérées par tous les assistants comme des escarres gangréneuses*. En détachant l'intestin grêle par sa partie supérieure, on arrive au siége de l'étranglement, et l'on constate qu'il est constitué par l'appendice iléo-cœcal, formant un anneau simple sous lequel passe une anse intestinale dont les deux portions, tordues l'une sur l'autre, constituent un 8 de chiffre incomplet, la partie rétrécie de la figure étant formée par la portion de l'anse serrée par l'appendice. On constate d'abord le point de départ de l'appendice, mais, en recherchant le point où s'est fixée son extrémité, l'adhérence se détache, et il est impossible de retrouver le point où elle avait lieu. L'appendice examiné présente des traces d'inflammation, et une perforation à un centimètre environ au-dessus de son cul-de-sac. La portion d'intestin étranglée appartient à la fin de l'iléon ;

en l'incisant, on trouve qu'elle est infiltrée de sang dans presque toute son étendue; mais que sa consistance est ferme partout et qu'elle ne présente aucune perforation. On n'a pu trouver le point qui avait donné lieu à l'écoulement sanguin abondant qui s'était produit dans la cavité de l'abdomen. Il est à supposer qu'il provenait de l'intestin, et qu'il s'était écoulé par la perforation de l'appendice.

Obs. 151. — Etranglement de l'intestin grêle par l'appendice iléo-cœcal, adhérent à la partie postérieure du cœcum. Pas de péritonite récente.

(Docteur Coze, de Saint-Omer. *Acad. de méd.* Séance du 13 mai 1851.)

Obs. 152. — Etranglement de l'intestin grêle par l'appendice du cœcum, l'adhésion ayant été probablement causée par une inflammation avec perforation coïncidant avec la présence d'un corps étranger.

(J. B. Jackson. *A. Descript. catalogue of the anatom. muséum*, etc., p. 139 et suiv., n° 499.)

Obs. 153. — Etranglement de l'intestin grêle par l'appendice du cœcum. — Jeune femme de bonne santé habituelle, prise subitement pendant la nuit de violentes coliques avec douleurs à la région de l'ombilic, ayant eu, auparavant, deux attaques semblables, mais plus légères.

A l'autopsie, l'extrémité de l'appendice fut trouvée largement adhérente à une portion de l'iléon située à 27 pouces de sa terminaison, et l'intestin était venu s'y étrangler.

(Docteur A. B. Wheeler. *Id.*, n° 498.)

Obs. 154. — Etranglement interne par adhérence de l'appendice iléo-cœcal à la surface d'une portion de l'iléon.

(Docteur Higton. *Ast. Cooper.*, *loc. cit.*, p. 402.)

Obs. 155. — Étranglement de l'intestin grêle par l'appendice iléo-cœcal adhérent à une masse de ganglions altérés. Vomissements. Constipation. 4 jours de durée.

(Abercrombie. *Loc. cit.*, obs. 17.)

Obs. 156. — Étranglement de la fin de l'iléon par adhérence médiate de l'appendice vermiforme au mésentère.

(Scarpa. *Loc. cit.*, p. 144.)

Obs. 157. — Étranglement de l'intestin grêle par enroulement autour de l'appendice adhérent au rectum. Vomissements continuels. Mort en 24 heures.

(Rostan. *Arch. gén. de méd.*, t. xix, 1829, p. 337.)

ARTICLE II.

ÉTRANGLEMENT DE L'INTESTIN PAR LES APPENDICES DIVERTICULAIRES.

§ Ier. — *Anatomie pathologique.*

On désigne sous le nom d'appendice diverticulaire, de diverticule ou diverticulum, un prolongement latéral de l'intestin, sorte d'appendice en forme de doigt de gant, communiquant par une de ses extrémités avec la cavité de l'intestin d'où il émane, et se terminant, par l'autre, en cul de sac, libre et flottant dans la cavité de l'abdomen. Les diverticules représentent, pour la généralité des intestins, ce que l'appendice iléo-cœcal représente pour le cœcum. Comme l'appendice vermiforme, le diverticule présente dans ses parois toutes les conditions anatomiques de structure que l'on rencontre dans l'intestin.

Les diverticules proprement dits se rencontrent exclusivement sur l'intestin grêle, presque toujours sur l'iléon, et plus près de son extrémité inférieure que de son extrémité supérieure. Morgagni a fait remarquer que les diverticules s'observaient aussi sur les animaux, et que, de même que dans l'homme, on les rencontrait sur la partie qui correspond à la fin de l'iléon (1). « J'ai vu, dit Morgagni, *quelque chose de semblable* sur le rectum et une autre fois, sur le duodénum. Sur le rectum, c'était comme je l'ai exposé dans les *adversaria ;* mais sur le duodénum, j'ai vu à deux doigts environ au-dessous du pylore, une cellule qui n'était pas très-saillante, mais qui avait un orifice capable de recevoir un doigt. *Elle n'était entourée d'aucune tunique, excepté de l'extérieure.* » Cette dernière observation de Morgagni établit la distinction entre les diverticules proprement dits, et les dilatations ampullaires ou sacciformes, latérales, accidentelles, de l'intestin, que l'on désigne aujourd'hui, avec M. Cruveilhier, sous le nom de *hernies tuniquaires.*

Les *diverticules* sont constitués par toutes les tuniques de l'intestin, ont la forme d'un doigt de gant plus ou moins long, prennent naissance avec l'intestin, s'accrois-

(1) Lett. 24e, cap. 17, p. 337.

sent en même temps que lui, et paraissent avoir pour siége exclusif l'intestin grêle.

Les *hernies tuniquaires*, au contraire, ne sont pas constituées par toutes les tuniques de l'intestin ; elles sont accidentelles, revêtent la forme de cellules, d'ampoules ou d'utricules, et s'observent particulièrement, sinon exclusivement, sur le gros intestin. — J'ai insisté, à dessein, sur ce point, pour établir nettement, tout d'abord, que les étranglements qui dépendent de diverticules seront le plus constamment situés dans les régions occupées par l'iléon, le plus souvent vers la partie inférieure, et, par conséquent, dans la fosse iliaque droite. Ruysch, Morgagni, Littre, et les anatomo-pathologistes de nos jours ont bien constaté la fréquence de l'existence des diverticules sur l'intestin grêle et vers sa partie inférieure ; mais on n'a peut-être pas assez insisté sur les distinctions que nous avons établies tout-à-l'heure.

Les diverticules proprements dits ne sont pas aussi rares qu'on paraît le croire en général, et l'on en aurait signalé un plus grand nombre d'exemples si l'on eût fait des recherches dans ce sens. On en trouve, en effet, six exemples en très-peu d'années, signalés dans les *Bulletins de la société anatomique;* et un seul présentateur, M. Leudet, a pu en montrer trois en deux années :

— Diverticule de 6 centimètres de long, né de l'intestin grêle à 1 mètre 1/2 environ au-dessus de la valvule iléo-cæcale.

— Diverticule né de l'intestin grêle à 92 centimètres de la valvule iléo-cœcale; 5 centimètres de longueur. *Ce diverticule était terminé par une extrémité évasée.*

— Diverticule né de l'intestin grêle à 1 mètre de la valvule iléo-cœcale (1).

— Diverticule de 2 pouces de long, en forme de cul-de-sac, né du tiers inférieur de l'intestin grêle (2).

— Diverticule né du jejunum, au voisinage du duodénum (3).

Nous verrons, tout-à-l'heure, que, dans les cas où le diverticule a causé un étranglement, le point d'origine est à peu près constamment le même.

Pendant longtemps, on paraît ne pas s'être aperçu que les diverticules pouvaient donner lieu à des étranglements dans la cavité de l'abdomen. On savait seulement que les diverticules pouvaient faire hernie et s'étrangler.

Le premier cas d'étranglement par un diverticule qui ait été publié, à ma connaissance, appartient à Moscati, et l'on en trouve la relation dans les *Mémoires de l'Académie royale de chirurgie.* Mais ce fait n'éveilla pas, sans doute, suffisamment l'attention, car on n'en retrouve pas d'autres observations dans les auteurs de la fin du siècle. La nouvelle impulsion donnée aux recherches anatomo-pathologiques au commencement de ce siècle, devait faire constater de nouveaux cas; et, dès l'année 1816, Regnault publie, dans le *Journal universel des sciences médicales*, une observation d'étranglement par un diver-

(1) Leudet. *Soc. anat.*, 1852, p. 82; 1853, p. 120.

(2) Duchaussoy. *Soc. anat.*, 1852, p. 82, 1853, p. 120.

(3) *Bullet. de la soc. anat.*, t. II, 1837, p. 2.

ticule ; puis viennent quelques observations plus nombreuses, mais toujours isolées, et les auteurs des ouvrages classiques, des monographies sur les maladies du canal intestinal, gardent presque constamment, à ce sujet, le silence le plus complet. M. Andral, toutefois, l'indique d'une manière positive dans son *Anatomie pathologique*, et il range parmi les causes capables de produire l'étranglement « l'existence d'un diverticule qui, venant à se tortiller autour d'une anse intestinale, la serre et l'étrangle comme un cordon ». Enfin, M. Parise étudie, d'une façon toute spéciale (et qu'on a trouvée trop minutieuse), un des modes particuliers suivant lesquels les diverticules peuvent produire l'étranglement, à savoir l'étranglement par nœud diverticulaire.

Les étranglements produits par les diverticules présentent la plus grande analogie avec ceux qui sont produits par l'appendice iléo-cœcal ; et comme pour ces derniers il faut distinguer deux cas :

1er Cas. — Le diverticule a contracté, par son extrémité libre, une adhérence anormale, et il constitue alors une bride creuse qui peut être disposée sous forme de pont, d'arcade, d'anse ou d'anneau.

2e Cas. — Le diverticule conserve son extrémité libre, mais forme une anse, un nœud, dans lequel s'engagent une ou plusieurs anses d'intestin.

Au premier groupe se rattachent les observations de Moscati, Martin de Lyon, Rush, *des Archives* de 1845, les deux cas du musée de Boston, l'observation de M. Jamain, celle de Rokytanski.

Au deuxième groupe se rapportent les observations de Regnault, de M. Michel Lévy, et le travail de M. Parise.

PREMIER GROUPE.

Étranglement par un diverticulum adhérent.

Dans le cas de Moscati, « à deux pieds et demi ou environ de son extrémité inférieure, l'iléon se divisait en deux branches, dont la plus considérable est véritablement la continuation du canal intestinal. La petite branche, qui a environ 5 pouces de longueur, est faite, à son origine, en entonnoir, semblable au commencement de l'uretère ; elle forme ensuite une espèce de lacs ou petit cordon filamenteux qui entortille deux fois les anses de la fin de l'intestin grêle, et se termine ensuite au mésentère. » Dans un autre cas, le diverticule naissait de l'iléon à 23 pouces environ du cœcum, passait à travers une portion du mésentère, et se terminait en forme de ruban arrondi, qui passait au-dessous d'un autre feuillet du péritoine pour aller adhérer à une autre portion de l'intestin ; sa longueur était d'environ 3 pouces. Dans le cas du docteur Rush, le diverticule né de l'iléon était uni, à son extrémité, par un prolongement du péritoine à la surface antérieure du mésentère. Sur la pièce portant le n° 497 du musée de Boston, un diverticule, naissant de l'intestin grêle à 43 pouces de la valvule iléo-cœcale, adhérait solidement, par son autre extrémité, au côté opposé du même intestin, à moins d'un pouce de distance de son origine, en formant une anse qui aurait admis facilement le passage de trois doigts. Sur la pièce portant le n° 496, le diverticule, naissant de la partie la plus inférieure de l'iléon, adhère par son extrémité terminale au mésentère, formant ainsi un anneau à travers lequel une portion de l'intestin passe et vient s'étrangler. Dans le cas de Martin de Lyon, un appendice vermiforme, assez semblable à celui du cœcum, partant à peu près du tiers inférieur de l'iléon, et allant se fixer à la partie voisine du mésentère, formait une arcade dans laquelle trois anses d'intestin étaient venues s'étrangler. Dans le cas de M. Rokitansky : entre la portion distendue et la portion rétrécie de l'iléon, on voyait descendre de la partie supérieure de ce viscère un diverticule de 5 pouces de longueur, très-étroit en certains endroits, lequel, à environ 2 pouces de sa naissance, adhérait, par une membrane celluleuse très-résistante, à la face inférieure du mésentère d'une portion d'intestin qui marchait parallèlement à son trajet. L'anneau, formé par ce diverticule, avait 2 pouces 1/2 de diamètre. Dans le cas de M. Jamain, le diverticule naissait du tiers inférieur environ de l'intestin grêle et allait s'insérer aux appendices épiploïques du colon descendant, en se dirigeant transversalement, et en passant au-devant d'une masse de l'intestin grêle qu'il comprimait assez pour y produire un étranglement.

Ainsi qu'on a pu le voir par l'exposé que je viens de faire, on retrouve ici presque toutes les variétés signalées déjà dans les chapitres précédents pour les étranglements par brides solides ou creuses ; c'est-à-dire que tantôt le diverticule adhère au mésentère, tantôt à l'intestin; que tantôt cette adhérence se fait immédiatement par l'extrémité même du cul-de-sac diverticulaire, et que tantôt elle a lieu par l'intermédiaire d'une bride plus ou moins longue. Nous voyons enfin que, de cette adhérence du diverticule, résulte tantôt une bride tendue, sorte d'arcade ou de pont sous lequel s'engagent et s'étranglent une ou plusieurs anses d'intestin; tantôt un anneau complet; que, dans certains cas enfin, le diverticule est contourné deux fois autour d'une anse intestinale avant son adhérence, comme dans le cas de Moscati.

Les causes qui donnent lieu à l'adhérence anormale, le mécanisme de l'étranglement, tout enfin se passe ici comme dans l'étranglement par l'appendice iléo-cœcal, et nous ne croyons pas devoir entrer dans de nouveaux détails à ce sujet. Mais nous devons nous arrêter un instant sur les altérations anatomiques qui dépendent de l'étranglement, et nous les étudierons dans l'intestin étranglé et dans l'agent de l'étranglement. Nous venons de voir que le diverticule naissait presque toujours de l'iléon. C'est aussi l'iléon, ordinairement dans sa partie la plus voisine de l'origine du diverticule, qui s'engage dans l'anneau, et s'étrangle.

Dans le cas de Moscati, la portion d'intestin grêle, comprise entre l'origine du diverticule et la fin de cet intestin formait deux anses étranglées dans le lacs diverticulaire. Sur la pièce n° 497 du Musée de Boston, c'est encore la portion d'intestin grêle comprise entre l'origine du diverticule et le cœcum (43 pouces), qui avait passé à travers l'anneau diverticulaire, à l'exception des 3 derniers pouces. Chez le sujet de l'observation de M. Rokytansky, où le diverticule avait contracté adhérence anormale avec l'intestin, l'anneau donnait passage d'abord à l'anse intestinale comprise entre les deux points d'attache du diverticule, puis à une seconde, puis à une troisième. Il y a donc ici une particularité à noter ; c'est que la portion d'intestin étranglée avoisine le point d'origine du diverticule ; et ce n'est certainement pas fortuitement que ce fait a lieu. Cette remarque est de nature à éclairer le mode de production de la variété d'étranglement qui nous occupe : elle paraîtrait indiquer qu'il ne s'agit pas, ici, d'anneaux dans lesquels une portion d'intestin quelconque vient subitement s'engager et s'étrangler, mais bien d'une disposition spéciale qui remonterait au moment même où le diverticule a contracté une adhérence anormale ; le diverticule, placé entre les anses intestinales les plus voisines, devient pour elles un véritable lien aussitôt qu'il a contracté une adhérence par son extrémité libre ; les anses restent ainsi emprisonnées, mais sans compression notable, jusqu'au moment où une circonstance quelconque vient diminuer l'arc de l'anneau ou augmenter le volume des parties contenues, et à développer une inflammation qui s'accompagne de tous les accidents qu'elle produit, par exemple, au niveau d'un anneau herniaire. Si les choses se passaient autrement, on ne verrait pas pourquoi les portions d'intestin, plus ou moins éloignées de l'origine du diverticule, ne viendraient pas quelquefois s'engager sous la bride ou dans l'anneau, si celui-ci existait à l'état de liberté à une certaine époque de sa formation. Quoi qu'il en soit de ces explications, il n'en reste pas moins démontré, jusqu'à infirmation par de nouvelles observations :

1° Que l'étranglement par un diverticule adhérent ne se rencontre que sur l'intestin grêle.

2° Que c'est le plus souvent la portion d'intestin la plus rapprochée de l'origine du diverticule qui s'engage et s'étrangle dans l'anneau.

3° Que l'agent de l'étranglement et les parties étranglées ayant un siége à peu près invariable, la fosse iliaque droite ; c'est dans cette région que le chirurgien aurait à diriger ses recherches, s'il se décidait à tenter une opération.

Les lésions anatomiques de l'intestin produites dans les cas d'étranglement par un diverticule, paraissent être dans un rapport assez constant avec le degré de striction auquel l'intestin a été soumis.

Dans le cas de Martin de Lyon, les anses intestinales engagées dans l'anneau diverticulaire étaient « tellement resserrées, que le conduit du canal intestinal se trouvait presque oblitéré dans les points comprimés par cette espèce d'anneau qu'il fallut couper pour dégager l'intestin ; la plus grande partie de l'iléon était évidemment gangrénée, et offrait une couleur livide, noirâtre. » Chez le sujet de l'observ. 158, l'intestin put être facilement retiré ; une perforation existait au niveau de l'origine du diverticule.

La facilité avec laquelle on a pu, dans ce cas, retirer à

l'autopsie l'intestin de l'anneau dans lequel il était engagé, dépendait probablement de l'issue donnée aux gaz et aux matières par la perforation.

Les observateurs ont décrit, en général, avec assez de soin, l'origine du diverticule, son point d'adhérence, la portion d'intestin engagée dans l'anneau diverticulaire ; les détails deviennent moins complets quand il s'agit des lésions anatomiques de l'intestin étranglé, et ils font presque complètement défaut relativement à l'agent de l'étranglement. L'anneau constricteur, cependant, creusé d'une cavité, vasculaire comme le reste de l'intestin, doit subir également un certain degré d'étranglement, et présenter des altérations aussi importantes à connaître que celles de l'intestin lui-même. Dans un ou deux cas seulement, il est fait mention de ces altérations ; et nous ne pouvons pas, avec ces données, essayer d'en tracer même une esquisse ; il est donc utile de rappeler une fois de plus aux observateurs qu'il y a nécessité de décrire, non-seulement les lésions de l'intestin étranglé, mais encore de noter l'état des agents de l'étranglement ; et, si ces derniers ne présentent pas d'altérations, de l'indiquer au moins d'une manière négative. Ce sont ces lacunes nombreuses, et que l'on rencontre à chaque pas dans toutes les parties de l'histoire des étranglements internes, qui en rendent l'étude si difficile et si ingrate. Une insuffisance plus grande encore se rencontre dans l'étude qui a été faite des symptômes ; aussi les lumières apportées au diagnostic sont-elles loin d'être bien grandes. Voici toutefois ce qui résulte de l'examen des faits.

§ II. — *Symptômes et signes.*

L'existence d'un diverticulum adhérent se manifeste quelquefois, d'une manière subite, par des accidents d'étranglement. Le malade de Martin de Lyon ressentit, tout-à-coup, une douleur vive dans l'abdomen en soulevant un fardeau très-pesant. Comme cela arrive presque toujours, l'auteur de l'observation ne songe pas à indiquer quel était le siége de cette douleur, et, ne croyant pas son diagnostic douteux, se contente de dire que « le malade présenta tous les symptômes de l'iléus ». Le malade de Moscati ; « après avoir mangé, dans le carême de 1754, beaucoup de légumes, fut attaqué subitement de douleurs excessives dans le bas-ventre ». Chez le malade de l'observation 163, les accidents se déclarèrent à la suite de violences exercées sur l'abdomen.

Dans d'autres cas, il avait existé à une époque antérieure des troubles intestinaux. Le malade de l'observation 163 avait eu, six ans auparavant, une attaque de coliques qui dura 18 heures; « quelque chose, suivant son rapport, sembla se relâcher subitement dans l'abdomen, et les symptômes cessèrent immédiatement ; » cinq mois avant sa mort, il eut une deuxième attaque semblable. Le malade observé par M. Rokytansky était sujet à de violentes douleurs intestinales.

En résumé, une douleur abdominale très-vive paraît exister constamment soit au début, soit pendant tout le cours de la maladie ; nous ne pouvons rien établir relativement à son siége, faute de documents suffisants.

L'abdomen est, en général, tendu, ballonné ; mais, comme dans tous les cas d'étranglement de l'intestin grêle, il n'atteint pas des limites considérables.

Les vomissements sont à peu près constants, ils sont abondants et pénibles ; une seule fois, dans le cas de Rokytansky, je trouve indiquée l'existence de vomissements stercoraux. La constipation est, le plus souvent, absolue, opiniâtre ; exceptionnellement elle n'est pas complète pendant toute la durée de la maladie (cas de Moscati). Le malade de l'observation 158 rendit, par l'anus, du sang et des lambeaux pseudo-membraneux. Cette particularité eut pu faire songer, surtout, à l'existence d'un étranglement par invagination ; mais l'auteur a pris soin de faire observer que la palpation la plus méthodique ne faisait découvrir dans l'abdomen l'existence d'aucune tumeur, et qu'il n'y avait pas de ténesme anal.

DEUXIÈME GROUPE.

Etranglement par nœud diverticulaire et appendiculaire.

§ I. — *Anatomie pathologique.*

Nous décrirons, dans un même chapitre, l'étranglement de l'intestin, dans la cavité de l'abdomen, par un *diverticule,* ou par *l'appendice* du cæcum *n'ayant con-*

tracté aucune adhérence par leur extrémité libre. L'analogie entre ces deux variétés est à peu près parfaite ; il existe, cependant, quelques différences que nous indiquerons. C'est dans le but de distinguer, sinon de séparer, ces deux variétés d'un même mode d'étranglement, que nous avons ajouté et que nous proposons la dénomination d'étranglement par *nœud appendiculaire* pour les cas dans lesquels l'agent de l'étranglement est constitué par l'appendice vermiculaire du cœcum.

La première observation d'*étranglement par nœud diverticulaire* appartient à Regnault, et non à Béclard comme on l'a dit. Regnault présenta la pièce à la Société de la Faculté, où elle fut examinée et bien comprise par Béclard ; mais c'est Regnault qui recueillit et publia l'observation, et donna de la pièce anatomique un dessin dans lequel les détails de ce mode d'étranglement sont indiqués avec une précision suffisante. Trois ans plus tard (1819), Mortier, chirurgien de l'Hôtel-Dieu de Rouen, publia la première observation d'étranglement *par nœud appendiculaire;* cette observation est accompagnée d'un dessin qui a, sur ceux donnés ultérieurement, l'avantage d'être une représentation exacte du fait observé, et non pas seulement une figure théorique. Vingt-six années s'écoulent pendant lesquelles, on paraît avoir oublié les faits de Regnault et de Mortier, lorsqu'une nouvelle observation, donnée par M. Michel Lévy (1845), ramène l'attention sur ce point, et détermine M. le docteur Parise à faire de nouvelles recherches (1850). Enfin, on trouve dans l'excellente thèse de

M. Vassor (juin 1852), une observation d'étranglement par nœud appendiculaire, recueillie en 1845 par M. le docteur Raimbert-Désormeaux, de Châteaudun ; en tout : trois observations d'étranglement par nœud diverticulaire, et deux observations d'étranglement par nœud appendiculaire. On commettrait, sans aucun doute, une erreur, si l'on voulait juger par ces chiffres du degré de fréquence absolue ou relative de cette variété d'étranglement ; ignorée du plus grand nombre, elle a dû plusieurs fois passer inaperçue, ou être mal interprétée.

L'étranglement par nœud diverticulaire a été étudié par M. Parise avec un soin assez minutieux pour que M. Malgaigne, dans le remarquable rapport qu'il a lu à l'Académie, se soit demandé si tous les détails dans lesquels était entré l'auteur pouvaient être de quelque utilité dans la pratique. Quoique rendant toute justice au talent bien apprécié de M. Parise, nous pensons, comme M. Malgaigne, que plusieurs de ces détails sont superflus. C'est à simplifier les faits, et à les rendre facilement appréciables à tous que l'on doit surtout s'attacher. C'est dans ce but que nous réduisons la question aux termes suivants : Dans l'étranglement par nœud diverticulaire, ou appendiculaire, le diverticule, ou l'appendice vermiforme du cœcum, forme, autour d'une ou de plusieurs anses de l'intestin, et d'une manière plus ou moins compliquée, un nœud dont la fixité dépend de l'évasement ou ampoule de l'extrémité libre de ce diverticule ou de cet appendice qui, saisie, soit entre l'intestin et l'origine du diverticule ou de l'appendice, ou dans l'anneau de l'anse nodale, ne peut se déplacer. *Au point de vue pratique, le fait dominant consiste dans l'existence, à l'extrémité libre du diverticule, d'une dilatation ampullaire qui maintient l'étranglement* et que M. Parise appelle très-justement la *clef de l'étranglement.*

Deux conditions anatomiques, suivant l'auteur, sont nécessaires pour la production de l'étranglement par nœud diverticulaire : 1° une certaine longueur du diverticule (8 à 9 centimètres au moins) ; 2° un calibre assez grand de son extrémité libre. Nous n'avons rien à dire relativement à la première de ces conditions ; quant à la seconde, elle demande quelques explications ; cet évasement en ampoule de l'extrémité libre du diverticule est-il, tel qu'on l'observe à l'autopsie, primitif ou consécutif à l'étranglement ? Il me paraît de toute évidence que la dilatation ampullaire, ou au moins un volume plus grand de l'extrémité libre du diverticule, est une condition de la formation de l'étranglement ; la dilatation s'exagère par le fait même de l'étranglement, mais elle existait avant lui. Cette disposition a été, en effet, constatée en dehors de tout étranglement. Parmi les exemples de diverticule intestinal que M. Leudet a montrés à la *Société anatomique* (1852-1853, Bullet., p. 82, 120), se trouve le suivant : Diverticule né de l'intestin grêle à 92 centimètres de la valvule iléo-cœcale, 5 centimètres de longueur. *Ce diverticule était terminé par une extrémité évasée.* C'est, à mon avis, dans la nécessité de l'existence de cette disposition anatomique qu'il faut chercher une des causes principales de la rareté de l'étranglement par nœud diverticulaire. Car, si les diverticules de l'intestin constituent un fait rare par eux-mêmes; est-ce que l'appendice vermiforme n'a pas assez fréquemment une longueur et une liberté tout-à-fait suffisantes pour former un nœud constricteur ? Après cela, nous reconnaissons, avec M. Parise, que la difficulté de la combinaison des circonstances nécessaires à la formation du nœud diverticulaire, explique, mais en partie seulement pour nous, la rareté de ce mode d'étranglement. Ces conditions, presque entièrement hypothétiques d'ailleurs, sont les mouvements irréguliers de l'intestin lui-même et de son appendice, mouvements combinés avec des impulsions extérieures, des ballottements, et une certaine pression des muscles abdominaux.

Nous avons dit, plus haut, que bien que très-analogues entre eux, l'étranglement par nœud diverticulaire et par nœud appendiculaire n'étaient pas entièrement semblables. C'est à Mortier qu'appartient cette remarque. La différence consiste dans l'existence du mésentère de l'appendice iléo-cœcal qui, étant plus court que l'appendice lui-même, serre très-fortement l'anse étranglée.

L'étranglement par nœud diverticulaire ou appendiculaire a été observé exclusivement sur l'intestin grêle. Dans le cas de Mortier, l'anse étranglée était formée par les huit derniers pouces de l'intestin grêle. Dans le cas de M. Michel Lévy, le diverticule naissait à 1 mètre environ de la valvule iléo-cœcale, et l'étranglement portait sur l'intestin grêle à 12 centimètres au-dessus de la valvule. La portion d'intestin comprise dans l'étranglement avait 2 mètres au moins de longueur. Dans le cas de M. Raimbert, l'étranglement portait sur trois anses de l'intestin grêle.

M. Malgaigne a insisté avec raison sur la multiplicité des points d'étranglement dans les cas qui nous occupent : Etranglement de l'anse ou des anses engagées dans le nœud, étranglement du diverticule ou de l'appendice. On doit donc trouver les traces de cet étranglement sur l'intestin et sur les appendices. Regnault n'a donné aucun détail sur l'état anatomique du diverticule dans le cas qu'il a observé, il s'est borné à dire que les intestins grêles étaient « presque totalement enflammés et en partie gangrenés. » Mortier a donné des détails plus satisfaisants : « L'anse étranglée était noire, affaissée sur elle-même..... L'extrémité libre de l'appendice se trouvait, elle-même, fortement étranglée et enflammée, elle avait le volume d'une noix, et ressemblait à une portion d'intestin grêle, au point qu'il ne fut pas d'abord possible de la reconnaître. En examinant de plus près cette extrémité renflée, je m'aperçus que, dans un point, la membrane séreuse et la musculeuse étaient rompues et que la muqueuse restée intacte faisait légèrement hernie; cette muqueuse elle-même se rompit par une faible pression, et il sortit de l'extrémité tuméfiée de l'appendice une matière gélatineuse, assez consistante, et assez semblable pour la couleur à de la gelée de groseilles. » Dans le cas de M. Raimbert, « l'extrémité de l'appendice, grosse comme le pouce, rougeâtre, et distendue par du mucus, vient faire saillie entre les anses intestinales ; la constriction est très-forte ; et le gonflement de l'extrémité vermiculaire empêche de la faire cesser autrement qu'en coupant l'appendice lui-même. »

Les lésions du péritoine et de ses replis sont en rapport avec l'intensité de l'étranglement : dans le cas de Regnault, on trouva dans la cavité de l'abdomen un épanchement de sérosité noirâtre, et plusieurs points gangréneux sur divers endroits du péritoine. Dans le cas de M. Raimbert, il existait une injection générale de la membrane séreuse, et une exsudation sanguinolente noirâtre à la surface de la partie correspondant aux anses étranglées.

§ II. — *Symptômes et signes.*

L'appareil symptomatique est très-grave ; la mort survient, dans les cas d'étranglement par nœud diverticulaire et par nœud appendiculaire, avec une extrême rapidité.

Dans tous les cas, les douleurs abdominales sont très-intenses, existent dès le début, et acquièrent rapidement un haut degré d'intensité. Chez le sujet de Regnault, le ventre était peu douloureux au toucher, quoique les coliques fussent très-vives. Il n'est pas dit si ces douleurs avaient, ou non, plus d'intensité dans un point particulier de l'abdomen. Chez le malade de Mortier, il y avait, des douleurs « dans le ventre », douleurs se propageant à une hernie inguinale droite réductible dont il était atteint. Le sujet de l'observation de M. Michel Lévy avait des coliques intolérables, dont il rapportait surtout le siége à la région ombilicale. La malade de M. Raimbert enfin fut prise, tout-à-coup, d'une colique très-intense dans la région ombilicale. La sensibilité à la pression de l'abdomen ne fut bien vive que le dernier jour.

L'examen de l'abdomen ne paraît pas avoir fourni de résultats bien importants. Il était « tendu et ballonné » chez le malade de Mortier ; « météorisé » dans le cas de Regnault. Le ventre était généralement sonore à la percussion, la région iliaque droite exceptée, chez le malade de M. Michel Lévy. Chez la malade de M. Raimbert, la tuméfactiou parut plus prononcée à la région ombilicale ; et, comme dans le cas précédent, on trouva du côté droit de la résistance, et un peu de matité à la percussion. C'est dans ces deux points que la douleur était aussi le plus prononcée.

Dans tous les cas, il y a eu des vomissements : ceux-ci se produisirent au deuxième jour chez le malade de Regnault ; quelques instants avant la mort, il y eut un vomissement abondant « de sérosité verdâtre très-fétide ». Dans le cas de Mortier, ils furent d'abord muqueux, puis stercoraux. Chez le sujet de l'observation de M. Michel Lévy : vomissements bilieux au second jour. Dans le cas de M. Raimbert, les vomissements eurent lieu dès le premier jour, et ils cessèrent le dernier. — La constipation a existé dans tous les cas.

L'appareil symptomatique, on le voit, se distingue assez nettement de celui qui est propre à certaines variétés d'étranglement, telles que l'étranglement par compression, par invagination, par rétrécissement, par perforation du diaphragme, mais il se rapproche beaucoup des étranglements par brides en général, et particulièrement de ceux qui ont leur siége dans la fosse iliaque droite. La manifestation brusque des accidents, l'absence de toutes circonstances capables de faire croire à l'existence de brides pseudo-membraneuses, ou mieux, l'absence dans les antécédents d'indices de péritonite, sont, parmi les signes indiqués par M. Parise, les seuls qui puissent à bon droit faire soupçonner que l'on a affaire à un étranglement par nœud diverticulaire ou appendiculaire.

§ III. — *Observations.*

Obs. 158. — Etranglement de l'iléon par un diverticule né de l'intestin grêle à 45 pouces (anglais) de la valvule iléo-cœcale, et adhérent au côté opposé du même intestin à moins d'un pouce de distance de son origine.

(Jackson. *Loc. cit.*, n° 495.)

Obs. 159. — Etranglement de l'intestin par un diverticulum naissant de la partie la plus inférieure de l'iléon, et adhérent par son extrémité terminale au mésentère.

(*id.*, n° 496.)

Obs. 160. — Diverticulum de l'intestin grêle, naissant de son tiers inférieur environ, allant s'insérer aux appendices épiploïques du colon descendant, et se dirigeant transversalement en passant au-devant d'une masse de l'intestin grêle, qu'il comprimait assez pour y produire un étranglement.

(Jamain. *Soc. anat.*, 1841.)

Obs. 161. — Etranglement de l'intestin grêle par un diverticulum né du tiers inférieur de l'iléon, et allant se fixer à la partie voisine du mésentère.

(Martin de Lyon, cité par Montfalcon, *Dict. en* 60.)

Obs. 162. — Etranglement de l'iléon par un diverticulum naissant à 2 pieds 1/2 de la fin de l'iléon, et allant s'insérer au mésentère après avoir contourné deux fois les anses étranglées. Vomissements continuels. — Constipation non absolue. — Cinq jours de durée.

(Moscati, *mém. de l'Acad. roy. de Chirurgie, édit. cit.*, t. II, p. 364.)

Obs. 163. — Etranglement de l'intestin grêle par un diverticulum adhérent par son extrémité terminale à une autre portion d'intestin après avoir passé à travers une portion du mésentère. — Constipation absolue. — Vomissements constants. — 2 à 3 jours de durée.

(*Lond. and Edimb. month. Journ. July*, 1846, et *arch. gén. de méd.* 1845, 4e série, t. VII, p. 363.)

Obs. 164. — Etranglement de l'iléon par un diverticulum né de l'intestin grêle et adhérent, par son extrémité, avec un prolongement du péritoine à la surface antérieure du mésentère.

(*London med. gaz.*, janvier 1851 ; et *arch. gén. de méd.*, 4e série, t. XXIX, 1852, p. 84.)

Obs. 165. — Etranglement de la fin de l'iléon par un diverticulum adhérent par une membrane celluleuse très-résistante à la face inférieure du mésentère. — Constipation opiniâtre. — Vomissements de matières fécales.

(Rokytansky. *Loc. cit.*, obs. III de la 3e espèce.)

Obs. 166. — Etranglement de l'intestin grêle par nœud appendiculaire. — Vomissements. — Constipation, — douleur autour de l'ombilic. — Femme de 45 ans. — 3 jours de durée.

(Raimbert-Désormeaux. *Thèse de Paris.* Vassor 1852.)

Obs. 167. — Etranglement de la fin de l'iléon par nœud appendiculaire.

(Mortier. *Journ. Complém. des sc. méd.*, 1819.)

Obs. 168. — Etranglement de l'intestin grêle par nœud diverticulaire à anse simple. — Vomissements abondants de liquides verdâtres et fétides.

(Regnault. *Journ. univ. des sc. méd.*, t. vi, p. 108.)

Obs. 169. — Etranglement de l'iléon par nœud diverticulaire.

(*Cas de* M. Michel Lévy. *Gaz. méd.*, 1845, et *mém. de* M. Parise.)

ARTICLE III.

ÉTRANGLEMENT INTERNE PAR BRIDES INTESTINALES.

Cette variété assez curieuse de l'étranglement interne n'est guère bien connue que des chirurgiens, à qui il n'a pas échappé que, dans certains cas de hernie, un des bouts de l'intestin passant au-devant de l'autre pouvait, soit en raison de la fixité de l'anse herniée, soit en raison d'adhérences intra-abdominales, donner lieu à un étranglement dans la cavité de l'abdomen. Ces cas bien constatés suffiraient, à eux seuls, pour donner une place à cette variété dans l'histoire de l'étranglement interne ; et cette annexion sera complétement justifiée, je l'espère, par l'exposition de certains cas analogues qui n'ont aucun rapport avec l'étranglement herniaire.

Il est impossible, pour le moment, de se faire une idée bien exacte sur la fréquence de ce mode d'étranglement interne. Plusieurs auteurs ont publié des observations isolées ; mais jamais, que je sache au moins, on n'a cherché à rapprocher les faits de cette nature, et à en constituer un groupe naturel. Ces observations sont en petit nombre, non pas que cette variété d'étranglement doive être bien rare, mais parce que son existence n'étant ni universellement, ni suffisamment connue, les particularités qu'elle présente ont pu n'être pas saisies par les observateurs. Tous ceux qui ont fait quelques autopsies d'étranglement interne savent, en effet, combien il est difficile de constater bien exactement tous les détails relatifs au mode d'étranglement ; et cette difficulté est certainement d'autant plus grande que l'on a moins présentes à l'esprit les variétés si nombreuses que ce mode peut revêtir. Il suffit de lire quelques auteurs encore peu éloignés de nous, pour reconnaître que cette absence de notions préliminaires les a empêchés de voir ce qui existait réellement. On n'en a une preuve que trop convaincante en parcourant, par exemple, les observations assez nombreuses d'occlusion intestinale que Lieutaud a réunies.

§ I. — *Anatomie pathologique.*

1° *Etranglement interne par brides intestinales dépendant primitivement de l'existence d'une hernie.* —

M. le professeur Laugier, à qui la science est particulièrement redevable d'observations délicates et d'aperçus ingénieux sur les étranglements tant internes qu'externes de l'intestin, a signalé avec soin ce fait parmi les causes des insuccès dans l'opération de la hernie étranglée; l'observation suivante que je vais résumer, explique clairement les détails relatifs à cette question (1).

Une femme avait une hernie crurale droite, étranglée depuis six jours, et pour laquelle on avait fait, avant l'entrée à l'hôpital, des tentatives de réduction. La kélotomie est pratiquée par M. Laugier, qui constate une adhérence presque universelle du sac à l'intestin; celui-ci est trouvé gangrené; il est incisé et maintenu dans la plaie par un point de suture. La mort arrive au bout de huit à neuf jours, pendant lesquels il y eut des alternatives de rémission et d'exacerbation. A *l'autopsie*, on trouva « les deux bouts de l'intestin tous deux adhérents à la paroi abdominale dans le voisinage de la plaie, présentant une disposition singulière qui expliquait les fâcheuses circonstances qui ont suivi l'opération, et l'ont rendue peu profitable. Le bout supérieur, à deux pieds environ au-dessus de la plaie, descend le long du flanc droit et arrive vers la fosse iliaque; il se recourbe en dedans, en passant sous le bout inférieur qui, de la plaie, remonte vers l'ombilic, et revient faire un coude au-dessous du bout supérieur qui recouvre le cæcum. Distendu dans le flanc droit, ce bout s'affaisse et s'aplatit en passant sous le bout inférieur, puis, au-delà, se dilate de nouveau, et forme un angle à concavité dirigée vers la fosse iliaque droite pour venir s'ouvrir à la plaie. Le bout supérieur est d'un rouge violacé; il contient des matières liquides dans les parties où il est distendu, et présente un volume supérieur à celui du gros intestin dans l'état normal. Le bout inférieur est, au con-

(1) Laugier. *Bulletin chirurg. Loc. cit.*

traire, très-étroit, et ne contient rien dans le voisinage de la plaie intestinale. *Les deux bouts de l'intestin s'entrecroisaient de manière à ce que le bout inférieur, revenu sur lui-même, fasse l'effet d'un lien presque circulaire qui étranglait, ou, du moins, aplatissait, comprimait le bout supérieur, et le séparait en deux sacs stercoraux, l'un qui faisait suite à l'estomac ; l'autre, placé entre le point comprimé et la plaie, communiquait avec le premier par une ouverture étroite, seule décharge du véritable bout supérieur.* ».

2° *Brides intestinales n'ayant aucun rapport avec l'étranglement herniaire.* — On conçoit que des brides de cette nature pourraient se former en dehors du voisinage des anneaux herniaires, quelque soit le point des parois avec lequel une portion d'intestin contracterait des adhérences ; et, à ce point de vue, ce mode de formation se rapproche du mode de formation des brides solides. — En traitant de ces dernières, nous avons fait remarquer que l'anneau constricteur était quelquefois partiellement constitué par l'intestin ; mais ici c'est la portion appartenant à l'intestin qui domine dans l'anneau, et elle peut même le constituer entièrement, comme cela a lieu pour le fait suivant rapporté dans *Astley Cooper*.

Une femme, qui avait été sujette à des inflammations intestinales, présenta, dans sa dernière maladie, des symptômes d'étranglement; et, comme on ne voyait aucune trace de hernie, on pensa à une invagination intestinale. *A l'autopsie*, on trouva que différentes portions d'intestin avaient contracté des adhérences. *Il y avait une de ces adhérences dans laquelle deux anses intestinales ne s'étaient réunies que dans un point, disposition qu'il est facile d'imiter en mettant en contact l'extrémité du pouce et celle de l'index de la même main ; à travers le nœud coulant ainsi formé s'était engagée une anse intestinale qui s'était étranglée.*

Dans un cas observé par M. Bernutz, l'S iliaque du colon avait contracté adhérence avec la portion moyenne du colon lombaire gauche. Dans une des observations d'Abercrombie, l'anneau était formé de la même façon ; seulement, au lieu d'être attachées l'une à l'autre, paroi à paroi, par une adhérence intime, les deux extrémités de l'anse étaient réunies « par une bande étroite d'adhésion de un peu plus d'un pouce d'étendue ». Dans le cas de MM. Golding-Bird et Hilton, pour lequel la gastrotomie fut pratiquée, on trouva qu'une anse intestinale de 6 à 8 pouces de longueur, s'était engagée à travers un anneau formé en partie par un autre portion de l'intestin grêle, et, en partie, par d'anciennes adhérences vers les vaisseaux iliaques externes. Cette ouverture, constatée à l'autopsie, l'avait été aussi pendant la vie, au moment de l'opération ; elle avait un peu moins de 1 pouce de diamètre. Chez le malade qui fait le sujet de la 8ᵉ observation du Mémoire d'Abercrombie, une portion d'intestin adhérait à une masse morbide du mésentère, par deux points laissant entre eux un espace capable de loger le doigt, et dans lequel une petite portion d'un repli d'intestin contigu était venue s'engager et s'étrangler.

En résumé, il existe des cas dans lesquels une portion ou une anse d'intestin, est étranglée par une bride formée par une autre portion d'intestin. Tantôt, cette bride résulte de l'adhérence d'une portion d'intestin en un point des parois de la cavité de l'abdomen, et comprime à la manière d'une sangle ou d'une arcade, une autre portion d'intestin ; tantôt les deux extrémités d'une anse de l'intestin grêle ou du gros intestin contractent entre elles une adhérence plus ou moins immédiate, et constituent alors une bride annulaire creuse dans laquelle une ou plusieurs anses voisines viennent s'engager et s'étrangler ; tantôt enfin, une portion d'intestin contracte, en deux points différents, une adhérence soit avec les parois du bassin, soit avec une masse morbide ; et l'espace contenu entre les deux points d'adhérence et la partie qui les supporte, forme encore une sorte d'anneau incomplètement constitué par l'intestin. Ces brides peuvent être constituées par le gros intestin ou par l'intestin grêle, plus souvent par le second que par le premier.

Un des faits dominants de l'étude anatomo-pathologique de cette variété d'étranglement consiste (comme dans la plupart des étranglements par brides) dans l'existence d'adhérences produites par un travail phlegmasique antérieur, travail dont on retrouvera les traces dans l'étude des antécédents. Nous laisserons de côté les étranglements consécutifs aux hernies, pour nous occuper plus spécialement de ceux qui paraissent complètement étrangers à cette espèce de lésions.

Le diamètre de l'anneau intestinal constricteur, formé comme nous l'avons dit, paraît être, en général, assez peu considérable. Dans le cas de MM. Golding-Bird et Hilton, l'ouverture avait un peu moins de 1 pouce de diamètre. Dans un des cas d'Abercrombie, l'espace compris entre les deux points d'adhérence de la bride intestinale « était capable de loger le doigt. » La portion d'intestin engagée est, en général, peu considérable.

Dans aucun des cas que nous avons rapportés, l'étranglement n'était douteux, et il se manifestait par des lésions anatomiques plus ou moins prononcées.

§ II. — *Symptômes et signes.*

Nous n'entreprendrons pas, avec le petit nombre de faits que nous avons pu réunir, de tracer l'histoire symptomatique de cette variété d'étranglement, qui, d'ailleurs, paraît, soit par les phénomènes antécédents, soit par les accidents ultimes, être exactement analogue à celle des étranglements par brides en général. Si nous avons, malgré cette similitude, fait un groupe à part des étranglements par brides intestinales, c'est qu'il était nécessaire de les séparer au point de vue anatomo-pathologique, et au point de vue des indications thérapeutiques, comme nous le verrons plus loin.

§ III. — *Observations.*

Obs. 170. — Etranglement de l'intestin grêle par une anse du même intestin fixée à la paroi abdominale au niveau d'une hernie étranglée.

(Obs. rapportée dans le texte.)

Obs. 171. — Etranglement de l'intestin dans un anneau formé par l'adhérence des deux bouts d'une anse intestinale.

(Ast. Cooper. *Loc. cit.*, en note.)

Obs. 172. — Etranglement de l'intestin grêle dans un anneau formé par une anse intestinale réunie à ses deux bouts par une bride de 1 pouce d'étendue. Vomissements. — Constipation opiniâtre. — Durée une quinzaine de jours.

(Abercrombie, *obs.* XI.)

Obs. 173. — Etranglement d'une anse de l'intestin grêle, dans un anneau formé par l'adhérence des deux extrémités d'une anse intestinale à une masse morbide du mésentère. Constip. Vomissements. — Durée, 3 jours.

(*Id.*, *obs.* XVIII.)

Obs. 174. — Etranglement de l'iléon par un anneau accidentel formé par l'intestin grêle soudé par des adhérences anciennes aux parois du bassin, — gastrotomie, — mort. — Constipation, — vomissement de matières à caractère intestinal.

(Golding-Bird et Hilton. *London med. chir. Transact.*, 2e série, t. XIII, 1847; et *union médicale*, 1848, p. 6.)

Obs. 175. — Adhérence de l'S iliaque du colon avec la partie moyenne du colon lombaire gauche; à travers l'anneau formé par suite de cette adhérence, étranglement de l'intestin grêle. — Symptômes intenses d'étranglement. Vomissements. Constipation.

(Bernutz. *Bull. de la soc. anat.*, 1843, p. 295.)

CHAPITRE VI.

DES ÉTRANGLEMENTS INTERNES DE L'INTESTIN A TRAVERS DES OUVERTURES ANOMALES OU ACCIDENTELLES.

ARTICLE PREMIER.

ÉTRANGLEMENT PAR LES OUVERTURES DES REPLIS PÉRITONÉAUX.

§ I. — *Anatomie pathologique.*

Les ouvertures des replis péritonéaux qui donnent lieu aux étranglements, toujours *anomales*, sont le plus souvent *accidentelles*. C'est par erreur qu'on mentionne l'observation de Blandin comme un exemple d'étranglement par l'hiatus de Winslow; dans ce cas, l'étranglement était causé par une déchirure du mésocolon transverse.

Sur les douze observations que nous avons rassemblées, 8 fois l'étranglement avait eu lieu par une perforation du mésentère (1). Dans les autres cas, l'ouverture

(1) Obs. 176, 178, 179, 180, 182, 183, 184, 185.

accidentelle existait sur le mésocolon transverse (1), le mésentère de l'appendice iléo-cœcal (2), l'épiploon (3), les replis vésico-rectaux (4).

Les parties étranglées appartiennent le plus souvent à l'intestin grêle (5), exceptionnellement au gros intestin (6) ; et, dans ce dernier cas, c'est le cœcum qui a pénétré à travers la perforation.

La plupart des auteurs qui ont publié des observations d'étranglement interne de l'intestin par des ouvertures anomales n'ont donné que des détails fort incomplets sur l'agent de l'étranglement. Il y aurait, cependant, quelque intérêt à savoir si ces ouvertures anomales sont congéniales ou accidentelles, si elles étaient anciennes ou récentes ; si elles paraissent être le résultat d'un travail de résorption, d'ulcération, ou si elles dépendent d'une déchirure proprement dite. Les expressions de « *déchirure*, *rupture* », employées par quelques observateurs, semblent indiquer que la solution de continuité a quelquefois été produite, soit par violence extérieure, soit par un travail ulcératif. La possibilité de cette rupture à la suite de violences extérieures, n'est, d'ailleurs, pas douteuse ; et l'on en trouve, entre autres, un exemple dans la pièce présentée, en 1845, par M. Arnoult à la société anatomique (*Bullet.*, p. 46).

(1) Obs. 187.
(2) Obs. 181.
(3) Obs. 177.
(4) Obs. 186.
(5) Obs. 176, 177, 180, 181, 183, 184, 185, 186, 187.
(6) Obs. 178, 182.

L'étranglement peut-il suivre immédiatement cette déchirure ? je n'en ai pas trouvé d'exemple positif. Dans la plupart des cas l'ouverture est évidemment de date ancienne, car les bords en ont été trouvés durs, lisses, comme ligamenteux. Il me paraît permis de supposer, si l'on en juge d'après ce qui arrive dans les cas de plaie du diaphragme par exemple, que ces ouvertures « à bords lisses et comme ligamenteux » sont, le plus souvent, constituées par d'anciennes déchirures ou perforations dont les bords, écartés sans doute par la présence d'une ou de plusieurs anses de l'intestin, se sont cicatrisés isolément.

Dans aucune observation je n'ai trouvé décrites les dimensions exactes de l'ouverture anomale ; elles paraissent toutefois être assez peu considérables, car la striction est en général très-prononcée. Dans le cas de Saucerotte, « on ne put retirer les parties étranglées qu'après avoir procuré par une ponction l'évacuation de l'air qui les distendait. » Dans l'observation du docteur Jones, ce n'est qu'avec peine qu'on put faire passer une sonde entre l'intestin et les bords de l'ouverture du mésentère. Dans le cas de Joyand « une portion de l'iléon, d'environ 22 pouces de long, s'était glissée sous l'appendice du cœcum, au travers de son lien membraneux, et était si étroitement serrée dans ce passage qu'on ne pouvait y introduire le doigt sans en forcer l'ouverture ».

La portion d'intestin engagée à travers ces ouvertures est souvent assez considérable. Dans un cas (obs. 179), « la moitié des intestins avait pénétré à travers l'ouverture du mésentère ». Dans un autre (obs. 181), l'anse étranglée avait 22 pouces de long ; dans un autre, 1 pied. Chez le sujet de l'observation 180, l'anse intestinale dépassait l'anneau dans lequel elle était étranglée « d'environ une palme ». Dans un autre cas (obs. 178), l'ouverture comprenait le cœcum avec une plus grande partie du colon et de l'iléon.

La quantité souvent assez considérable de l'intestin qui a pénétré à travers l'ouverture anormale, les dimensions relativement peu grandes de celle-ci, permettent de supposer que, dans le cas qui nous occupe, l'étranglement doit être assez intense. C'est ce qui arrive en effet ; lorsque, par une cause quelconque, contusion de l'abdomen, effort violent, indigestion, passage d'un corps étranger, le volume des parties engagées vient à s'accroître brusquement, celles-ci s'étranglent contre les bords de l'ouverture, soit primitivement, soit consécutivement aux progrès de l'inflammation et à l'accumulation des gaz et des liquides dans l'anse étranglée, et dans les parties supérieures à l'étranglement. Nous avons vu avec quelle difficulté on retirait, à l'autopsie, l'anse étranglée de l'anneau constricteur. On ne sera donc guère fondé en pareil cas à compter sur une réduction spontanée.

Les altérations anatomiques de l'anse étranglée paraissent être assez profondes dans l'étranglement par les ouvertures anormales.

Chez le malade de l'observation 186, l'anneau avait laissé une marque sur l'intestin ; mais celle-ci était assez facile à effacer, en raison, dit l'auteur de l'observation, du ramollissement des parties étranglées qui étaient noires à l'extérieur comme à l'intérieur, et remplies d'un liquide sanguinolent. Dans le cas rapporté dans les bulletins de la Société de médecine de Besançon « l'anse étranglée, mortifiée à la période de ramollissement, n'était pas perforée. Les intestins voisins présentaient, égaement, des plaques gangréneuses, mais seulement à leur point de contact avec l'anse mortifiée ». Dans le cas de Saucerotte « les parties intestinales étranglées, n'ayant pu se dégager, sont tombées en mortification ». Dans le cas de M. Rokytansky, « les membranes intestinales, altérées dans leur consistance et dans leur couleur, se laissaient déchirer avec facilité ». Chez le malade opéré par M. Hirton, l'anse incarcérée « était d'une couleur noire et très-congestionnée, mais non en gangrène ».

Dans aucun de ces cas je n'ai trouvé signalée l'existence d'une perforation, accident peu rare cependant dans les diverses variétés d'étranglement interne.

La péritonite, générale ou localisée, est assez commune dans la variété qui nous occupe. Dans trois cas, il est noté que l'inflammation de la séreuse s'accompagnait d'un épanchement séro-albumineux abondant, semi-purulent, séro-sanguinolent.

§ II. — *Symptômes et signes.*

L'étude des antécédents, assez négligée comme toujours par les observateurs, ne fournit presque aucun renseignement. On trouve un peu plus de détails sur le mode de début des accidents, ou sur les circonstances qui paraissent leur avoir donné lieu. Chez le malade du docteur Jones, les accidents se déclarèrent après un repas composé de noix mangées avec avidité, et suivi d'un exercice violent; les noix furent trouvées dans la portion d'intestin engagée à travers l'orifice anomal.

Dans l'observation 180, il s'agit d'un jeune homme de 15 ans qui, après avoir résisté pendant cinq heures à un pressant besoin de défécation, et avoir été exposé au froid, fit de vains efforts pour aller à la garde-robe. En interrogeant les antécédents de la malade qu'il a observée, M. Rokytansky apprit que, trois ans auparavant environ, pendant une grossesse, elle avait éprouvé une douleur aiguë et une sensation de déchirement dans la région ombilicale. La douleur cessa par le repos, mais elle revenait toutes les fois que les intestins devenaient paresseux; alors, d'ordinaire, les purgatifs la soulageaient. — Le sujet de l'observation 362 d'Ast. Cooper avait fait une chute, la veille du début des accidents.

La douleur, quelquefois légère, le plus souvent très-violente, paraît être un phénomène constant. Elle était légère et avait lieu à la région épigastrique dans l'observation 361 d'Ast. Cooper. (Etranglement de la fin de l'iléon par une ouverture du mésentère; — le siége précis de cette ouverture n'est pas indiqué). Chez le sujet de l'observation 362 du même auteur: douleur très-aiguë dans l'abdomen, principalement dans la région ombilicale. (Etranglement à travers une ouverture de l'épiploon).

Cas de Saucerotte : violentes douleurs dans le bas-ventre (« la moitié des intestins était engagée dans une ouverture pratiquée à la base du mésentère »). Cas de Joyand : « Le malade se plaignait d'une douleur fixe dans la région iliaque droite, qui l'obligeait à se tenir toujours penché en avant et d'où partait, comme d'un centre, la douleur violente que le malade éprouvait dans tout le ventre. (Etranglement de l'iléon à travers une ouverture du mésentère de l'appendice iléo-cœcal). Observation 184, — douleur « affreuse » sans siége précis, occupant surtout la partie sus-ombilicale de l'abdomen. — (Etranglement de l'iléon à travers une ouverture du mésentère près de son insertion au rachis).

Ainsi donc, dans la variété d'étranglement qui nous occupe : douleur ordinairement violente, occupant souvent un point particulier de l'abdomen, et correspondant, quelquefois, exactement au niveau de l'étranglement.

Les vomissements sont constants, abondants ; et je trouve qu'ils ont été deux fois stercoraux sur trois ou quatre cas dans lesquels il est donné des détails suffisants sur leur nature. Presque constamment la constipation est absolue, opiniâtre. Le ventre est quelquefois tendu, élastique, en général peu météorisé, ce qui s'explique par le siége le plus habituel de l'étranglement, (l'intestin grêle), et la marche en général très-rapide de la maladie.

§ III. — *Observations.*

Obs. 176. — Etranglement de la partie inférieure de l'iléon par une ouverture du mésentère. Constipation absolue. Vomissements stercoraux. Marche rapide.

(Ast. Cooper, *obs.* 361, *édit. cit.*)

Obs. 177. — Etranglement de l'intestin grêle à travers une ouverture de l'épiploon. — Durée 3 à 4 jours.

(Ast. Cooper, *obs.* 362, *édit. cit.*)

Obs. — 178. — Etranglement du cœcum, et d'une partie du colon et de l'iléon, à travers une ouverture anormale du mésentère. — Durée, 9 jours.

(Saucerotte. *Mém. d'Hévin, édit. cit.*)

Obs. 179. — Etranglement de « l'intestin » à travers une déchirure du mésentère. — Quelques heures seulement de durée.

(*Jones. Lond. méd. journ. et journ. univ. des sc. méd.* 1819, *t.* xv, *p.* 370.)

Obs. 180. — Etranglement de l'iléon à travers une ouverture du mésentère située près du cœcum.

(*Arch. gén. de méd.*, 4e *série, t.* xiv, 1847, *p.* 88.)

Obs. 181. — Etranglement d'une anse de l'iléon à travers une ouverture du mésentère de l'appendice iléo-cœcal. — Durée, 6 jours.

(Joyand. *Mém. de Fagès, édit. cit.*)

Obs. 182. — Etranglement interne par pénétration du cœcum au travers d'une ouverture du mésentère de l'iléon. — Vomissements. Constipation opiniâtre. Péritonite.

(Rokytansky. *Loc. cit., obs.* v *de la* 3e *espèce.*)

Obs. 183. — Etranglement de la partie supérieure de l'intestin grêle dans une perforation du mésentère, en un point très-rapproché de la colonne vertébrale, vis-à-vis le pancréas.

(Docteur Graux. *Presse méd. belge*, 1856, *et gaz. méd.* 1857, p. 96.)

Obs. 184. — Etranglement de l'iléon à travers une déchirure opérée dans le mésentère près de son insertion au rachis. Constipation opiniâtre. Vomissements de matières fétides. Derniers accidents, 2 jours de durée.

(*Bullet. de la soc. de méd. de Besançon*; *et Revue clinique*, 1852, *p.* 303-304.)

Obs. 185. — Etranglement de la partie supérieure de l'intestin grêle à travers une ouverture du mésentère. Vomissements bilieux incessants. Gastrotomie. Mort.

(*Journ. des conn. méd.*, 30 *mars* 1855, *p.* 239.)

Obs. 186. — Etranglement de l'intestin grêle à travers une perforation du repli vésico-rectal droit. Péritonite.

(*Lancette franç.*, *t.* v, nº 8.)

Obs. 187. — « Un homme, observé à l'hôpital de la Charité en 1828 par M. Blandin, présentait, à son entrée, tous les signes d'une violente péritonite qui se termina rapidement par la mort. A l'autopsie, il rencontra le grand épiploon déjeté à gauche et la presque totalité de l'intestin grêle qui avait franchi l'hiatus de Winslow, énormément dilaté ; du reste elle avait ensuite parcouru la cavité des épiploons pour en sortir par un trou pratiqué dans le mésocolon transverse.

(Jobert de Lamballe) *maladies chirurg. du can. intest.*, *t.* I. 1829, *p.* 522.)

ARTICLE II.

DES ÉTRANGLEMENTS DE L'INTESTIN A TRAVERS LES OUVERTURES ET LES PERFORATIONS DU DIAPHRAGME.

Les diverses parties de l'intestin peuvent s'engager à travers le diaphragme, soit par les orifices naturels dilatés, soit par une ouverture anomale congéniale, soit enfin à travers une rupture ou une plaie. Sous des influences diverses, et dans des cas assez nombreux, il survient des accidents d'occlusion intestinale qui peuvent être confondus avec l'étranglement interne proprement dit. A ce titre, nous devions consacrer ici quelques lignes à l'étranglement dans les hernies diaphragmatiques.

§ I. — *Anatomie pathologique.*

Les ouvertures anomales congéniales du diaphragme se rencontrent à peu près aussi fréquemment à gauche qu'à droite. Les plaies peuvent avoir lieu sur tous les points du plan musculaire ; mais il est évident que, pour celles au moins qui sont faites de bas en haut, la présence du foie les rendra moins fréquentes à droite qu'à gauche. De même encore pour les ruptures, M. Devergie a noté qu'elles survenaient le plus souvent dans le centre aponévrotique, et, surtout, au voisinage de l'union de la partie musculaire gauche avec le centre phrénique, non loin des piliers, de sorte que ces ruptures sont plus communes à gauche qu'à droite. Sur les huit observations que nous avons réunies, l'ouverture anormale du diaphragme existait cinq fois à gauche (1), et une fois entre les piliers du diaphragme. Tantôt la perforation a lieu au niveau de la portion musculaire, tantôt et plus souvent aux dépens de la partie aponévrotique.

Le diamètre de l'ouverture est, en général, assez considérable ; dans un cas rapporté par Reid, celle-ci pouvait admettre trois doigts ; elle avait plus d'un pouce dans le cas de Norris ; 1 pouce 1/2 dans le cas de Forlivesi ; dans le cas de Thomson, elle admettait facilement l'extrémité du doigt indicateur.

Dans le cas de Reid, les bords de l'ouverture étaient « épais et calleux » ; dans le cas de Thomson, l'ouverture diaphragmatique avait une structure tendineuse dans toute sa circonférence. Dans le premier de ces deux cas, la perte de substance provenait d'une plaie du diaphragme ; dans le second, elle était due, selon toute apparence, à une rupture.

Les parties engagées appartiennent, le plus souvent, au gros intestin. C'était le colon dans les observations 510 et 511 de Lieutaud, dans le cas rapporté par Quarin ; le colon transverse dans le cas de Reid ; l'estomac dans le cas de Forlivesi, et l'intestin, sans désignation spéciale, dans les autres cas.

(1) Obs. 189, 190, 193, 194, 195.

Voici, d'après les observations dans lesquelles il est donné des détails suffisants, quelles étaient les altérations des parties étranglées. Dans le cas de Reid : « la partie du colon qui se trouve dans la poitrine est très-dilatée et épaissie ; par suite de l'étranglement, ses parois sont noires, molles dans certains endroits, et rompues sur un point. Le colon était adhérent au niveau de l'ouverture du diaphragme. »

Dans le cas de Norris, « le boyau a contracté des adhérences intimes avec les bords de l'ouverture du diaphragme ; la portion étranglée de l'intestin présente les mêmes conditions qu'on observe dans la dernière période des hernies étranglées. » Dans le cas de Forlivesi, « l'étranglement était marqué à la surface externe de l'estomac par un sillon gangréneux. » Dans le cas de Thomson, l'anse étranglée, formée aux dépens des colons transverse et descendant, était pâle et distendue par des gaz. Une adhérence ancienne et solide unissait le diaphragme ainsi que le mésocolon de la partie herniée avec le col des 10e et 11e côtes anciennement fracturées.

L'existence de ces adhérences solides de l'intestin, que nous venons de voir signalées à plusieurs reprises, constitue un des faits les plus importants à retirer de l'étude anatomo-pathologique de la variété d'étranglement qui nous occupe ; car elle démontre, indépendamment des autres circonstances, son incurabilité absolue, et l'inutilité complète de toute tentative chirurgicale en pareil cas.

§ II. — *Symptômes et signes.*

Dans aucun des cas que nous avons rapportés, les accidents d'étranglement n'ont été primitifs ; c'est-à-dire que constamment l'étude des antécédents du malade a présenté des particularités de nature à mettre sur la voie d'un diagnostic positif. Dans les cas de plaie du diaphragme, l'attaque ultime n'est survenue qu'à une époque assez éloignée : un an après la guérison de la plaie de l'abdomen dans l'observation de Baillou ; deux ans, dans l'observation 511 de Lieutaud ; plusieurs années chez le malade de l'observation 190 de ce mémoire ; quinze mois dans le cas du docteur Reid. Depuis la guérison de sa blessure, le malade de l'observation 190 était resté sujet à des attaques de violentes coliques. Le malade de Reid, depuis sa guérison, avait toujours éprouvé de la dyspnée, et il avait été traité plusieurs fois pour un étranglement intestinal dont on l'avait guéri. Chez le malade de Forlivesi, les antécédents sont moins prononcés ; le malade avait eu seulement deux indispositions légères accompagnées de vomissements ; mais on avait noté une proéminence du côté gauche de la poitrine existant depuis la naissance. Le malade de Norris, chez qui il s'agissait aussi, très-certainement, d'un déplacement congénial, « se plaignait, dès sa première enfance, de douleurs au côté *gauche de la poitrine*, et, quelquefois aussi, d'une toux légère, et de difficulté pour respirer. Depuis deux ans, il ne pouvait plus se coucher sur le *côté droit* ».

Les observations rapportées par Lieutaud, par Quarin, et celle qui porte le n° 190 dans ce mémoire, n'apportent pas grande lumière sur la nature des symptômes qui ont caractérisé l'étranglement ; les expressions d'*ileus, colica passio*, établissent seulement que cet étranglement n'avait pas paru douteux. Les autres observations, toutes recueillies à l'étranger, vont nous être plus utiles, ainsi qu'on le verra dans le résumé suivant :

1° Cas du docteur Reid (*Etranglement du colon transverse, plaie du diaphragme par instrument tranchant, 15 mois auparavant*). Vomissements ; dyspnée progressive. Douleur dans l'hypocondre gauche. Son mat du côté gauche de la poitrine. Respiration puérile à droite. Cœur rejeté à droite, et l'on entend ses battements sous les cartillages des 4e, 5e et 6e côtes droites. Etat général grave des étranglements ;

2° Cas de Thomson (*Etranglement d'une anse formée par les colons transverse et descendant à travers une rupture du diaphragme datant de un an*). Début à la suite d'un repas par une violente douleur « dans l'estomac et les intestins, qu'aucun purgatif ne put venir soulager ». Abdomen dur, distendu et tympanitique. Douleurs plus vives dans la région ombilicale. Nausées sans vomissements. Pas de selles ;

3° Cas de Forlivesi (*Etranglement de l'estomac, — hernie probablement congéniale, située à gauche*). Vomissements continuels de matières aqueuses. Douleur lancinante à l'épigastre. Rétraction considérable des parois abdominales. Evacuations alvines rares. Proéminence de la poitrine à gauche, existant depuis l'enfance ;

4° Cas de Norris (*Etranglement « d'un paquet intestinal. » Hernie congéniale à gauche*). Douleur dans tout l'abdomen, particulièrement à l'hypocondre gauche, augmentant sous la pression de la main. Ventre considérablement ballonné. Respiration accélérée, non laborieuse. Vomissements « de matières rouillées ».

La plupart de ces observations sont bien incomplètes ; mais, si elles ne permettent pas de tracer une histoire complète des étranglements à travers les perforations du diaphragme, il me paraît impossible de révoquer en doute l'importance des données qu'elles fournissent pour l'étude des faits à venir. Nous avons vu que, constamment ou à peu près, l'étude des antécédents appelait l'attention du côté du thorax, et pouvait fournir des données positives. Pour les symptômes actuels, n'avons-nous pas vu que le décubitus latéral, le siége de la douleur, la conformation du thorax, la dyspnée, la déviation du cœur avaient été constatés ? Ne paraît-il pas évident encore que, sans qu'il soit possible de bien préciser, les phénomènes d'étranglement proprement dit ne ressemblent que de loin à ce que nous avons constaté pour les autres variétés ?

§ III. — *Observations.*

Obs. 188. — Etranglement du colon à travers une plaie du diaphragme.

(Lieutaud. *Obs.* 511.)

Obs. 189. — *Id.* (Baillou. *Obs.* 510 *de Lieutaud.*)

OBS. 190. — Plusieurs circonvolutions de l'intestin et une grande partie de l'épiploon s'étaient engagés à travers une ouverture du côté gauche du diaphragme; l'épiploon adhérait à la plèvre gauche. Le malade avait été blessé d'un coup de poignard dans le côté plusieurs années auparavant, et avait été, depuis, sujet à des attaques de violentes coliques. C'est à l'une d'elles qu'il a succombé.

(Jakson, n° 493, *loc. cit.*)

OBS. 191. — Iléus produit par engagement d'une portion du colon dans l'ouverture qui se trouve entre les deux piliers du diaphragme et qui donne passage au nerf intercostal.

(Quarin, *p.* 274, *loc. cit.*)

OBS. 192. — Etranglement du colon transverse à travers une ouverture du diaphragme à bords épais et calleux. Vomissements. Dyspnee. — Cinq jours de durée.

(*Edimb. med. and surg. Journ. janv.* 1840, *et Arch. gén. de méd.* 1840, *t.* VII, 3e *série, p.* 508. Docteur J. Reid.)

OBS. 193. — Etranglement d'une anse d'intestin à travers une ouverture du tendon cordiforme du diaphragme (colon transverse et descendant). Constipation. Nausées sans vomissements. — Durée, 8 jours.

(Thomson. *Lond. méd. gaz*; *et Gaz. méd.*, 1848, *p.* 637.)

OBS. 194. — Etranglement de l'intestin à travers une ouverture située au côté gauche du diaphragme, près des vertèbres, et ayant plus d'un pouce de diamètre. Vomissements. Constipation. — Durée, 4 jours.

(W. Norris. *The méd. chirurg. rew.*, *et Gaz. méd.*, 1839, *p.* 550.)

Obs. 195. — Etranglement de l'estomac engagé, en partie, dans une ouverture d'un pouce 1/2, située sur la partie tendineuse du diaphragme à gauche. Vomissements continuels. Evacuations alvines rares. — Durée, 3 jours.

(Docteur Forlivesi. *Gaz. méd.*, 1843, *p.* 192.)

CHAPITRE VII.

ÉTRANGLEMENT DE L'INTESTIN

DANS UN SAC PÉRITONÉAL FORMÉ A L'INTÉRIEUR DE LA CAVITÉ ABDOMINALE.

Aucun travail d'ensemble n'a encore été entrepris sur cette variété curieuse des étranglements internes, quoique son existence ait été signalée depuis assez longtemps déjà. Nous en avons réuni plusieurs observations qui nous permettent, sinon d'en tracer l'histoire complète, au moins d'en indiquer les principaux traits. L'existence d'un sac péritonéal rapproche la variété d'étranglement qui nous occupe, des étranglements herniaires proprement dits ; mais la position de ce sac à l'intérieur de la cavité abdominale, son indépendance absolue des hernies externes, nécessitent la formation d'une classe spéciale.

§ I. *Anatomie pathologique.*

La première observation d'étranglement de l'intestin dans un sac péritonéal, ou cavité séreuse anormale située à l'intérieur de la cavité de l'abdomen, appartient à Fagès ; elle a été insérée dans le Mémoire trop peu connu que ce chirurgien a publié dans le tome 7 du *Journal de la Société de médecine de Paris :* En faisant l'autopsie d'un individu qui avait succombé aux accidents d'un étranglement interne, Fagès trouva l'intestin étranglé dans un sac péritonéal situé sur la partie antérieure et moyenne du psoas iliaque, et sur la partie latérale droite du rectum. — Le sujet était monorchide ; le testicule droit n'avait jamais paru dans les bourses ; et c'est dans la portion du péritoine formant la tunique vaginale, restée *intra-abdominale*, que l'intestin s'était engagé et étranglé.

Sous le nom de *Hernies mésocoliques et mésentériques,* Ast. Cooper a décrit l'engagement d'une ou de plusieurs anses de l'intestin dans un sac séreux constitué par l'écartement limité des feuillets du mésentère de l'intestin grêle, ou des mésocolons : « Le mésentère, dit-il, se compose de deux feuillets du péritoine entre lesquels sont placés les vaisseaux sanguins, les absorbants, et les nerfs qui se distribuent à l'intestin grêle. Les deux feuillets de ce repli membraneux sont unis ensemble par un tissu cellulaire très-peu résistant. Si, par suite d'une violence extérieure, d'un coup sur l'abdomen, par exemple, un de ces feuillets vient à se rompre, l'autre étant intact, l'intestin sera poussé à travers l'ouverture et formera (du moins d'après l'idée que je me fais de cette maladie) une véritable hernie, puisqu'il aura éprouvé un déplacement hors de la cavité qui lui est propre. Cette variété de hernie peut encore être la conséquence d'un vice de conformation congénital par suite duquel existe, dans l'un de ces feuillets, une ouverture ou une lacune anormale. Je ne puis déterminer, au juste, laquelle de ces deux conditions est la cause de cette maladie, mais je suis porté à croire qu'elle tient à un vice de conformation congénital, plutôt qu'à une déchirure accidentelle ; car, dans les cas que j'ai observés, il n'existait aucune trace de violence extérieure. » Il n'y avait pas d'étranglement dans ces deux cas ; et Ast. Cooper pensait même que cette forme de hernie était peu susceptible d'étranglement, par la raison que l'intestin déplacé n'est pas soumis aux alternatives de pression qui entraînent, dans les hernies, l'épaississement ou la contraction de l'orifice du sac. Cependant, cet étranglement est possible, ainsi qu'il ressort de l'examen d'un cas observé en 1843 par M. Th. B. Peacock. Ce médecin a fait remarquer, avec juste raison, que la plupart des observations qui ont été données comme des *hernies internes* épiploiques, ne sont que des passages d'intestin à travers une *perforation* et il ajoute : « Pour bien comprendre le mécanisme de cette hernie, il faut se rappeler que, au niveau du point où l'intestin grêle passe sous l'artère mésentérique supérieure et prend le nom de jéjunum, il reçoit un feuillet du péritoine dérivé du feuillet le plus postérieur des deux qui se réfléchissent d'arrière en avant après avoir formé l'épiploon, lequel feuillet constitue le feuillet inférieur du mésocolon. Si donc, dans ce point, le péritoine manque, en quelque sorte, près de l'épine, de manière à laisser une ouverture dans le feuillet antérieur du mésocolon, il finit par se constituer un véritable sac herniaire. En effet, l'intestin est sorti de sa cavité naturelle, et se trouve contenu dans un sac formé par le péritoine (1) ».

Voici le fait observé par M. Peacock :

En ouvrant la cavité abdominale, on trouva, dans la partie médiane et latérale gauche du ventre, une tumeur volumineuse, dont la paroi extérieure, mince et transparente, laissait apercevoir l'intestin grêle fortement distendu et d'une couleur rouge foncée. Cette tumeur n'était autre qu'une hernie de l'intestin grêle dans l'épaisseur des replis du mésocolon gauche. Tout l'intestin grêle, excepté le duodénum, se trouvait renfermé dans le dédoublement des feuillets du péritoine. Le jejunum pénétrait, en haut, dans le sac, en sortait pour y rentrer bientôt, et l'iléon s'en échappait à 2 pouces environ au-dessus du cœcum. Le jejunum et la partie supérieure de l'iléum étaient fortement distendus, sans être congestionnés, mais, dans le point où l'iléum sortait du sac, les parois de l'intestin étaient fortement enflammées, livides, et presque gangrenées ; la muqueuse, dans le point correspondant, était tout-à-fait noire. En retirant l'intestin grêle du sac herniaire on aperçut le point de l'étranglement situé à 2 pouces environ au-dessus de la valvule iléo-cœcale. Dans ce point, les parois de l'intestin étaient fortement épaissies, l'inflammation commençait immédiatement au dessus de l'étranglement et correspondait au bord tranchant formé par le mésocolon, au-dessous duquel l'intestin sortait pour rentrer dans la cavité abdominale. Cette ouverture du sac n'était pas étroite ; au contraire elle eût pu loger les quatre doigts ; son bord inférieur était épais et constitué, en partie, par une des

(1) *Lond. Jour. of. méd. sc.*, oct. 1849 et *Arch. gén. de méd.*, 1850, 4e série, t. XXII, p. 210).

artères mésocoliques. La hernie était évidemment ancienne, ainsi qu'on pouvait en juger par la présence d'adhérences celluleuses et par la rétraction permanente de l'iléon à partir du moment où il était sorti du sac. Celui-ci, dont on put apprécier la disposition, lorsqu'on eut enlevé toute la masse de l'intestin grêle, était formé en avant par l'expansion du feuillet postérieur du mésocolon gauche. Le pancréas et le duodénum croisaient son bord supérieur; son bord droit était formé par le colon descendant et le feuillet antérieur du mésocolon. A gauche et en bas le sac se continuait avec le péritoine qui revêt les muscles sous-péritonéaux et le petit bassin. Le sac était mince et transparent, excepté dans le point où il se continuait avec le péritoine des parois abdominales ; dans ce point, il était épaissi et opaque en certains endroits.

Une dernière variété d'étranglement de l'intestin dans des cavités péritonéales anormales a été signalée pour la première fois, en 1848, par M. Rieux qui en a rapporté deux cas dans sa thèse inaugurale (1853) : 1er CAS. — Il existait sous le cœcum une cavité terminée en cul de sac, ayant 7 centimètres dans le sens longitudinal et 5 centimètres dans le sens transversal. Cette cavité était entièrement tapissée, à sa partie supérieure comme à sa partie inférieure, par un feuillet péritonéal lisse, et, en tout, semblable à celui qui revêt la face supérieure du cœcum. Autour de l'entrée de la cavité, existait un épaississement du tissu cellulaire sous-péritonéal représenté par un relief circulaire du péritoine, et, quand, à quelques centimètres de distance, on exerçait une traction sur le péritoine, ce relief formait des brides qui fermaient complétement la cavité à la manière des cordons d'une bourse. Sur ce sujet, ajoute M. Rieux, le péritoine n'appliquait pas le cœcum contre la fosse iliaque, mais il revêt sa face supérieure, puis sa face inférieure, et, de là, revient continuer sa marche ordinaire après avoir formé une vaste ampoule qui réunit toutes les conditions d'un vrai sac herniaire.

2e CAS. — L'intestin était engagé dans une sorte de cavité doublée par le péritoine, formée, en bas, par le péritoine épanoui, constituant une bride péritonéale bien nette, et dans un autre sens par le cœcum lui-même. Cette cavité avait, en profondeur, la moitié de la longueur du petit doigt.

Ainsi qu'on a pu le voir, dans tous ces cas la cavité péritonéale paraît être le résultat d'un vice de conformation congénial; l'intestin s'y engage en plus ou moins grande quantité suivant l'étendue de cette cavité, et suivant qu'elle est ou non susceptible d'une plus ou moins grande dilatation. — Tantôt, et lorsque l'intestin s'y engage brusquement comme dans le cas de Fagès, l'étranglement est immédiat, tantôt et plus souvent l'intestin ne s'y engage que d'une manière progressive et ne s'étrangle qu'à la longue, suivant en cela la marche habituelle à toutes les hernies considérées en général.

La quantité d'intestin incarcérée est très-variable: dans le cas de Fagès c'était « une anse d'intestin » ; dans la première observation de M. Rieux c'était « 8 centimètres d'intestin grêle, et 5 centimètres environ » dans la deuxième observation. Dans le cas de M. Peacock, c'était la presque totalité de l'intestin grêle, à l'exception du duodénum et des deux derniers pouces de l'intestin grêle.

Dans tous les cas l'étranglement portait sur l'iléon ; vers son tiers inférieur dans le 1er cas de M. Rieux ; à sa partie la plus inférieure dans le deuxième cas : à deux pouces au-dessus du cœcum dans l'observation de M. Peacock.

Dans aucun de ces cas l'étranglement ne fut douteux : chez le malade de Fagès, on trouva les cinq onces de mercure avalées par le malade, immédiatement au-dessus de la partie d'intestin logée dans le sac. Chez le sujet de la 1re observation de M. Rieux, « l'étranglement est indiqué sur l'intestin par une ligne circulaire dont la couleur rouge contraste vivement avec la teinte pâle du reste du tube digestif ». Dans le cas de M. Peacock, les parois de l'intestin étaient fortement enflammées, livides, presque gangrenées, la membrane muqueuse tout-à-fait noire, dans le point où l'iléon sortait du sac; les parois de l'intestin étaient fortement épaissies dans ce point.

Il n'y avait aucune trace de péritonite chez le malade de Fagès ni chez celui de l'observation de M. Rieux ; l'inflammation de la séreuse était, au contraire, très-prononcée dans le 2e cas de M. Rieux : agglutination des anses intestinales par des fausses membranes récentes, molles, albuminoïdes ; entre les circonvolutions, liquide jaunâtre avec flocons albumineux, et, dans quelques points, petits foyers purulents.

§ II. — *Symptômes et signes.*

Les accidents d'étranglement qui ont amené la mort des malades ne paraissent dans aucun de ces cas s'être déjà produits dans les antécédents. Une seule fois, je trouve signalés quelques troubles précurseurs ; la malade de la 1re observation de M. Rieux, un mois avant son entrée à l'hôpital, avait éprouvé une douleur dans le côté droit de l'abdomen en même temps qu'une perte d'appétit. Toutefois, elle dit se rappeler que, de loin en loin, elle a eu des coliques assez vives, mais tout-à-fait passagères. Le sujet de la 2e observation du même auteur avait une hernie inguinale gauche, irréductible depuis 12 ans ; mais celle-ci était tout-à-fait indolente et paraît avoir été tout-à-fait étrangère à la lésion principale. Chez le malade de M. Peacock, la maladie débuta « par des douleurs vives dans l'estomac et des vomissements, » survenus au sortir d'un repas. Le malade de Fagès, enfin, « interrogé sur ce qui avait pu donner lieu à sa maladie, apprit que, s'étant courbé avec précipitation pour ramasser quelque chose, il avait senti dans le bas-ventre et dans la région iliaque droite une espèce de craquement qui fut suivi, quelque temps après, d'une douleur vive dans la même partie ; et que l'intensité de cette douleur avait persisté. Il est à présumer, ajoute Fagès, que, dans l'instant où le malade s'est courbé précipitamment, l'intestin s'est engagé dans la portion du péritoine destinée à former la tunique vaginale, et en a chassé le testicule, ou qu'une partie de l'intestin y étant déjà, l'effort que le malade a fait y en a poussé une plus grande partie, ce qui a dû décider l'étranglement. »

Dans tous les cas les douleurs paraissent exister dès le début, et persister pendant le cours de la maladie. Elles étaient peu intenses et limitées au côté droit de l'abdomen dans la première observation de M. Rieux (*Etranglement sous-cæcal*). Dans le cas de Fagès, il y avait une douleur fixe et très-vive limitée à la région iliaque droite (Etranglement situé à la partie antérieure et moyenne du psoas et sur la partie latérale droite du rectum).

En terminant ce chapitre, nous appellerons l'attention sur le malade observé par Fagès. — Dans un cas d'étranglement survenant chez un sujet monorchide, et en l'absence de toute autre cause évidente, on serait en droit de soupçonner que les accidents sont dûs à une disposition anormale résultant de la présence du testicule dans la cavité de l'abdomen.

§ III. — *Observations.*

Obs. 196. — Etranglement de l'iléon dans un sac particulier formé par le péritoine situé sur la partie antérieure et moyenne du psoas et dépendant de la présence du testicule en ce point. Vomissements ; constipation. Pas de péritonite. — 9 jours de durée.

(*Fagès, loc. cit.*)

Obs. 197. — Etranglement de la fin de l'iléon par l'anneau

d'un sac mésocolique. Constipation. Vomissements stercoraux. — 41 heures de durée.

(*Peacock, loc. cit.*)

Obs. 198. — Etranglement de la fin de l'intestin grêle dans une cavité péritonéale anormale située sous le cœcum. Constipation. Vomissements non stercoraux.

(*Rieux, loc. cit.*)

Obs. 199. — Etranglement de la partie la plus inférieure de l'intestin grêle dans une cavité péritonéale anormale située sous le cœcum. Constipation. Vomissements non stercoraux. 7 à 8 jours de durée. Péritonite intense.

(*Id., loc. cit.*)

CHAPITRE VIII.

DES ÉTRANGLEMENTS PAR COMPRESSION.

Dans un grand nombre de cas, l'existence de tumeurs intrà-abdominales, le déplacement ou une mobilité anormale des viscères tels que le foie, le rein, la rate, etc., qu'ils soient hypertrophiés ou non ; le développement pathologique des ganglions mésentériques, etc., amènent, dans la circulation des matières intestinales, une gêne notable. Mais les accidents produits par ces causes diverses ne sont, le plus souvent, que d'une importance relativement médiocre, et on doit les décrire parmi les complications de la maladie principale.

Dans quelques cas au contraire, mais beaucoup plus rarement, la compression produite sur l'intestin amène un véritable étranglement qui s'accompagne de tous les accidents qui lui sont propres, et devient la cause déterminante principale ou unique de la terminaison fatale. — Ces derniers faits seulement vont nous occuper.

§ I. — *Anatomie pathologique.*

La rate, le pancréas, le foie ont donné lieu à des étranglements de cette nature. Blancard, en faisant l'autopsie d'un individu qui avait succombé à la passion iliaque, trouva la cause des accidents dans une compression de l'intestin par la rate considérablement hypertrophiée (1).

Dans un cas appartenant au docteur Bainbrigge, l'étranglement de l'intestin fut causé par une rate supplémentaire. Voici la relation de ce cas curieux. « Un homme tombe de cheval et se fracture la cuisse. Le malade est soumis au traitement ordinaire : appareil et repos. Mais, deux ou trois jours après, il survient de la douleur dans le dos; ballonnement du ventre, vomissements, hoquet, etc.; altération des traits. Malgré tous les moyens qui furent employés, le malade succomba cinq jours après l'invasion des accidents. Les renseignements donnés par le malade avaient appris que des accidents analogues avaient eu lieu, quelques années auparavant, à la suite d'une chute qui l'avait obligé de garder le lit pendant 5 à 6 jours. Autopsie : on trouva derrière l'intestin grêle et dans l'épaisseur du grand épiploon, une tumeur de la grosseur d'un œuf de dinde, qui descendait au-devant du gros intestin, et comprimait l'S iliaque du colon contre le rebord osseux du bassin. Cette tumeur n'était autre qu'une rate supplémentaire qui recevait une des branches de l'artère splénique, et qui tendait l'épiploon dans lequel elle était renfermée. Quand le malade était debout, cette tumeur n'exerçait aucune compression fâcheuse; mais lorsqu'il était couché, la tumeur venait mettre obstacle au cours des matières. De là, la gravité et la persistance des accidents en question » (2).

(1) *Loc. cit.*, 79e obs., p. 288.

(2) *Provinc. med. and surg. journ.* et *Journ. des Conn. méd.-prat.*, nov. 1847.

Dans un autre cas (1), la rate hypertrophiée et ramollie, unie par de fortes adhérences à la queue du pancréas, tirait violemment sur ce viscère, lequel, devenu vertical et passant au-dessus du colon transverse, comprimait et étranglait cet intestin près de sa jonction avec le colon ascendant. Dans un fait rapporté par le docteur Ulmer, le colon transverse avait été comprimé par « une situation anormale du foie qui avait été fortement porté du côté gauche » (2). Quarin rapporte que Baader a vu, à Fribourg, une jeune fille atteinte d'un iléus mortel occasionné par « un engorgement de l'ovaire droit, lequel engorgement fut cause que les parois de l'iléon, pressées d'une part par la tumeur et de l'autre par la crête de l'os des îles, se trouvèrent complètement réunies (3). Dans un autre cas, on trouva, à l'autopsie d'une femme qui portait une tumeur abdominale depuis de longues années, et dont la mort fut causée par un étranglement interne, les particularités suivantes : »

« Il existait dans le ventre une tumeur limitée par les parois abdominales auxquelles elle adhérait solidement en avant. En arrière, elle recouvrait l'intestin grêle, le cœcum et le colon ascendant, était adhérente au colon transverse par ses bords supérieur et latéral. L'S iliaque et le rectum étaient en contact avec elle. L'épiploon avait complètement disparu. La tumeur avait pris naissance dans l'ovaire gauche ; de sa base, qui était formée par une masse multiloculaire, s'élevaient trois lobes formant des compar-

(1) *Arch. dell. med. Espan. y extrang.* oct. 1846, et *Arch. gén. de méd.*, 1848, t. XVI, p. 506.

(2) *Thèse de Savopoulo*, 1854.

(3) *Traité des fièvres*, etc. Cap. XXII, p. 272.

timents qui communiquaient ensemble par le moyen de petites ouvertures arrondies d'un pouce 1/2 environ de diamètre. Les trois lobes du kyste, en se développant, avaient embrassé entre leurs parois extérieures une portion de l'iléon, et cette portion avait fini par se trouver si fortement emprisonnée entre les parois que, lors même qu'elle en eût été débarrassée, il était impossible d'y faire pénétrer de l'air. Cette portion de l'iléon se trouvait à 4 ou 5 pouces seulement de la valvule iléo-cœcale. C'était cet étranglement intestinal qui avait été la cause immédiate de la mort» (1).

Dans un cas dont la relation a été consignée par M. Ball dans les *Bulletins de la Société anatomique* (2), l'étranglement était causé par une tumeur kystique adhérente à plusieurs anses du jéjunum. Nous avons rapporté, nous-même (3), un cas d'étranglement interne produit par des tumeurs cancéreuses du péritoine qui avaient amené, en différents points, l'effacement par compression du calibre de l'intestin. Enfin, dans la 14e observation du Mémoire d'Abercrombie, il est fait mention d'un étranglement de la partie supérieure du rectum par une masse de glandes malades.

Dans tous les cas que nous venons de rapporter, les symptômes constatés pendant la vie ou les lésions constatées à l'autopsie établissent que l'étranglement n'était pas douteux; dans plusieurs, cet étranglement a été la cause de la mort, et dans quelques-uns il paraît avoir seulement accéléré la terminaison funeste.

(1) *Amer. Méd. Month.*, janv. 1857, et *Union médicale*, 20 sept. 1857, t. XI, p. 476.

(2) Décembre 1857.

(3) *Thèse de Paris*, décembre 1857.

§ II. — *Symptômes et signes.*

Nous ne pouvons, avec une série peu nombreuse de faits, presque tous insolites, essayer de tracer la symptomatologie des étranglements par compression. Voici seulement ce qui nous a paru ressortir de l'analyse des faits :

Lorsqu'il existe depuis longtemps une tumeur de l'abdomen, et que sa nature et son siége ont pu être reconnus, le diagnostic précis pourrait n'être pas impossible. Ainsi, chez le malade de l'observation 202, la tumeur enkystée de l'ovaire pouvait être facilement reconnue, et l'on était en droit de rattacher à la compression qu'elle exerçait sur l'intestin les accidents non douteux d'étranglement que l'on observait. Chez le sujet de l'observation 200, malgré le météorisme de l'abdomen, on put constater, pendant la vie, l'existence, dans la fosse iliaque droite, d'une tumeur dure de 3 pouces de diamètre. Mais si la nature de cette tumeur ne peut pas être reconnue facilement, le cas reste douteux ; et l'on peut se demander si l'on n'a pas affaire à un rétrécissement ou à une invagination.

L'observation du docteur Bainbrigge n'est pas seulement une curiosité anatomo-pathologique ; elle apporte aussi un enseignement. En effet, en étudiant les antécédents du malade, on apprit que des accidents analogues s'étaient déjà produits à la suite d'une chute qui avait obligé le malade à garder le decubitus dorsal pendant quelques jours. De là, peut-être aussi, l'indication, dans les cas où l'on soupçonne que l'étranglement est causé par la compression exercée par une tumeur, de placer le malade dans différentes attitudes. Dans ce cas, en outre, on ne pourrait pas affirmer qu'une palpation méthodique de l'abdomen n'aurait pas fait découvrir l'existence d'une tumeur ; car celle-ci était assez volumineuse, et était placée au-devant du gros intestin.

§ III. — *Observations.*

Obs. 200. — Etranglement multiple par tumeurs cancéreuses du péritoine. Constipation absolue. Vomissements à odeur fécale. Péritonite.

(Besnier. *Thèse de Paris*, 1857.)

Obs. 201. — Rate supplémentaire ayant occasionné un étranglement interne de l'S iliaque du colon. — Cinq jours de durée.

(Docteur Bainbrigge, *loc. cit.*)

Obs. 202. — Etranglement par la rate hypertrophiée.

(Blancard, *Loc. cit.*)

Obs. 203. — Etranglement du colon transverse par le pancréas. Vomissements stercoraux. Constipation. — Durée de la dernière attaque, 10 jours.

(*Loc. sup. cit.*)

Obs. 204. — Etranglement par compression d'un ovaire volumineux.

(Baader *cité par* Quarin. *Loc cit.*)

Obs. 205. — Etranglement de la fin de l'iléon par un kyste de l'ovaire. Constipation. Vomissements. — Durée des derniers accidents, 18 jours.

(*Union médicale. Loc cit.*)

Obs. 206. — Etranglement du colon transverse par le foie.

(Docteur Ulmer. *Thèse de Savopoulo, loc. cit.*)

Obs. 207. — Etranglement multiple causé par une tumeur adhérente à plusieurs anses du jéjunum. Vomissements de matières fécaloïdes pendant l'agonie. — 6 jours de durée.

(*Bull., loc. cit.*)

Obs. 208. — Compression du rectum par une tumeur du petit bassin. Constipation. Peu de vomissements. — Durée des derniers accidents, 11 à 12 jours.

(14e *obs.* d'Abercrombie, *loc. cit.*)

DEUXIÈME PARTIE.

DIAGNOSTIC. — INDICATIONS THÉRAPEUTIQUES.

Tous les genres d'étranglement interne, quel que soit leur siége, quelle que soit leur nature, présentent des caractères communs bien connus, et qui permettent, aujourd'hui, de reconnaître la maladie, le plus ordinairement sans grande difficulté. Mais il n'en est plus de même aussitôt qu'il s'agit de préciser les faits, et d'établir, sur des données positives, la nature et le siége de l'obstacle au cours des matières alvines. Ces deux conditions sont cependant indispensables au point de vue pratique; et, tant qu'on ne sera pas parvenu à les déterminer, les moyens que l'on dirige contre les étranglements internes continueront à être plus ou moins irrationnels et trop souvent nuisibles. C'est donc vers cette détermination que doivent tendre tous les efforts, et c'est ce but que nous avons eu, sans cesse, en vue dans le cours de cette étude.

Nous allons, dans cette deuxième partie de notre travail, chercher à tirer parti des principaux résultats que nous avons obtenus dans la première, et essayer de tracer une esquisse du diagnostic différentiel et des indications thérapeutiques. Nous avons consacré un chapitre spécial à l'étude des vomissements stercoraux qui, mal interprétés par plusieurs observateurs, nous ont paru devoir attirer d'abord notre attention.

CHAPITRE PREMIER.

DES VOMISSEMENTS STERCORAUX.

Il règne encore, aujourd'hui, un assez singulier malentendu relativement aux vomissements *stercoraux*. Pour quelques-uns, tout vomissement présentant cette fétidité particulière aux matières alvines, est un vomissement de matières *fécales ou stercorales*. Pour quelques autres, on ne doit qualifier de *stercoraux*, que les vomissements constitués par des matières qui auraient séjourné dans le gros intestin. Quelques-uns admettent qu'un malade peut, en effet, vomir des matières provenant du gros intestin. D'autres pensent, avec plus de raison selon nous, qu'à moins d'une altération particulière de la valvule de Bauhin, il est démontré qu'il faudrait une force supérieure à celle que peut déployer la contraction intestinale, aidée de la contraction des parois de l'abdomen, pour produire le reflux des matières du gros intestin dans l'intestin grêle. Tous ceux qui, à l'amphithéâtre, ont insufflé le gros intestin ou pratiqué des injections liquides, même forcées, de l'anus vers l'estomac en ont acquis la conviction. Dans ma thèse inaugurale, j'ai insisté sur l'impossibilité de ce reflux, et j'ai cherché à en déduire des conclusions pratiques que je rappellerai plus loin. Je ne m'arrêterai pas à discuter la fameuse histoire des suppositoires de Math. de Grado qui, de l'anus, remontèrent sans s'altérer tout le long du tube digestif et furent rendus par la bouche ; celle, non moins digne d'admiration, des clystères qui, « tout entiers et purs », furent aussi rejetés par la bouche dès qu'ils eurent été administrés, etc.

Je me bornerai à rappeler que tout ce qui est relatif à cette question a été à peu près complètement élucidé dans la 34e *Lettre de Morgagni* : « Plusieurs médecins, dit-il, ont cru que l'on rejetait dans le volvulus ce qui était déjà passé dans le gros intestin, phénomène qui arrive plus rarement qu'ils ne le pensent, comme l'indique la valvule intermédiaire de Bauhin, ainsi que d'autres objets dont j'ai parlé dans les *adversaria* (III, *animad* 9). Or, il n'est pas difficile de démontrer qu'ils ont été trompés par la ressemblance, en rapportant plusieurs observations de vomissements de cette espèce, même chez des sujets chez lesquels la voie était entièrement interceptée ; de manière qu'il n'y avait point de communication entre le gros intestin et le reste du canal, jusqu'à la bouche. Car voyez, pour omettre d'autres histoires dans lesquelles cette voie était interceptée par une hernie très-étroite ou par une obstruction, ou par des adhérences ; voyez, dis je, par exemple, dans cette section du *Sepulchretum* (obs. 24, § 3), une observation de Heers. Un charlatan avait serré avec un fil de fer, sur un enfant attaqué d'une hernie, l'intestin iléon avec l'épiploon, de telle sorte que rien ne pouvait passer. Mais l'enfant, *ayant rejeté des excréments par la bouche*, mourut. Ajoutez à cela plusieurs expériences faites par le célèbre Haguenot (*mém. de l'Acad. roy. des sciences*, 1713) sur des chats et des chiens qui, après la ligature du même intestin, vomissaient des matières fécales. Quel est celui qui n'aurait pas cru, au premier abord, que celles-ci étaient remontées des gros intestins, s'il eût ignoré que les intestins grêles étaient bouchés ? C'est que si les substances qui sont chassées de l'estomac dans les intestins, se mêlant avec le suc gastrique et bientôt après avec le suc intestinal, ainsi qu'avec le suc pancréatique, et avec la bile, sont forcées de faire dans les intestins grêles, surtout lorsqu'ils sont enflammés, le même séjour qu'elles devraient faire dans les gros intestins, elles contracteront la même fétidité et la même odeur dans les premiers que dans les derniers, et l'on pourra aussi, si l'on veut, les appeler, non sans raison, excréments, comme l'enseigne Piccolhomini, qui nie, à cause de cela, qu'il soit nécessaire que les restes des aliments parviennent jusqu'aux gros intestins, pour qu'ils acquièrent la nature des excréments. Au reste, bien qu'on ne se trompe pas sur ce point, ce fait même induit en erreur parce qu'on croit que les matières reviennent des gros intestins, tandis qu'elles reviennent des intestins grêles. »

Après avoir établi que les vomissements stercoraux, quelque soit le point du tube digestif étranglé, étaient toujours constitués par des matières provenant de l'intestin grêle, il nous reste à rechercher les rapports qui existent entre ces vomissements et le siége ou la nature de l'étranglement.

Une statistique de M. Cossy tendrait à établir que les vomissements stercoraux sont d'autant plus constants que l'obstacle siége plus haut sur l'intestin grêle, et que c'est dans les cas d'étranglement du gros intestin qu'on les observe le moins souvent. Cette statistique est basée sur 46 observations, les seules dans lesquelles son auteur ait pu trouver quelques détails sur le siége et la nature de l'obstacle, et sur la nature des vomissements, en compulsant plusieurs centaines d'observations.

STATISTIQUE DE M. COSSY.

(*Loc. cit. p.* 122).

SIÉGE DE L'OBSTACLE.	NOMBRE DES CAS.	VOMISSEMENTS	
		STERCORAUX.	NON-STERCORAUX.
1° Un des points de la moitié supérieure de l'intestin grêle. . . .	9	9	0
2° Un des points de l'iléon	27	9	18
3° Un des points du gros intestin	10	4	6
TOTAL	46	»	»

L'auteur ne s'est pas fait illusion sur la valeur absolue que l'on doit accorder à sa statistique : « sans doute, dit-il, il y a lieu d'éviter de tirer des conclusions prématurées d'un nombre de faits aussi restreint ; mais il est, néanmoins, permis de se demander si cette constance des vomissements stercoraux, lorsque l'obstacle a son siége dans le haut de l'intestin grêle, ne tient pas à autre chose qu'à une circonstance fortuite ; si elle n'a pas sa raison d'être dans le peu d'espace qu'offre alors la portion d'intestin située au-dessus de l'obstacle, pour contenir les matières dont la circulation est interrompue. Si des faits plus nombreux venaient, comme je suis porté à le croire, confirmer ces premiers résultats, il y aurait lieu d'étudier, avec un soin extrême, les diverses circonstances relatives aux vomissements stercoraux. Car, d'après quelques faits, trop incomplets sans doute et en trop petit nombre pour faire preuve, ces vomissements présenteraient suivant que l'obstacle aurait son siége soit dans l'iléon ou dans le gros intestin, soit dans le jéjunum, des différences marquées. Dans ce dernier cas, ces vomissements seraient plus abondants, plus rapprochés, plus persistants, et, surtout, suivraient de très-près le début de la stase stercorale.

J'ai cherché de mon côté à faire une statistique analogue, mais basée exclusivement sur les cas d'étranglement interne. Voici les résultats que j'ai obtenus d'après l'analyse de 66 cas que j'ai rassemblés avec non moins de peine que M. Cossy, et en compulsant, comme lui, plusieurs centaines d'observations.

SIÉGE DE L'ÉTRANGLEMENT.	NOMBRE DES CAS.	VOMISSEMENTS	
		STERCORAUX.	NON-STERCORAUX.
1° Partie supérieure de l'intestin grêle. . . .	7	3	4
2° L'Iléon, ou l'intestin grêle sans désignation spéciale.	34	18	16
3° Gros intestin. . . .	25	12	13
Total.	66	» »	» »

Il y a, on peut le voir, une assez notable différence entre les résultats des recherches de M. Cossy et les miens. — La raison en est, peut-être, dans ce que M. Cossy a réuni à la fois dans sa statistique les étranglements externes et les étranglements internes, tandis que la nôtre porte exclusivement sur ces derniers. Quoiqu'il en soit, nous n'attribuons à ces chiffres qu'une valeur relative ; et nous ne voulons déduire de nos recherches que les conclusions suivantes :

L'existence des vomissements stercoraux n'indique, considérée isolément, qu'une chose, à savoir qu'il existe un étranglement sur l'un des points du tube intestinal.

Si les vomissements sont tardifs, s'ils présentent au plus haut degré le caractère stercoral, on est en droit de penser que l'obstacle a son siége sur un des points inférieurs de l'intestin grêle ou sur le gros intestin, non pas dans ce dernier cas que les matières viennent du gros intestin, mais parce que les matières et les liquides excrémentiels, séjournant dans les intestins grêles aussi longtemps qu'ils auraient séjourné dans le gros intestin, contractent la même fétidité d'odeur.

Pour être autorisé à déduire de recherches numériques des conclusions plus positives, il faudrait un plus grand nombre d'observations, et surtout d'observations complètes.

Les 46 cas de M. Cossy, les 66 observations que j'ai comparées, ne représentent qu'une très-minime partie des faits connus; et rien ne prouve que le résultat numérique ne serait pas profondément modifié, si l'on connaissait ce qui a eu lieu dans les autres faits. C'est ainsi que, dans un bon nombre d'observations, les auteurs se bornent à dire : le malade succomba après avoir présenté « *tous les symptômes d'un étranglement interne* ». Il y a eu alors très-probablement des vomissements stercoraux, et, cependant, ces cas doivent être laissés de côté pour la statistique.

Poursuivant ses recherches sur ce sujet, M. Cossy s'est demandé si l'on ne pourrait pas trouver quelques rapports entre l'existence des vomissements stercoraux et la nature de l'obstacle; et il est arrivé aux résultats suivants qui sembleraient indiquer (sauf les mêmes réserves que tout-à-l'heure) que les vomissements stercoraux existent ou manquent indifféremment dans chaque genre d'étranglement.

NATURE DE L'OBSTACLE.	NOMBRE DES CAS.	VOMISSEMENTS	
		STERCORAUX.	NON-STERCORAUX.
1° Invagination. . . .	14	7	7
2° Étranglement . . .	22	12	10
3° Engouement. . . .	8	1	7
4° Rétrécissement organique.	2	1	1
TOTAL.	46	»	»

Les recherches que j'ai faites dans le même sens, portent sur un plus grand nombre de cas, et sont limitées aux étranglements internes :

NATURE DE L'OBSTACLE.	NOMBRE DES CAS.	VOMISSEMENTS	
		STERCORAUX.	NON-STERCORAUX.
1° Invagination. . . .	17	5	12
2° Invag. avec expulsion d'un séquestre intestinal.	12	8	4
3° Rétrécissement . .	11	6	5
4° Étranglement par brides solides.	17	11	6
A reporter. . . .	57	»	»

NATURE DE L'OBSTACLE.	NOMBRE DES CAS.	VOMISSEMENTS	
		STERCORAUX.	NON STERCORAUX.
Report.	57	»	»
5° Étranglement par brides creuses	4	3	1
6° Torsion	7	3	4
7° Flexion (engouement de M. Cossy). . . .	6	1	5
8° Étranglement par des ouvertures anormales. .	6	3	3
TOTAL.	80	»	»

Je n'accorde pas, et pour les mêmes raisons, une valeur beaucoup plus absolue aux résultats de cette statistique qu'à ceux des précédentes. — Mais il ressort particulièrement de cette étude une donnée pratique, à savoir que, dans les cas d'invagination, les vomissements de matières stercorales ou très-fétides précèdent le plus habituellement l'évacuation spontanée du boudin d'invagination : de sorte que les vomissements de cette nature qui, dans les autres cas d'étranglement interne, doivent faire porter un pronostic grave, et par conséquent sont de nature à autoriser une opération chirurgicale, indiqueraient ici, au contraire, qu'il y a quelque espoir de guérison, et que la maladie doit être abandonnée aux seules ressources de la nature.

CHAPITRE II.

DIAGNOSTIC.

En présence d'un cas d'étranglement interne, le médecin doit, suivant nous, se poser les trois questions suivantes, de la solution desquelles dépendront ses déterminations thérapeutiques :

1° Quelle est la nature de l'obstacle au cours des matières ?

2° Quel est son siége sur l'intestin ?

3° Quels sont les rapports que la lésion intestinale affecte avec les parois de l'abdomen ?

Nous allons examiner dans quelle mesure il est possible de répondre à ces diverses questions.

§ I. — *Détermination de la nature de l'étranglement.*

Dans un sujet aussi délicat et aussi compliqué, il est nécessaire de simplifier, autant que possible, le problème à résoudre, en n'y introduisant que les éléments principaux. Ce serait s'épuiser en efforts superflus que de vouloir distinguer, de prime-abord, les unes des autres, toutes les espèces, toutes les variétés d'étranglement interne. Il faut d'abord chercher à reconnaître les genres principaux, tels que l'invagination, le rétrécissement, et les étranglements proprement dits. Cette distinction sera, d'ailleurs, le plus souvent suffisante pour établir les principales indications thérapeutiques. Nous avons déjà vu et nous rappellerons qu'il est des circonstances où l'on peut préciser davantage ; mais nous nous attacherons, surtout, à faire un examen comparatif des principaux caractères qui appartiennent aux étranglements par invagination, par rétrécissement, et aux étranglements proprement dits.

1° Invaginations.

Vomissements ordinairement bilieux, rarement stercoraux. — Constipation rarement absolue pendant toute la durée de la maladie qui est souvent fort longue. — Selles diarrhéiques, sanguinolentes, sanglantes, fétides, plus ou moins analogues à celles de la dyssenterie. — Epreintes, et ténesme anal souvent très-violent.

Ventre rétracté au début. — Ballonnement tardif et, en général, peu considérable ; circonstances qui s'expliquent par ce fait que l'occlusion est longtemps incomplète, et qu'une partie souvent considérable du tube digestif est doublée au-dedans d'elle-même.

Tumeur abdominale variant du volume d'un œuf de poule à celui d'une tête de fœtus à terme, quelquefois parfaitement cylindrique, coudée, plus longue que large, présentant aux divers examens des variations d'aspect, de siége et de volume, appréciable soit à la vue à travers les parois de l'abdomen, soit à la palpation, soit à la percussion, non fluctuante, animée quelquefois d'un mouvement vermiculaire, plus saillante pendant les crises de coliques qu'à l'état de repos.

Par le toucher rectal, si l'invagination est arrivée jusque dans le rectum, ou par l'examen de l'anus si la tumeur descend encore plus bas: saillie plus ou moins volumineuse, allongée, à surface muqueuse plissée transversalement, saignante et comme fongueuse, très-douloureuse à la pression, mobile, se continuant manifestement avec la tumeur perçue à travers les parois de l'abdomen, présentant à son extrémité un orifice caché entre les plis de la muqueuse, et, le plus souvent, très-difficile à reconnaître.

Si l'on veut bien se reporter à la partie de notre travail où sont étudiés avec détail les symptômes propres aux étranglements par invagination, on verra que cette esquisse est entièrement basée sur l'observation. Si, dans un cas donné, aucun de ces signes n'existe, le diagnostic est évidemment impossible; mais on les constate, le plus souvent, en majeure partie au moins, et, dans ce cas, le diagnostic peut et doit être établi ; mais à la condition expresse que l'on mettra en œuvre tous les moyens d'exploration dont on peut disposer. Une seule omission suffit pour donner lieu à l'erreur la plus complète.

2° Rétrécissements.

Signes antécédents très-importants : Entérites ulcéreuses simples, tuberculeuses, (syphilitiques) ? — Hernies anciennes, étranglées, réduites par le taxis ou après incision du sac et de l'anneau. — Anus contre nature, plaies ou contusions de l'intestin, invaginations, guéris depuis un temps plus ou moins long. — Alternatives fréquentes de diarrhée, et de constipation accompagnée de météorisme. Selles solides rares ou nulles ; matières filées ou plutôt fractionnées. — Ventre habituellement volumineux.

Signes actuels : vomissements stercoraux fréquents, mais survenant d'une manière tardive. — Constipation assez rarement complète pendant toute la durée de la maladie ; rémissions plus ou moins marquées pendant quelques jours à la suite de l'administration des purgatifs ; puis retour des accidents avec une nouvelle intensité ; quelquefois, émission par l'anus de matières liquides striées de sang, mais non selles dyssentériques ou sanglantes présentant une fétidité gangréneuse. On ne constate pas davantage ce ténesme si violent, et ces épreintes si douloureuses qui accompagnent un grand nombre de cas d'invagination.

Toucher anal ne fournissant que des résultats négatifs : — jamais de tumeur rectale ni anale.

Ventre le plus souvent très-développé. — Dans quelques cas, signes de *cachexie* cancéreuse, tuberculeuse, (ou syphilitique ?) ; très-différentes de l'*émaciation* simple que présentent un grand nombre des malades atteints d'invagination.

Quelquefois enfin, comme dans l'invagination, mais beaucoup plus rarement, tumeur abdominale dure, d'un volume moins considérable, et observée exclusivement sur le trajet du gros intestin. L'existence d'une tumeur que l'on peut considérer comme la règle dans l'invagination est, ici, l'exception.

3° Étranglements proprement dits.

Signes antécédents : Phlegmasies *péritonéales* antérieures, plutôt que maladies de *l'intestin*. — Presque constamment, attaques antérieures plus ou moins nombreuses et répétées, caractérisées par des douleurs abdominales très-vives, accompagnées de nausées et de vomissements, et, dans l'immense majorité des cas, de constipation absolue, opiniâtre. — Au moment où survient l'attaque ultime, dans l'invagination et surtout dans le rétrécissement, le malade est émacié, cachectique, ou au moins très-notablement amaigri le plus souvent ; ici, au contraire, les accidents graves débutent le plus ordinairement au milieu de la santé la plus parfaite. — L'attaque commence à peu près constamment par une douleur quelquefois déchirante. (Cette douleur intense s'observe, mais moins constamment, dans l'invagination, moins constamment encore dans le rétrécissement.) Dans quelques cas, elle est exaspérée ou calmée par certaines attitudes.

Vomissements précoces, intenses, opiniâtres, très-fréquemment stercoraux. — Constipation absolue, opiniâtre, résistant, dès le début, à tous les moyens employés, et persistant pendant tout le cours de la maladie. (Les exceptions sont très-rares.) — Pas d'évacuations sanglantes par l'anus, ou si très-exceptionnellement il y en a, elles ne s'accompagnent pas de ténesme.

Jamais de tumeur abdominale, (exception excessivement rare pour les cas où une tumeur abdominale comprime l'intestin au point d'amener des accidents violents d'étranglement).

Développement rapide de l'abdomen, mais qui atteint rarement des limites considérables. — Résultats négatifs fournis par le toucher anal.

4° Étranglements par torsion, flexion, etc.

Les accidents produits par les *inflexions vicieuses* de l'intestin se rapprochent de ceux qui sont produits par le rétrécissement. Mais les observations du premier de ces genres sont trop peu nombreuses pour que j'aie pu entreprendre, avec fruit, une étude comparative.

Les symptômes des étranglements par *torsion* se rapprochent, au contraire, de ceux des étranglements dont la cause réside en dehors de l'intestin. Il est important de noter que la torsion de l'intestin, telle que je l'ai comprise, s'observe surtout sur le gros intestin. — On pourrait soupçonner ce genre de lésion dans un cas où l'on constaterait un étranglement du *gros intestin*, bien distinct des invaginations et des rétrécissements ; si surtout il n'existait chez le sujet aucun indice de phlegmasie péritonéale antérieure.

La localisation de la douleur spontanée vers la région iliaque droite et l'ombilic permettra de soupçonner, si l'étranglement a son siége sur l'intestin grêle, que l'on a affaire à un *étranglement par l'appendice du cæcum ou par un diverticule adhérent*. Dans les mêmes circonstances, la manifestation très-brusque des accidents, l'absence de toutes circonstances capables de faire croire à l'existence de brides solides, ou, plutôt, l'absence dans les antécédents d'indices de péritonite, coïncidant avec un développement très-rapide des accidents, permettront de soupçonner qu'il s'agit d'un *étranglement par nœud diverticulaire ou par nœud appendiculaire*.

Enfin, parmi les étranglements causés par des ouvertures anormales, ceux qui dépendent de l'engagement de l'intestin à travers une perforation du diaphragme ne seront presque jamais méconnus. Dans ces cas en effet, on trouvera, dans les antécédents du malade, des troubles abdominaux et thoraciques combinés, existant quelquefois depuis la naissance, survenus dans d'autres cas plus ou moins longtemps après une violente contusion de la base du thorax, une plaie pénétrante de la partie supérieure de l'abdomen ou inférieure du thorax. — Pendant l'attaque : décubitus latéral. — Douleur dans l'hypocondre, le plus souvent à gauche. — Dilatation de l'un des côtés du thorax. — Phénomènes d'auscultation et de percussion. — Déviation du cœur, etc.

§ II. — *Détermination du siége de l'étranglement.*

Le tableau suivant dressé d'après l'analyse de 183 observations, donne un aperçu des rapports qui existent entre la nature et le siége des étranglements internes.

NATURE DE L'ÉTRANGLEMENT.	NOMBRE DES CAS.	SIÉGE SUR L'INTESTIN GRÊLE.	SIÉGE SUR LE GROS INTESTIN.
Invagination . . .	47	13	34
Rétrécissement . .	26	9	17
Etr. par torsion. .	10	2	8
Flexion	6	5	1
Brides solides. . .	46	39	7
App. du cœcum . .	9	9	0
Diverticules. . . .	9	9	0
Brides intestinales	5	5	0
Ouvertures anormales des replis péritonéaux	11	9	2
Ouvertures du diaphragme	4	0	4
Sac péritonéaux intra-abdominaux. . .	4	4	0
Par compression (tumeurs)	6	2	4
TOTAL	183	»	»

Cette statistique, qui repose sur un nombre de faits assez considérables eû égard surtout au peu de fréquence de la maladie, me paraît mériter d'être prise en considération ; et je la crois peu susceptible d'être contredite par d'autres recherches, au moins dans ses principaux résultats.

D'après l'examen de ces chiffres, les étranglements qui se produiraient le plus souvent sur le *gros intestin* seraient :

L'étranglement par invagination. . .	34 fois sur	47 cas.
— rétrécissement. .	17	26
— torsion	8	10
— compression. . .	4	6
L'étranglement à travers les perforations du diaphragme.	4	4

Les étranglements qui auraient lieu le plus souvent sur l'*intestin grêle* seraient :

L'étranglement par brides solides. .	39 fois sur	46 cas.
— — creuses .	23	23
— flexion. .	5	6
— par des sacs péritonéaux anormaux. .	4	4

Sans aucun doute, et quelle que soit d'ailleurs la valeur de cette statistique, il ne suffira pas de reconnaître qu'un étranglement a son siége sur l'intestin grêle ou sur le gros intestin pour le classer dans l'une ou dans l'autre de ces deux catégories; mais la concordance de cette donnée avec les signes propres aux genres ou aux espèces d'étranglement ne rendra-t-elle pas le diagnostic plus facile et moins incertain?

La forme du ventre, le degré du météorisme, la nature et la quantité des vomissements, l'époque de leur apparition, la quantité d'urine excrétée, les injections, la quantité de liquide que l'on peut faire pénétrer dans le gros intestin, tels sont les éléments principaux que l'on doit réunir pour arriver à reconnaître sur quel point du tube digestif existe l'étranglement. Voyons d'abord à l'aide de quels signes il sera possible de reconnaître si la lésion porte sur l'intestin grêle ou sur le gros intestin.

Lorsque l'obstacle au cours des matières a son siége sur l'*intestin grêle*, les vomissements, stercoraux ou non stercoraux, sont ordinairement précoces; le ballonnement du ventre se circonscrit aux environs de l'ombilic, et les régions occupées par les colons sont d'autant plus déprimées et plus souples que le bout inférieur s'affaisse et revient sur lui-même. Ces caractères, qui ont d'autant plus de valeur qu'ils sont plus marqués et qu'ils persistent plus longtemps, peuvent ne plus être aussi nets aux dernières périodes de la maladie. Mais, quelle que soit la durée des accidents, le météorisme n'atteint jamais des limites considérables, au point, par exemple, de causer la mort par asphyxie. De plus, si le gros intestin est libre dans toute son étendue, on pourra, avec la sonde conique de M. Cloquet ou par des procédés d'injection appropriés, introduire, sans difficulté, par le rectum, chez l'adulte, deux litres environ de liquide; et, la soude retirée, le liquide sera expulsé rapidement, comme celui d'un lavement ordinaire.

Lorsque l'obstacle existe sur le *gros intestin*, les vomissements, stercoraux ou non stercoraux, sont tardifs. On constate, *avant tout phénomène inflammatoire*, une distension *générale* du ventre. Saillie de la partie supérieure de la paroi abdominale au-dessus du rebord des fausses côtes, et des parties latérales au-dessus des lignes osseuses du bassin qui sont effacées. Les colons distendus se dessinent quelquefois à la vue d'une manière non douteuse. Constamment (les cas d'invagination et de hernie diaphragmatique exceptés), le ballonnement est considérable ; il atteint, si la maladie se prolonge, des limites extrêmes, et il peut causer l'asphyxie par refoulement du diaphragme. Si l'obstacle a son siége sur le gros intestin et qu'il soit situé très-bas, on ne pourra injecter qu'une très-petite quantité de liquide. Il faut être mis en garde, ici, contre une cause d'erreur ; dans un bon nombre de cas, pour les rétrécissements surtout, le liquide convenablement injecté pourra franchir l'obstacle. On jugera que ce fait s'est produit quand le liquide injecté ne sera pas rejeté, ou lorsqu'il ne le sera que partiellement ou en très-petite quantité à la fois.

Les données principales résident, on le voit, dans le degré et la forme du météorisme de l'abdomen. Sans aucun doute, il y aura des cas exceptionnels, comme il y en a presque partout en médecine; il est évident, par exemple, que la différence ne sera pas très-tranchée entre deux cas d'étranglement dont l'un aurait son siége à la fin de l'intestin grêle, et l'autre au commencement du gros intestin. — Sans aucun doute encore, il pourra arriver, si l'on n'examine le malade qu'à une période très-avancée de l'affection, ou après une perforation de l'intestin, que les nuances soient confondues, quoique ce ne soit pas à mon avis la règle. Mais il est des cas où ces caractères existent d'une manière incontestable, et où l'erreur est facile à éviter. M. le professeur Laugier a, depuis longtemps, attiré l'attention sur ces caractères; mais la prévention est telle que sa voix n'a été entendue que du plus petit nombre. On continue, comme par-devant, à recueillir et à accumuler des observations d'étranglement soit interne soit externe, sans vouloir consentir à décrire la forme du ventre; et les mots « *ballonnement*, *météorisme* « continuent à faire, à eux seuls, les frais de la description. Or cette question ne peut être résolue scientifiquement et d'une manière définitive, dans un sens ou dans un autre, que par la comparaison d'un certain nombre de faits recueillis par divers observateurs, et d'une manière précise. L'attention n'ayant pas été suffisamment éveillée de ce côté, la question ne peut se juger ni sur des souvenirs plus ou moins vagues, ni par un examen rétrospectif.

Sur quatre cas d'étranglement interne que j'ai rapportés dans ma thèse inaugurale, trois fois les caractères furent assez tranchés pour que ce point de diagnostic ne fût pas douteux, ainsi qu'on peut en juger par les résumés suivants, où sont indiquées les principales particularités qui doivent être décrites dans les observations :

1re *obs.* Obstacle à l'S iliaque du colon : soulèvement de la paroi abdominale dans toute son étendue, météorisme énorme.

2e *obs.* Obstacle sur l'iléon : ventre médiocrement distendu, saillant seulement dans sa partie médiane ; les régions latérales et la région supérieure ne participent que très-peu à la distension.

3e *obs.* Obstacle sur l'iléon : le ventre est dur et tendu ; sa forme est régulièrement globuleuse dans toute la partie moyenne des régions ombilicale et hypogastrique ; autour de cette saillie, sur les côtés et en haut, la paroi abdominale est tendue, mais non pas soulevée sur place, et l'on peut facilement apprécier les saillies du bassin et le rebord des fausses côtes ; en un mot, la forme de l'abdomen présente la plus grande analogie avec celle que l'on observe dans les cas de distension considérable de la vessie.

Si nous ne pouvons nous empêcher de constater la valeur de ces indications, nous avons soin d'ajouter qu'il ne faut pas leur demander plus qu'elles ne peuvent donner ; elles peuvent faire reconnaître si l'étranglement a son siége sur l'intestin grêle ou sur le gros intestin, mais non indiquer, au moins dans le plus grand nombre des cas, *sur quel point* de l'un ou de l'autre de ces deux intestins réside l'obstacle.

« Si, dit M. le professeur Piorry, un rétrécissement dans le gros intestin est situé assez haut pour ne pouvoir être exploré avec le doigt ou avec le cathéter, il est possible, à l'aide d'injections abondantes dans le rectum et qui s'élèvent jusqu'au rétrécissement sans pouvoir le dépasser, de déterminer la hauteur de la lésion ; car, au-dessous, on trouvera la matité des liquides injectés, et au-dessus la sonoréité des intestins remplis de gaz. Les applications chirurgicales de ce fait peuvent être d'une grande importance. » Il y a, malheureusement, plusieurs objections à faire à cette indication du savant professeur. Le fait qu'il indique est très-exact et très-facile à vérifier sur le cadavre, après avoir préalablement appliqué une ligature sur le gros intestin ; car, alors, le liquide ne peut pas dépasser l'étranglement, et la portion située en deçà de l'obstacle est bien réellement distendue par des gaz. Mais, chez l'individu atteint d'un étranglement interne, ce ne sont pas le plus souvent des gaz qui existent immédiatement au-dessus de l'étranglement ; et il est facile de voir que la matité fournie par le liquide injecté se confondra avec la matité produite par les matières liquides ou solides accumulées en deçà de l'obstacle. En général d'ailleurs, la percussion de l'abdomen est difficile et sujette à erreur dans l'étranglement interne, difficile à cause des douleurs qu'elle provoque ; sujette à erreur, parce qu'il arrive que des anses distendues par les gaz viennent se placer au-devant des anses remplies de matières et de liquides qui, dans le décubitus dorsal, tendent à gagner les positions les plus profondes de l'abdomen.

L'état de la sécrétion urinaire, utile à consulter, ne fournit, toutefois, aucun renseignement qui ait une valeur absolue. Les médecins anglais jugent que l'obstacle a son siége fort bas sur l'intestin, si la quantité d'urine reste normale, et soupçonnent, au contraire, qu'une petite portion seulement reste libre au-dessus de l'étranglement, dans le cas où les reins n'éliminent qu'une petite quantité de liquide. Ces caractères sont, en effet, indiqués dans un assez grand nombre d'observations; mais il est des cas où les urines furent rares ou même supprimées, et, cependant, l'étranglement existait fort bas sur l'intestin grêle ou même sur le gros intestin. Pour que l'on puisse inférer quelque chose de la petite quantité d'urine rendue, il faut qu'il n'y ait pas encore de phlegmasie péritonéale, et que les vomissements ne soient ni considérables ni très-fréquents; car ces conditions sont suffisantes pour amener la diminution ou même la suppression de l'excrétion urinaire.

Tout ce que nous avons exposé dans ce chapitre se rapporte (à part les exceptions que nous avons établies) à la plupart des genres et espèces d'étranglement interne. Il en est un certain nombre pour lesquels on peut faire intervenir d'autres signes qui rendront moins difficile encore la solution du problème qui nous occupe. Je veux parler des cas où il existe une tumeur abdominale (Invagination, rétrécissement, étranglement par compression).

Pour les cas d'invagination, la rareté relative des invaginations de l'intestin grêle, ainsi que nous l'avons déjà dit, engagera le praticien, en présence d'un cas d'étranglement interne avec tumeur abdominale, à supposer, tout d'abord qu'il s'agit d'une invagination du gros intestin. Si la tumeur a son siége dans la moitié droite de l'abdomen ou dans la partie supérieure de la moitié gauche, on pourra supposer l'existence soit d'une invagination de l'intestin grêle, soit d'une invagination *limitée* du gros intestin. Mais si la tumeur a son siége dans la fosse iliaque gauche (et c'est ce qui a lieu le plus habituellement), si le flanc droit paraît déprimé, ou même ce signe manquant, on pourra diagnostiquer presque à coup sûr une *invagination complexe du gros intestin;* et le diagnostic sera hors de toute contestation, si la vue et le toucher font reconnaître l'existence d'une tumeur anale présentant les caractères que nous avons indiqués.

Dans les cas de rétrécissement, la présence d'une tumeur rendra le point de diagnostic qui nous occupe plus sûr encore. — On sait, en effet, d'une manière générale, combien sont rares les tumeurs de l'intestin grêle. Les trois cas d'étranglement interne par rétrécissement, où nous avons trouvé mentionnée l'existence d'une tumeur, appartenaient tous les trois au gros intestin. Dans les trois cas, la tumeur fut reconnue pendant la vie.

§ III. — *Détermination des rapports que la lésion intestinale affecte avec les parois de l'abdomen.*

La détermination du point des parois abdominales qui correspond au siége de l'obstacle au cours des matières, est une des particularités les plus importantes du diagnostic des étranglements internes. Non-seulement, en effet, la constatation du lieu qu'occupe l'étranglement peut servir à établir sa nature, mais encore elle peut devenir la source d'indications thérapeutiques précises. Quelques médecins du siècle dernier l'avaient bien compris, et cherchaient à s'éclairer à ce sujet ; mais l'obscurité qui régnait encore sur la plupart des points de la question rendit leurs recherches peu fructueuses. Depuis, les doctrines professées dans le second mémoire d'Hévin (1), en faisant admettre universellement l'inutilité de toute tentative chirurgicale, eurent non-seulement pour résultat de détourner l'attention des observateurs, mais encore de faire repousser systématiquement toute opinion contraire.

Hévin, cependant, malgré l'étrange condescendance dont il avait fait preuve envers Louis, avait été obligé de

(1) Quelques explications sont nécessaires à propos des mémoires d'Hévin. *Ces mémoires sont au nombre de deux.* Le *second* a été publié par l'Académie de chirurgie, et est resté le seul connu jusqu'en ces derniers temps (1836). « Les doctrines exposées dans le premier travail, dit M. Beaugrand (*Journ. des conn. méd.*, 1853, p. 453), furent vivement combattues par Louis, et l'auteur du travail, probablement convaincu par les observations nouvelles qui furent apportées dans ce débat, refondit entièrement son mémoire, et avec une prestesse d'évolution qui eût fait honneur à un avocat, il déploya à plaider le *contre* la même puissance de conviction qu'il avait mise à plaider le *pour*. Jusqu'à ces derniers temps on ne connut que le *second* travail d'Hévin et il passait pour avoir à jamais terrassé la gastrotomie, quand le hasard fit tomber sous la main d'un savant illustre, dont nous regrettons la perte, feu Dezeimeris, le *premier* mémoire, dans lequel cette opération était, au contraire, exaltée et proposée aux praticiens ».

reconnaître dans son second mémoire que la gastrotomie eût été praticable dans le cas de Braillet, où le point des parois abdominales auquel correspondait l'étranglement était si peu douteux « qu'à l'ouverture du cadavre, on alla directement sur le siége du mal qui ne pouvait être méconnu »,

Le souvenir de ce fait ou d'autres analogues se présenta sans doute à l'esprit de Dupuytren, au moment où ce grand chirurgien se décida à pratiquer, pour un cas d'étranglement interne, cette opération de gastrotomie qui n'a pas été interprétée par tout le monde d'une manière parfaitement juste ni parfaitement exacte. Les causes de l'insuccès de cette opération sont cependant bien simples. Dupuytren voulait pratiquer l'opération *du côté où le malade souffrait davantage*; une inspiration (malheureuse ce jour-là) de Récamier lui fit changer d'avis, et l'incision fut faite sur la ligne blanche. Or l'étranglement ne put être découvert; le malade succomba; « *et l'autopsie prouva que si l'on ne s'était pas opposé à ce que l'opération fût pratiquée du côté que M. Dupuytren avait regardé comme le point de départ des accidents, on aurait mis à découvert l'étranglement qu'il eût été facile de lever.* » Si j'ai insisté avec quelques détails sur ce sujet, c'est qu'il m'a paru nécessaire de démontrer que l'on n'a pas seulement jusqu'ici, comme le croyait Hévin avant ses recherches, comme beaucoup paraissent le croire aujourd'hui encore, « hasardé quelques conjectures sur la possibilité de cette gastrotomie », et qu'au lieu de tourner incessamment dans un cercle vicieux d'affirmations et de négations, il serait plus sage et plus conforme aux intérêts de la science de chercher à éclairer la question, non pas avec des arguments plus ou moins spécieux, mais avec des faits.

Il n'est pas douteux que fort souvent l'on ne peut constater l'existence d'aucune tuméfaction ou tumeur ni par la palpation, ni par la percussion, et que le malade accuse le maximum des douleurs qu'il éprouve en un point de l'abdomen qui n'est pas celui où l'on constate, plus tard, anatomiquement, l'existence de l'occlusion ; cependant il n'en est pas moins vrai que, dans un certain nombre de cas, on constate parfaitement l'existence d'une tumeur, que ses rapports avec les parois abdominales peuvent être exactement précisés ; et nous en avons donné de nombreux exemples dans le cours de ce travail aux chapitres *Invagination* et *Rétrécissement*. Lorsque cette tumeur n'existe pas, on a encore, pour se guider, la *douleur locale*, signe d'une importance considérable, et sur lequel nous nous sommes déjà arrêté plusieurs fois. Un grand nombre des observations rapportées dans ce mémoire mettent le fait hors de doute. Il n'est pas possible, toutefois, d'en faire une statistique ; car les éléments nécessaires pour la rendre probante manquent presque totalement. Pour exprimer, en effet, par des chiffres la valeur de cette donnée, il faudrait pouvoir comparer entre elles un certain nombre d'observations complètes ; or le nombre en est insuffisant. A l'observation ultérieure appartient de rechercher si cette douleur existe plus souvent qu'elle ne manque, ou si c'est l'inverse qui a lieu ; et je ne doute pas qu'en peu d'années la science ne fût définitivement fixée à cet égard, si l'on mettait en pratique la recommandation d'Hévin, c'est-à-dire : rechercher, toutes les fois qu'on pratiquera l'autopsie d'un individu ayant succombé à l'étranglement interne, les rapports qui existent entre le siége de l'étranglement et le point des parois abdominales auquel correspondaient, pendant la vie, les symptômes *tumeur et douleur*.

TROISIÈME PARTIE.

DES INDICATIONS THÉRAPEUTIQUES.

Pour rester fidèle au plan général que nous avons adopté, nous avons dû, dans cette partie de notre travail, nous attacher surtout à essayer d'établir des indications thérapeutiques basées sur les caractères anatomo-pathologiques et symptomatologiques des étranglements internes. Nous passerons successivement en revue, à ce point de vue, les groupes principaux que nous avons admis (invaginations, rétrécissements, étranglements proprement dits).

CHAPITRE PREMIER.

INVAGINATIONS.

La connaissance des dispositions anatomiques de l'invagination, la facilité avec laquelle on pouvait, quelquefois, faire disparaître le déplacement sur le cadavre, ont donné l'idée d'exercer une action directe sur l'intestin, en faisant avaler au malade des corps pesants destinés à agir de haut en bas, ou en injectant par l'anus des gaz ou des liquides destinés à agir en sens inverse. La plupart de ces moyens sont tombés en désuétude ; et quelques-uns d'entre-eux ne doivent être signalés que pour être proscrits. Tel est, par exemple, l'emploi du mercure coulant, des balles et de la grenaille de plomb. On a, il est vrai, rapporté des cas de succès attribués à l'emploi de ce mode de traitement, mais la vérification de ces sortes de faits est assez difficile ; et ce qu'il a été permis de constater plus positivement, et trop souvent, ce sont les insuccès. Tout d'abord, et pour ne plus y revenir, nous dirons que l'administration des corps pesants, théoriquement rationnelle, on ne saurait le nier, dans certaines variétés d'étranglement, doit être mise absolument de côté à cause de l'infidélité de ses résultats, et à cause de ses dangers depuis longtemps signalés, à savoir la possibilité d'une rupture de l'intestin, si fréquemment altéré d'une manière profonde ainsi que nous l'avons maintes fois fait remarquer. — Les moyens mécaniques dirigés de bas en haut méritent un peu plus de considération. Si l'on suppose, en effet, qu'une portion d'intestin invaginée, faisant une saillie plus ou moins considérable dans le gros intestin, ne soit pas encore maintenue par des adhérences, il n'est pas impossible qu'une injection liquide ou gazeuse, agissant énergiquement sur toute la surface du boudin d'invagination, ne puisse le refouler ; et que les parties déplacées se trouvent rétablies dans leur position naturelle. C'est donc là un moyen à ne pas rejeter absolument dans le cas d'invagination du gros intestin. Mais ce qui sera toujours un obstacle au succès de l'emploi des moyens mécaniques, quels qu'ils soient, c'est que le plus souvent, dans les cas où l'invagination est assez manifeste pour que l'on ait quelque certitude de son existence, elle est déjà ancienne, profondément altérée dans ses tuniques, et maintenue par des adhérences entre les surfaces séreuses de contact. Il est, de plus, quelques circonstances qui doivent rendre très-circonspect dans l'emploi de ces moyens qui, pour avoir une action réelle, nécessitent une certaine violence. On devra s'en abstenir, par exemple, toutes les fois que l'époque avancée de la maladie, la nature des matières expulsées par l'anus (sang en nature, détritus fétide et à odeur manifestement gangréneuse), ou l'existence d'une inflammation péritonéale non douteuse, indiqueront qu'il existe de graves et profondes altérations dans les parois de l'intestin invaginé.

L'importance que l'on attachait à l'action de la contraction musculaire dans le développement du déplacement lui-même, fit rechercher les moyens de produire dans l'intestin des contractions inverses à celles qui avaient causé l'invagination, et c'est dans ce but qu'on employa, à une certaine époque, les vomitifs et les purgatifs ; les premiers devaient, en produisant des contractions antipéristaltiques, détruire les invaginations progressives ou descendantes, et les seconds, en excitant les mouvements péristaltiques, devaient détruire les invaginations rétrogrades ou ascendantes. Il n'y avait là, d'après la théorie adoptée, rien que de logique. Si les contractions dirigées dans un sens pouvaient produire une invagination, des contractions en sens inverse devaient la détruire. Malheureusement, théorie de formation du déplacement, théorie du mode d'action des vomitifs et des purgatifs, étaient aussi peu assurées l'une que l'autre ; et les résultats thérapeutiques furent nuls, ou contraires à ce que l'on attendait. — Aujourd'hui, on n'a plus guère recours aux vomitifs ; et si l'on a recours aux purgatifs c'est pour combattre le symptôme, sans aucun espoir sérieux d'agir sur la lésion. Pour nous, d'une manière générale, nous n'hésitons pas à rejeter l'usage des purgatifs dans l'invagination intestinale. Si l'on admet en effet, comme nous avons essayé de le démontrer, que, quelle que soit la cause de l'invagination intestinale, une fois le déplacement opéré, le boudin d'invagination constitue un véritable corps étranger qui tendra toujours à cheminer dans le sens du cours des matières, on considérera comme dangereux tous les excitants de la contractilité musculaire intestinale. Si la constipation est le phénomène dominant, on essaiera de la combattre en ayant recours aux émulsions huileuses simples, administrées en assez grande abondance.

Une indication plus rationnelle consiste dans l'emploi des émissions sanguines. Nous avons vu, en effet, que, quel que soit le siége, quelle que soit la nature de l'invagination, il existe presque constamment des lésions inflammatoires plus ou moins graves dans les divers cylindres de l'intussusception, dans une étendue plus ou moins considérable du bout supérieur, et dans la séreuse péritonéale. Ces émissions sanguines seront presque toujours locales, et pratiquées sur la paroi abdominale au niveau du siége présumé de la lésion, ou à l'anus. Quant aux saignées générales, l'état d'amaigrissement et même d'émaciation profonde dans lequel se trouvent si souvent les individus atteints d'invagination au moment où la maladie est constatée d'une manière positive, en rendront l'indication assez peu commune.

Quelle est la conduite à tenir dans les cas où le boudin d'invagination arrive jusque dans le rectum, ou fait saillie à travers l'ouverture anale ?

Premier cas. Le boudin d'invagination est dans le rectum. En règle générale, lorsque l'invagination est arrivée à ce point, l'anatomie pathologique apprend que les lésions sont telles que la réduction serait impossible, même sur le cadavre. Il y a donc peu d'espoir de succès dans des tentatives de ce genre ; et on pourra les considérer comme à peu près sûrement inutiles, et même comme non exemptes de dangers, si les contre-indications que nous avons signalées tout-à-l'heure à l'emploi des injections forcées, existent d'une manière non douteuse. L'indication consistera alors à se borner à des injections détersives, chlorurées, ou faites avec une décoction d'écorce de quinquina ;

Deuxième cas. Le boudin d'invagination fait saillie à travers l'anus. Si la tumeur anale présente des traces évidentes d'ulcération profonde ou de gangrène ; la réduction ne me paraît pas devoir être tentée ; car, en pareil cas, il y a lieu de supposer que des altérations plus prononcées encore existent au niveau du collier ; et par conséquent l'on est en droit de considérer comme possible la guérison par expulsion spontanée. On se bornera à appliquer sur la tumeur un pansement approprié et disposé de façon à ne pas exercer une compression énergique. Dans ces cas, on peut, ainsi que nous l'avons signalé, trouver, mais avec plus ou moins de difficulté, au sommet de la tumeur, un orifice qu'il faut chercher entre les plis de la muqueuse, et qui conduit dans le gros intestin, s'il s'agit d'une invagination proprement dite du gros intestin et dans l'intestin grêle s'il s'agit d'une invagination complexe ; car cet orifice n'est autre, dans ce dernier cas, que celui de la valvule iléo-cœcale. Peut-être pourrait-on pratiquer par cet orifice des injections émollientes, détersives, chlorurées et peut-être même, avec avantage, des injections astringentes, dans les cas où le malade est épuisé par des évacuations sanglantes considérables. Lorsque la tumeur ne présente pas d'altérations très-profondes, lorsqu'il ne paraît pas y avoir de péritonite intense et si, surtout, la *saillie de l'intestin s'est développée très-rapidement, on pourrait tenter la réduction.* Le fait suivant, qui paraît démontrer la possibilité du succès en pareil cas, mérite d'être rapporté, non moins pour l'intérêt qu'il présente qu'au point de vue des détails d'exécution :

Un homme d'environ 50 ans, maigre, d'une faible complexion, et sujet à une diarrhée dont l'étiologie n'est pas indiquée, fut saisi brusquement d'une colique violente avec besoin pressant d'aller sur le siége. A peine se fut-il présenté pour satisfaire à ce besoin, qu'il lui sortit par l'anus une tumeur dont le *développement fut rapide et effrayant.* Les douleurs déchirantes qui se firent sentir au même instant dans l'abdomen, et l'impossibilité de se redresser, le forcèrent à se coucher sur la terre, où il resta près d'une heure sans secours. C'était un berger. A la fin, saisi par le froid, il réunit tous ses efforts, et parvint à se traîner jusqu'à sa demeure. M. Lacoste vit le malade environ 28 heures après l'accident. En arrivant, il le trouva couché, comme en double, sur son grabat, ne cessant de se plaindre et d'invoquer la mort. Sa figure était décomposée, il avait un pouls petit et très-accéléré. Hoquet, soif ardente et inextinguible, vomissements fréquents, douleur déchirante dans tout l'abdomen, et rétention complète des urines et des matières fécales. La tumeur paraissait avoir 0 m, 293 (11 pouces) de longueur, et 0 m, 217 (3 pouces) de circonférence; elle était légèrement recourbée sur elle-même, de manière que sa concavité était en avant et sa convexité en arrière. A son sommet et un peu en avant était une ouverture ovalaire, dans laquelle on pouvait introduire le bout du petit doigt, et qui ne donnait passage à aucune matière. Sa base était étroitement resserrée par le sphincter de l'anus. Cette tumeur, d'un rouge brun avec quelques nuances plus foncées vers son sommet, était rénitente, boursoufflée, inégale et bosselée; les bosses étaient séparées par des brides profondes, dont les unes étaient transversales et les autres longitudinales. Toute sa surface était humectée d'une humeur gluante, visqueuse et fétide, et semblait frappée d'un commencement de gangrène. Après quelques tentatives inutiles de réduction, M. Lacoste réussit par celle-ci : Au lieu de vouloir refouler par le rectum, ainsi qu'il l'avait fait, l'intestin invaginé; il pensa, et avec plus de raison, qu'il serait plus méthodique de le faire rentrer en lui-même. En conséquence, il appliqua les pouces sur les bords de l'ouverture qui était au sommet de la tumeur; et tandis que par une compression soutenue, il s'efforçait de repousser en haut et en dedans ces parties, il cherchait, en même temps, à ramener par dessus celles qui les avoisinaient à l'aide des autres doigts, disposés circulairement autour de la tumeur. Enfin la réduction fut complète. Le malade guérit.

(*Monfalcon. Dict. des sc. méd. art. iléus, p.* 560-561.)

En étudiant les faits d'évacuation spontanée du boudin d'invagination, on constate que, dans un grand nombre de cas, la terminaison funeste reconnaît pour cause les écarts de régime, ou des efforts violents. On devra donc, en pareil cas, régler avec le plus grand soin et la plus grande sévérité l'alimentation des malades, non-seulement au point de vue de la quantité, mais encore de la nature des aliments. Les travaux qui nécessitent des efforts violents devront être interdits, par la suite, d'une manière absolue.

L'insuffisance trop avérée des moyens mécaniques et des moyens médicaux proprement dits dans le traitement des étranglements par invagination, la terminaison presque invariablement funeste de la maladie d'une part, et, de l'autre, la possibilité bien démontrée d'arriver directement dans certains cas sur le siége de la lésion ; l'existence également bien démontrée de cas dans lesquels les lésions de l'intestin étaient peu prononcées, sont autant de circonstances qui ne permettent plus aujourd'hui de rejeter absolument, et *à priori*, l'intervention d'un traitement chirurgical. Nous ne pouvons avoir la prétention de traiter ici, dans tous ses détails, une question des plus ardues de la chirurgie, et sur laquelle nos maîtres eux-mêmes sont encore indécis ; pour la faire entrer dans le cadre de ce travail, nous la réduirons aux termes suivants : Parmi les cas d'étranglement par invagination en existe-il quelques-uns qui paraissent réclamer l'intervention de la chirurgie ? Quelle peut être cette intervention ? Quels sont les signes et les indices qui sont de nature à déterminer le chirurgien dans le choix du mode d'intervention ?

Nous avons vu, en traitant de l'anatomie pathologique, qu'il y avait des cas dans lesquels, non-seulement il n'existait pas de péritonite, mais encore on ne trouvait, dans les parois de l'intestin invaginé, aucune lésion grave de tissu. Nous avons cité particulièrement le fait si remarquable observé dans le service de M. Louis par M. Bucquoy : Il s'agissait d'une invagination triple de l'intestin grêle, manifestée pendant la vie par une tumeur abdominale, des coliques, des vomissements continuels, et une émaciation progressive et profonde, sans trace de cachexie. « Les symptômes observés pendant la vie furent en rapport avec les résultats de l'observation cadavérique. Jamais, pendant toute la durée de la maladie, il n'y eut les signes d'une inflammation plus ou moins étendue du péritoine. Jamais les selles ne présentèrent ces mucosités sanguinolentes, indices d'une altération profonde de la muqueuse intestinale. »

Quelques phénomènes *en apparence* insolites, la rétraction permanente du ventre et la longue durée de la maladie avec absence complète d'accidents inflammatoires, empêchèrent seuls qu'on ne reconnût positivement la nature de la maladie. Voilà donc un cas dans lequel la *gastrotomie* était possible, n'eut pas présenté de difficultés insurmontables, et était le seul moyen de sauver les jours du malade. Le problème se résoudrait donc, pour des cas de cette nature, à une question de diagnostic. Or, je ne doute pas qu'en présence d'un fait semblable, les médecins qui ont observé le malade, et ceux qui voudront méditer l'observation, n'arrivent à poser un diagnostic exact. Ce sujet était jeune, la maladie durait depuis onze mois; il n'y avait donc plus à compter sur les ressources de la nature, et une opération chirurgicale avait des chances de réussite.

Mais dans les cas, beaucoup plus fréquents, où il existe des lésions graves de l'intestin et du péritoine, il est évident que la gastrotomie serait au moins inutile, et que l'intervention chirurgicale ne peut plus être dirigée contre la lésion elle-même. Il peut alors se présenter deux cas : ou bien l'invagination donne lieu à un arrêt du cours des matières alvines assez prononcé pour constituer le phénomène dominant, ou bien, au contraire, il n'y a pas de constipation, et les lésions de l'intestin et du péritoine constituent par elles-mêmes tout le danger.

Dans le premier cas, la *gastro-entérotomie* est évidemment indiquée; dans le second, toute intervention chirurgicale serait hors de propos.

J'ai publié, dans ma thèse inaugurale (1857), un cas d'invagination du gros intestin, dans lequel les phénomènes d'occlusion intestinale avaient acquis un tel degré d'intensité que M. Robert n'hésita pas à avoir recours à l'entérotomie ; et tout permet de croire que l'opération de l'habile chirurgien de l'hôpital Beaujon aurait été couronnée de succès si l'incision de l'intestin, au lieu d'atteindre l'intestin grêle, avait porté sur le gros intestin. Quoique mon intention ne soit pas de traiter ici de la gastro-entérotomie à un point de vue général, je ne crois pas inutile de rappeler les réflexions pratiques que m'avait suggérées l'observation du fait auquel je viens de faire allusion : « Le chirurgien pour être sûr de donner un écoulement complet aux matières contenues dans l'intestin, doit rechercher, pendant l'opération, si l'étranglement a lieu sur l'intestin grêle ou sur le gros intestin. « En voici la preuve : dans le cas, par exemple, où le calibre de l'intestin est effacé au niveau de l'S iliaque du colon, toute la portion située au-dessus de l'obstacle sera dilatée par les matières et par les gaz, le gros intestin aussi bien que l'intestin grêle ; et, par suite, l'anse intestinale qui se présentera à la plaie pourra appartenir à l'une ou à l'autre partie. Or que va-t-il arriver si le chirurgien, rencontrant une anse d'intestin grêle, la fixe à la paroi et l'incise ? Les matières contenues dans l'intestin grêle s'écoulent au dehors ; mais les gaz et les matières contenus dans le gros intestin resteront emprisonnés entre l'étranglement siégeant à la partie inférieure du gros intestin, d'une part, et la face cœcale de la valvule de Bauhin de l'autre, valvule qui ne permet pas le reflux vers l'intestin grêle. On verra alors le ventre ne s'affaisser qu'incomplètement, et tous les accidents reparaître bientôt, après un amendement momentané. C'est ce qui est arrivé chez la malade opérée par M. Robert ; l'opération, pratiquée au côté droit, fait tomber l'incision sur une anse d'intestin grêle située à 25 centimètres au-dessus du cœcum ; les matières contenues dans l'intestin grêle s'échappent en grande abondance, et cependant le ventre ne s'affaisse pas, et les accidents persistent. A l'autopsie, on constate que l'obstacle existe au niveau de la partie inférieure du colon descendant ; l'intestin grêle, en totalité, est revenu à son volume normal, et disparaît sous la masse énorme du colon dilaté.

On ne doit donc faire porter l'incision sur l'intestin

grêle qu'après avoir constaté la non-dilatation du gros intestin; dans le cas contraire, on devra rechercher soit une anse manifestement dilatée du gros intestin, soit le cœcum, et faire porter l'incision sur l'une de ces parties.

CHAPITRE II.

RÉTRÉCISSEMENTS.

En étudiant les lésions anatomiques développées dans l'intestin à la suite des étranglements par rétrécissement, nous avons vu que c'était dans les cas de cette nature que l'on rencontrait le plus souvent, et au degré le plus avancé, des lésions graves telles qu'ulcérations profondes, etc., *dans la portion d'intestin immédiatement située au-dessus de l'obstacle*. La connaissance de ces faits a une importance considérable au point de vue pratique. Tous les moyens qui peuvent être proposés dans le but d'agir *mécaniquement* par les voies supérieures, doivent être rejetés comme inutiles, et comme plus dangereux encore que dans l'invagination. Il n'en est plus de même pour les moyens destinés à agir de bas en haut. La partie d'intestin inférieure à l'étranglement est, en effet, exempte d'altérations; et elle peut permettre, dans une certaine mesure, l'introduction de corps solides ou liquides. Il n'est pas douteux, par exemple, qu'une injection liquide, convenablement pratiquée, ne puisse dans un bon nombre de cas (car le plus souvent l'oblitération n'est pas absolue), pénétrer au-dessus de l'obstacle, délayer suffisamment les matières, déplacer quelquefois un corps étranger, et donner lieu, lorsqu'on laisserait échapper le liquide, à un écoulement de matières suffisant pour amener un amendement, dont la durée serait plus ou moins longue suivant les circonstances particulières. De même, dans certains cas, le cathétérisme de la partie inférieure du gros intestin pourrait amener un résultat analogue ; et l'on pourrait même songer à la dilatation, si le rétrécissement était accessible aux instruments. Mais on ne doit pas oublier que les moyens dont nous venons de parler ne sont pas applicables aux rétrécissements de l'intestin grêle ; et que, pour le gros intestin, l'amendement obtenu ne sera que temporaire, qu'au moindre écart de régime, ou même sans cette circonstance, la marche de la maladie continuera, pour se terminer d'une manière presque inévitablement funeste, alors même que le rétrécissement ne reconnaîtrait aucune cause organique, c'est-à-dire qu'il ne serait ni cancéreux, ni tuberculeux.

En étudiant les antécédents des malades atteints de rétrécissement, nous avons signalé un point qui nous paraît mériter l'attention, c'est l'existence possible de la syphilis. Cette question est des plus obscures ; mais comme il n'est pas démontré que la syphilis ne puisse donner lieu à des rétrécissements de l'intestin, sur un point autre que son extrémité inférieure ; et que, d'autre part, la marche de la maladie est souvent longue et rémittente, ne pourrait-on pas avoir recours, dans les cas douteux, et quels que soient d'ailleurs les renseignements fournis par les malades, à un traitement antisyphilitique ?

Si on se laissait guider, exclusivement, par la connaissance de la gravité des lésions de l'intestin et de l'inutilité définitive trop bien démontrée des purgatifs, on arriverait à proscrire complétement l'emploi des excitants de la contractilité intestinale dans les cas d'étranglement par rétrécissement. Mais il est impossible de méconnaître que les matières reprennent parfois leur cours à la suite de l'administration des purgatifs, et que ces moyens ont procuré, non pas la guérison, mais une rémission souvent assez longue, dans le cas surtout où les malades consentent à suivre un régime sévère. Cependant, si ces circonstances ne permettent pas de rejeter absolument les purgatifs, elles doivent engager à les administrer, de préférence, par la partie inférieure du tube digestif, et cela, surtout dans les cas où la lésion paraît assez avancée. C'est aussi au niveau de l'extrémité inférieure du tube digestif que devront être de préférence pratiquées les émissions sanguines locales.

Enfin, lorsque la maladie paraît avancée et ancienne, que le malade est épuisé par un plus ou moins grand nombre d'attaques antérieures, que les purgatifs n'ont amené aucun résultat, que l'état général s'aggrave, que la douleur locale persiste ou s'étend à tout l'abdomen, que le ballonnement est énorme, etc., la généralité des praticiens reconnaît aujourd'hui qu'on ne doit pas insister sur une thérapeutique illusoire, et qu'il est temps de faire intervenir la chirurgie. Nous avons montré, à diverses reprises, qu'il est des cas non douteux, dans lesquels on savait d'une manière positive le point des parois abdominales qui correspondait au siége du rétrécissement (cas de Braillet, de Castanet, de la malade opérée par M. Monod et du malade opéré par M. Reybard). La *gastrotomie*, telle que nous l'entendons, c'est-à-dire, non pas une incision de l'abdomen faite au hasard pour parcourir sa cavité et rechercher l'obstacle, mais une incision pratiquée en un point où il n'est pas douteux que soit l'étranglement, est donc une opération applicable ; et le fait de M. Reybard démontre que les difficultés d'exécution n'en seraient pas insurmontables. Reste à discuter la question de savoir si, pour quelques-uns de ces cas, la nature présumée cancéreuse de la tumeur englobant l'intestin ne serait pas une condition de nature à en faire rejeter l'extirpation. On n'oubliera pas, cependant, que le malade de M. Reybard a vécu près d'un an. Quoiqu'il en soit, il n'en reste pas moins démontré qu'il est des cas dans lesquels cette opération serait matériellement applicable, et nous n'avons pas eu la pensée d'établir autre chose. Toutefois, et jusqu'à ce que de nouvelles lumières aient été apportées sur ce sujet, les indications de la gastrotomie appliquée aux étranglements par rétrécissement ne se présenteront que bien rarement.

Mais, ainsi que nous l'avons dit, lorsque la maladie arrive à sa dernière période, il devient urgent de donner un écoulement aux matières et aux gaz accumulés dans l'intestin, sous peine de voir se produire une rupture, une perforation de l'intestin, ou un ballonnement tel que le malade va périr par asphyxie. C'est alors que se présente l'indication de la *gastro-entérotomie.*

CHAPITRE III.

ÉTRANGLEMENTS PROPREMENT DITS.

Cette classe d'étranglements ne présente qu'une bien faible prise à l'action des moyens médicaux proprement dits ; la nature de la maladie, sa marche, ses symptômes, les lésions qui l'accompagnent, la rapprochent des étranglements herniaires ; et il est facile de comprendre pourquoi les étranglements de cette nature réclameront aussi souvent, plus souvent même que les étranglements herniaires, l'intervention de la chirurgie. Dans l'étranglement interne, on ne possède, en effet, ni la ressource du taxis, ni les moyens d'agir très-près de l'étranglement, soit par les émissions sanguines locales, soit par les réfrigérants, l'électricité, etc. Mais, d'un autre côté, les notions que l'on possède sur le siége et sur la nature de la lésion sont infiniment moins précises que dans les cas d'étranglement externe ; aussi, n'en vient-on pas de prime-abord au traitement chirurgical.

Nous avons, à diverses reprises, en étudiant les lésions anatomiques de l'étranglement proprement dit, insisté sur ce fait, que la striction de l'intestin s'accompagne rapidement d'une inflammation des parois du canal et de la séreuse péritonéale, qui ne tarde pas à donner à la maladie un haut caractère de gravité. Nous avons noté, également, que si les individus atteints d'invagination ou de rétrécissement, étaient, au moment des derniers accidents, arrivés le plus ordinairement à un état de débilité plùs ou moins profond, les malades atteints d'un étranglement proprement dit, au contraire, se trouvent pour la plupart dans d'excellentes conditions au moment où surviennent les accidents graves. Toutes les conditions se réunissent donc ici pour indiquer une large application de la méthode antiphlogistique, mesurée sur l'état des forces du sujet et la période de la maladie.

Si l'on assiste au début des accidents, si l'étranglement est récent, si l'examen attentif de l'abdomen permet de penser qu'il n'existe pas encore de lésion grave de l'intestin ni du péritoine, il n'y a pas de contre-indication absolue à l'emploi des excitants de toute nature de la contractilité intestinale. Tout le talent du praticien consistera alors à oser agir énergiquement dès le début, et à savoir s'arrêter à temps.

Nous avons dit que l'une des circonstances principales qui maintenaient l'anse étranglée dans sa position vicieuse, consistait souvent dans la distension gazeuse et que, souvent aussi, elle ne contractait aucune adhérence avec l'agent de l'étranglement. De là, l'indication très-nette, dans les étranglements proprement dits, de chercher à diminuer cette tension ; et l'on a recours, dans ce but, à deux moyens rationnels, mais souvent inefficaces : Je veux parler de l'application méthodique des réfrigérants à la surface de l'abdomen, de l'administration à l'intérieur des liquides froids, soit par la bouche, soit en lavements; et de l'évacuation des gaz intestinaux par la ponction de l'intestin.

Les réfrigérants deviennent indiqués aussitôt que la distension par les gaz paraît devenir le phénomène dominant. Les ponctions faites avec le trocart dit explorateur, dans le but de donner issue aux gaz intestinaux, sont le plus souvent insuffisantes ; on pourrait, sans grand danger, avoir recours à un trocart un peu plus volumineux.

Ce moyen serait surtout applicable aux cas d'étranglement par torsion qui, avons-nous dit, se rapprochent beaucoup par leurs symptômes des étranglements proprement dits. Nous avons vu en outre que, pour ces cas particuliers, l'accumulation des gaz était une des causes principales de la *persistance* de la position vicieuse. L'évacuation des gaz pourrait devenir alors, ainsi que l'a très-explicitement indiqué M. le professeur Trousseau dans une de ses leçons cliniques, à propos du malade opéré dans son service par M. Jobert, un moyen curatif de premier ordre. On pourrait chercher à obtenir un résultat analogue par les injections forcées dans le rectum, ou par l'introduction de sondes; et cette application serait d'autant plus rationnelle, que l'étranglement interne par torsion s'observe le plus souvent sur le gros intestin. Mais les étranglements proprement dits, siégeant au contraire presque toujours sur l'intestin grêle, ne réclameront que rarement l'emploi de ces derniers moyens.

Lorsqu'après avoir satisfait aux indications que nous venons de rappeler, et après avoir exercé sur leur application une surveillance sévère (nécessaire en pareil cas non moins dans la pratique nosocomiale que dans la pratique civile), le praticien constate que le météorisme et la tension de l'abdomen continuent de s'accroître, que les purgatifs n'ont amené aucune évacuation, que les vomissements, stercoraux ou non, deviennent presque incessants, que la douleur persiste, s'aggrave ou devient plus diffuse, lorsqu'enfin se dessine nettement l'état général grave des étranglements ; il n'y a plus guère à temporiser, car les lésions de l'intestin et du péritoine vont faire de rapides progrès, et la mort peut survenir d'un moment à l'autre par excès de douleur, asphyxie, ou syncope.

Dans ces circonstances, en effet (et ceux qui ont observé un certain nombre de cas d'étranglement interne sont parfaitement édifiés à ce sujet), si l'on persiste dans l'emploi des moyens médicaux, ou si l'on abandonne le malade aux ressources de la nature (presque nulles en pareil cas), la mort est aussi inévitable qu'elle l'est à la dernière période du croup confirmé. A cela, quelques-uns diront, sans doute, et on l'a déjà dit, que l'on a vu, parfois, guérir des malades qui avaient refusé l'opération, ou au moment où l'on allait se décider à la pratiquer. Cet argument n'a aucune valeur quand il s'agit d'une affection qui (on peut l'affirmer sans crainte d'être démenti par les faits) est inévitablement mortelle dans la majorité des cas. En suivant, d'ailleurs, ce principe, on ne pratiquerait jamais ni la trachéotomie, ni la kélotomie, ni la ponction des kystes de l'ovaire, ni l'opération césarienne, ni les amputations des membres profondément désorganisés, etc., etc.

Mais à quel mode d'intervention se déterminera le chirurgien, et quelles sont les circonstances qui justifieront sa détermination ? Le résultat le plus désirable à obtenir serait, sans aucun doute, de lever l'étranglement, en dégageant l'intestin des ouvertures anormales ou des anneaux et des brides qui l'étranglent. Ce serait le but de la *gastrotomie*. Il est cependant impossible de proposer cette opération comme mesure générale à prendre dans les cas d'étranglement interne; car un grand nombre des objections que l'on a émises pour détourner de cette idée sont fondées. Mais en résulte-t-il que la gastrotomie doive être absolument proscrite dans tous les cas d'étranglement interne ? Bien certainement non. Il ne s'agit plus, je le répète encore, de faire au hasard une large incision à la paroi abdominale, et d'aller parcourir toute l'étendue de l'intestin. Mais si le chirurgien, après avoir attentivement questionné et observé son malade, a pu constater qu'il existe *depuis le commencement de la maladie, en un point de l'abdomen, une douleur vive, fixe et persistante*; *si cette douleur n'est autre que la continuation de celle qui a marqué le début; si, en même temps, il constate que ce point est particuliè-*

rement douloureux à la pression, mat à une percussion profonde, et rénitent, il sera en droit de soupçonner fortement que le siége de l'étranglement n'est pas éloigné, et qu'il ne sera nécessaire, pour le découvrir, ni de faire une incision très-étendue, ni de se livrer à des recherches prolongées. En supposant même que son incision porte à faux, qu'il ne trouve aucune trace de l'étranglement ni à la vue ni au toucher, ou encore que l'état des parties paraisse tel qu'il soit impossible d'y porter remède, le chirurgien ne pourra-t-il pas terminer utilement son opération en attirant une anse du bout supérieur, et en l'incisant à l'angle inférieur de la plaie, après l'y avoir préalablement fixée. La question a été envisagée à ce point de vue par M. Jobert, et posée par lui d'une manière très-précise *(malad. chirurg. du canal intest., t.* I, *p.* 520-521*)*, dès l'année 1829. Mais, comme celle de Maunoury, cette proposition resta oubliée pendant de trop longues années. « Si, dit M. Jobert, l'opérateur ne rencontre pas la bride qui étrangle le canal intestinal, faudrait-il pratiquer un anus contre nature, comme le conseille Maunoury ? Je le pense. Il faudrait chercher la portion d'intestin située au-dessus de l'étranglement, et la distinguer de celle qui est située au-dessous. On la reconnaîtra à sa réplétion et à sa distension par les matières qui y sont accumulées; ce qui est bien différent pour la portion inférieure qui est aplatie, et revenue sur elle-même. Dès qu'on a distingué les deux portions l'une de l'autre, on doit retirer au dehors celle qui est remplie, l'inciser et la maintenir dans cette situation par le moyen d'un fil passé dans le mésentère. Peut-être qu'après la déplétion du canal intestinal, en tirant légèrement sur la portion étranglée, on pourra la dégager. Il nous semble que cette conduite aurait beaucoup d'autres avantages que nous entrevoyons ; mais comme ils ne sont appuyés sur aucun fait, et qu'ils ont pour fondement des raisonnements et des théories, nous nous abstiendrons de les faire connaître ».

L'expérience a prononcé aujourd'hui, au moins pour ce qui a rapport à la gastro-entérotomie, en faveur des prévisions de M. Jobert ; et ceux qui feront l'histoire de l'entérotomie appliquée aux étranglements internes, ne manqueront pas de lui assigner un rang honorable parmi les chirurgiens de nos jours à qui la science et l'humanité seront redevables de la réhabilitation de cette opération.

Pour ceux qui, tout en admettant la gastro-entérotomie, repoussent encore absolument la gastrotomie, nous dirons : ne faut-il pas, pour la première de ces opérations, pratiquer, comme pour la seconde, une incision assez étendue à la paroi abdominale, et ouvrir la cavité du péritoine ? Sera-ce donc parce que la plaie faite pour la gastrotomie aura quelques centimètres de plus que la gravité de l'opération sera considérablement accrue ? Peut-être encore s'exagère-t-on le danger attaché aux explorations faites pendant quelques minutes soit sur les anses intestinales, soit dans la cavité du péritoine. Qui n'a vu guérir, sans accidents, des malades chez lesquels, après l'incision du sac herniaire, on avait malaxé pendant quelque temps une anse intestinale difficile à réduire ? Un chirurgien, dont nous déplorons la perte récente, et dont le nom n'a pas brillé d'un grand éclat, mais dont les qualités pratiques et la vaste expérience chirurgicale n'étaient pas contestées par ceux qui le jugeaient sans prévention, Philippe Boyer, ne redoutait en aucune façon les explorations prolongées soit de l'intestin à nu, soit de la cavité du péritoine. — Lorsqu'il avait terminé une opération de kélotomie, il permettait à ses élèves d'explorer à leur guise la voie ouverte par l'instrument tranchant, toutes les fois que le malade était encore sous l'influence de l'anesthésie chloroformique. Or, on sait qu'il passa toujours, à juste titre, pour très-heureux dans les résultats de ses opérations de hernie, qu'il pratiquait, du reste, de fort bonne heure.

Ce sont là, d'ailleurs, toutes questions qu'il appartient à l'expérience seule de résoudre, mais qu'il me paraît aujourd'hui impossible de se refuser à examiner.

Nous nous abstiendrons de parler de tout ce qui peut être relatif aux règles et au détail du manuel opératoire. Un chirurgien familier avec les principes de son art saura toujours saisir et remplir les indications particulières, nécessairement très-variables, qui pourront se présenter. Mais la connaissance approfondie de l'anatomie pathologique des étranglements internes lui sera indispensable ; car, pour reconnaître nettement ce qui se présentera à sa vue ou sous son doigt, il doit avoir présentes à l'esprit toutes les variétés d'étranglement qui ont été observées. S'il s'agit par exemple d'une bride celluleuse ou fibreuse (peu vasculaire en général comme nous l'avons vu), il pourra quelquefois la rompre avec le doigt, ou, ce qui sera toujours plus prudent, en pratiquer la section. Si la bride est vasculaire, si elle est constituée, par exemple, par l'épiploon, des ligatures deviendront nécessaires. Si la bride est creusée d'une cavité (appendice cœcal, diverticule), on cherchera, avant de se décider à la sectionner après l'avoir liée, à dégager l'anse étranglée, etc. Enfin, si l'obstacle n'apparaît pas ou ne peut être levé, il ne reste plus qu'à fixer à l'angle inférieur de la plaie une anse du bout supérieur, et à l'inciser ; c'est-à-dire à pratiquer l'entérotomie, en ayant soin de ne jamais faire porter l'incision sur l'intestin grêle dans le cas où l'étranglement a son siége sur le gros intestin.

Pour tous les cas dans lesquels le chirurgien n'a aucune notion précise sur le point des parois abdominales qui correspond au siége de l'étranglement, la gastro-entérotomie reste la seule mesure applicable.

RÉSUMÉ GÉNÉRAL

DES

Conclusions relatives au traitement chirurgical des étranglements internes.

1° Il est des cas dans lesquels il est possible de porter un diagnostic assez précis sur la nature et sur le siége de l'étranglement, pour que le chirurgien soit autorisé à pratiquer une incision aux parois de l'abdomen, et à essayer de lever directement l'étranglement.

2° Les indications de la *gastrotomie,* telle que nous la comprenons, se présenteront assez rarement dans l'état actuel de la science; mais elles deviendront plus fréquentes lorsque les lésions anatomiques, et surtout les manifestations symptomatiques des étranglements internes seront mieux connues.

3° Dans les cas où l'on ne possède aucune notion précise sur le point des parois abdominales qui correspond au siége de l'étranglement, ou lorsque celui-ci n'est pas de nature à être supprimé par la gastrotomie, la gastro-entérotomie reste la seule ressource à appliquer. L'incision doit toujours être pratiquée sur le gros intestin, quand l'étranglement porte sur des points quelconques de cet intestin. Toutes les fois qu'on pratiquera *l'entérotomie* pour un étranglement de l'intestin grêle, l'incision devra être pratiquée de préférence au niveau de la fosse iliaque droite, à moins de contre-indications particulières ; car c'est en cette région que seront rencontrées les anses les plus inférieures de l'intestin grêle. Se rappelant, en outre, la fréquence de l'étranglement de l'intestin aux environs de cette même région, le chirurgien devra, avant de pratiquer l'incision de l'intestin, s'assurer par des recherches exercées avec ménagement, mais aussi étendues que le permettront la grandeur de l'incision et la longueur du doigt, s'il ne serait pas possible de reconnaître le point où l'intestin est étranglé, cas dans lequel il serait en droit d'agrandir son incision, et d'agir directement sur l'agent de l'étranglement.

FIN.

TABLE DES MATIÈRES.

PREMIÈRE PARTIE.

Anatomie pathologique. — Symptômes et Signes.

DEUXIÈME PARTIE.

Diagnostic. — Indications thérapeutiques.

TROISIÈME PARTIE.

Des Indications thérapeutiques,

FIN DE LA TABLE.

www.ingramcontent.com/pod-product-compliance
Ingram Content Group UK Ltd.
Pitfield, Milton Keynes, MK11 3LW, UK
UKHW012009240726
13965UKWH00001B/250

9 782012 965973